全国高等教育自学考试指定教材

药事管理学（本）

［含：药事管理学（本）自学考试大纲］

（2023 年版）

全国高等教育自学考试指导委员会　组编

主　　编　史录文

副 主 编　管晓东　陈　敬　徐　敢

编　　者　（按姓名汉语拼音排序）

常　捷　陈吉生　黄　锐　蒋　蓉

林芳卉　田丽娟　杨　勇　袁　静

张宇晴　郑丽英　周乃彤　朱文涛

北京大学医学出版社

YAOSHI GUANLIXUE（BEN）

图书在版编目（CIP）数据

药事管理学：本 / 史录文主编 .—北京：北京大
学医学出版社，2023.9（2025.4 重印）
ISBN 978-7-5659-2977-9

Ⅰ. ①药… Ⅱ. ①史… Ⅲ. ①药政管理 - 管理学 - 高
等教育 - 自学考试 - 教材 Ⅳ. ①R95

中国国家版本馆 CIP 数据核字（2023）第 171985 号

药事管理学（本）

主　　编：史录文
出版发行：北京大学医学出版社
地　　址：（100191）北京市海淀区学院路 38 号　北京大学医学部院内
电　　话：发行部 010-82802230；图书邮购 010-82802495
网　　址：http://www.pumpress.com.cn
E - m a i l：booksale@bjmu.edu.cn
印　　刷：北京瑞达方舟印务有限公司
经　　销：新华书店
责任编辑：王孟通　　责任校对：靳新强　　责任印制：李　啸
开　　本：787 mm × 1092 mm　1/16　印张：17.25　字数：420 千字
版　　次：2023 年 9 月第 1 版　2025 年 4 月第 2 次印刷
书　　号：ISBN 978-7-5659-2977-9
定　　价：58.00 元

组编前言

21世纪是一个变幻莫测的世纪，是一个催人奋进的时代。科学技术飞速发展，知识更替日新月异。希望、困惑、机遇、挑战，随时随地都有可能出现在每一个社会成员的生活之中。抓住机遇，寻求发展，迎接挑战，适应变化的制胜法宝就是学习——依靠自己学习、终身学习。

作为我国高等教育组成部分的自学考试，其职责就是在高等教育这个水平上倡导自学、鼓励自学、帮助自学、推动自学，为每一个自学者铺就成才之路。组织编写供读者学习的教材就是履行这个职责的重要环节。毫无疑问，这种教材应当适合自学，应当有利于学习者掌握和了解新知识、新信息，有利于学习者增强创新意识，培养实践能力，形成自学能力，也有利于学习者学以致用，解决实际工作中所遇到的问题。具有如此特点的书，我们虽然沿用了"教材"这个概念，但它与那种仅供教师讲、学生听，教师不讲、学生不懂，以"教"为中心的教科书相比，已经在内容安排、编写体例、行文风格等方面都大不相同了。希望读者对此有所了解，以便从一开始就树立起依靠自己学习的坚定信念，不断探索适合自己的学习方法，充分利用自己已有的知识基础和实际工作经验，最大限度地发挥自己的潜能，达成学习的目标。

欢迎读者提出意见和建议。

祝每一位读者自学成功。

全国高等教育自学考试指导委员会

2022年8月

目　录

药事管理学（本）
自学考试大纲

全国高等教育自学考试指导委员会　制定

大纲前言

为了适应社会主义现代化建设事业的需要，鼓励自学成才，我国在 20 世纪 80 年代初建立了高等教育自学考试制度。高等教育自学考试是个人自学、社会助学和国家考试相结合的一种高等教育形式。应考者通过规定的专业课程考试并经思想品德鉴定达到毕业要求的，可获得毕业证书；国家承认学历并按照规定享有与普通高等学校毕业生同等的有关待遇。经过 40 多年的发展，高等教育自学考试为国家培养造就了大批专门人才。

课程自学考试大纲是规范自学者学习范围、要求和考试标准的文件。它是按照专业考试计划的要求，具体指导个人自学、社会助学、国家考试及编写教材的依据。

为更新教育观念，深化教学内容方式、考试制度、质量评价制度改革，更好地提高自学考试人才培养的质量，全国高等教育自学考试指导委员会各专业委员会按照专业考试计划的要求，组织编写了课程自学考试大纲。

新编写的大纲，在层次上，本科参照一般普通高校本科水平，专科参照一般普通高校专科或高职院校的水平；在内容上，及时反映学科的发展变化以及自然科学和社会科学近年来研究的成果，以更好地指导应考者学习使用。

全国高等教育自学考试指导委员会

2023 年 5 月

I 课程性质与课程目标

一、课程性质与特点

药事管理学（本）课程是全国高等教育自学考试药物制剂、药学、中药学、生物制药等专业的考试课程之一。本课程主要讲授药事管理领域的重要国家方针政策、法律法规和药品监督管理的基本知识与实践技能，是一门交叉学科，除了涉及药学、中药学以外，还涉及管理学、法学、经济学、社会学等多学科的理论与方法，具有一定的专业性、政策性、实践性特点。

二、课程目标

本课程以保证药品质量、保障公众用药安全和合法权益所涉及的药事管理知识为重点，以提升用药安全和合理用药能力为导向，全面介绍关于药品研制、生产、经营、使用和监督管理等方面的管理规定，培养学员能够运用所学知识正确分析和解决药事管理问题的能力，提升岗位胜任力。激发和引导学生关注药品安全监督管理和医药产业高质量发展的问题，树立正确的遵法守法意识与风险防控意识，打好实践基础，勇担时代重任。

三、与相关课程的联系与区别

药事管理学的相关课程包括药学概论、药剂学、中药学、药理学、药物分析、临床药学、药物化学和生物化学等。本课程属于药学专业课，对先行课程无严格要求，但如果先行完成或具备一定的药理学、中药学、管理学、法学等相关课程知识，将有助于本课程的学习和理解。

四、课程的重点与难点

本课程的重点章节内容为：药事管理立法与药品监督管理、药品研制与注册管理、药品生产管理、药品经营管理、医疗机构药事管理、国家基本医疗保险的药品管理和药品集中采购、中药管理，以及特殊管理规定的药品管理。难点在于综合运用药事管理知识指导药学实践，分析解决实际问题。

Ⅱ　考核目标

本大纲按照识记、领会、应用三个能力层次构成考核目标。三个能力层次具有递进的关系，后者必须建立在前者的基础上。各能力层次的含义是：

识记：要求考生能够识别和记忆本课程中有关概念（如基本概念、政策法律法规主要目标、内容和任务等），并能够根据考核的不同要求，作出正确的选择。

领会：要求考生能够领悟和理解本课程中有关政策、法律、法规内涵及外延，理解政策概念、规律和内容等的确切含义，明确相关政策及概念的适用条件，能够鉴别关于概念和规律的差异；理解相关知识的区别和联系，并能根据考核的不同要求对相关问题进行逻辑推理和辨析，作出正确的判断。

应用：要求考生能够根据已知的知识和事实情景，对相关问题进行分析和论证，得出正确的结论或做出正确的判断；在具体管理情境中发现问题，并能探究解决问题的方法。同时运用本课程中的知识点，利用简单的论证方法分析和解决一般应用问题，如简单的政策解读和分析，必要时需要结合理论解决一定的实际问题。

Ⅲ 课程内容与考核要求

第一章 绪论

节	考核知识点	考核要求
第一节 国家药物政策和基本药物制度	1. 国家药物政策、基本药物及相关概念 2. 国家基本药物工作委员会职责 3. 国家基本药物遴选原则及基本药物目录调整要求	识记
	1. 国家药物政策的主要目标和组成要素 2. 我国实施基本药物制度的主要目标 3. 医疗机构应配备、使用基本药物的相关原则	领会
第二节 健康中国战略和健康促进立法	1. 健康中国战略的政策实施 2.《基本医疗卫生与健康促进法》的基本内容	识记
	健康中国的原则、战略主题、目标	领会
第三节 医药卫生体制改革和药品供应保障制度	1. 基本医疗卫生制度概念及内涵 2. 药品供应保障制度的概念及意义	识记
第四节 药事管理学概述	药品、药事、药事管理和药事管理学科的定义	识记
	1. 药事管理及药事管理学科内涵 2. 学习《药事管理学》的重要意义	领会

第二章 药事管理立法与药品监督管理

节	考核知识点	考核要求
第一节 药事管理立法	1. 法的概念和基本特征 2. 法的渊源 3. 法的效力范围、效力层次 4. 我国药品管理法和药品管理法实施条例概况	识记
	1. 药品管理法律体系 2. 药品管理法律关系	领会

节	考核知识点	考核要求
第二节　药品行政监督管理	1. 行政许可的概念、原则	识记
	2. 行政强制的内容	
	3. 行政处罚的概念、原则	
	4. 行政复议的概念	
	5. 行政诉讼的概念	
	1. 药品相关行政许可事项	领会
	2. 药品相关行政强制行为	
	3. 药品相关行政处罚种类、管辖、程序	
	1. 药品相关行政复议主要要求	应用
	2. 药品相关行政诉讼主要要求	
第三节　国家药品监督管理组织	我国药品监督管理的相关机构	识记
	1. 药品监督管理行政部门的主要职责	领会
	2. 药品监督管理专业技术机构的主要职责	
第四节　药品质量监督管理	1. 药品标准的概念	识记
	2. 药品标准的分类	
	3. 中国药典的基本结构与构成	
	4. 药品检查的概念及分类	
	5. 药品质量监督检验的概念及分类	
	1. 药品质量监督检验的性质	领会
	2. 药品全生命周期质量管理	
	3. 药品检查和药品质量监督检验的关系	
	1. 药品检查的实施	应用
	2. 药品质量公告及相关工作内容	
第五节　药品安全和上市后评价	药品安全和药品安全风险的概念	识记
	1. 药品上市后评价主要内容	领会
	2. 药品上市后评价法律要求及必要性	
第六节　药品管理法律中的相关制度	1. 药品上市许可持有人的概念	识记
	2. 药品追溯的概念	
	3. 药物警戒的概念	
	4. 假药、劣药的界定	
	1. 药品上市许可持有人制度的基本要求	领会
	2. 药品追溯相关制度建设的主要任务	
	3. 药物警戒制度的基本要求	
	4. 危害药品安全和违反药品管理的法律责任分类	
	1. 药品上市许可持有人制度的质量管理要求和机制	应用
	2. 违反药品监督管理的情形	
	3. 生产、销售、使用假药、劣药的法律责任	

第三章　药学技术人员管理

节	考核知识点	考核要求
第一节　药学技术人员概述	1. 药学技术人员与药师定义 2. 药学技术人员类别	识记
第二节　我国药学人才培养与职业资格管理	1. 执业药师职业资格考试的报考条件 2. 药学技术人员的职称名称和要求 3. 高等药学本科教育和中高等药学职业教育概况	识记
	执业药师注册管理和继续教育	领会
	药学技术人员准入类职业资格和水平评价类资格	应用
第三节　我国药学技术人员业务领域和职责	1. 医疗机构药师和临床药师的配备要求 2. 药品经营企业执业药师的配备要求	识记
	1. 医疗机构药师和临床药师的职责 2. 药品经营企业执业药师的职责 3. 药品生产企业及其他领域药师和药学技术人员的相关要求	领会
第四节　药师行业自律组织与职业道德建设	执业药师职业道德准则	识记
	1. 医疗机构药学技术人员行为规范 2. 执业药师业务规范	应用

第四章　药品研制与注册管理

节	考核知识点	考核要求
第一节　药品研制与质量管理规范	新药的定义	识记
	1. 药物临床前研究及药物临床试验的基本要求 2. 各期临床试验的目的	领会
第二节　药品注册管理	1. 药品注册的概念 2. 药品注册申请人的概念 3. 药品注册管理行政机构及技术机构的职能	识记
第三节　药物临床试验许可和药品上市许可	1. 关联审评审批的相关规定 2. 药品批准文号管理	识记
	1. 药物临床试验许可相关规定 2. 药品上市许可相关规定 3. 药品上市审批相关规定	领会
	药品加快上市注册的程序	应用

续表

节	考核知识点	考核要求
第四节　仿制药注册要求和一致性评价	仿制药注册要求	领会
	仿制药质量和疗效一致性评价的要求	应用
第五节　药品上市后研究和再注册	药品上市后研究要求	识记
	药品再注册管理的主要法律规定	领会
	药品上市后变更的程序	应用
第六节　药品知识产权保护	1. 药品专利的类型	识记
	2. 未披露的药品试验数据的范围	
	1. 专利保护的范围和期限	领会
	2. 未披露的药品试验数据保护的法律规定	
	1. 专利链接制度的法律规定	应用
	2. 不得作为商标注册和使用的标志	

第五章　药品生产管理

节	考核知识点	考核要求
第一节　药品生产概述	药品生产管理的概念与特点	领会
第二节　药品生产监督管理	药品生产许可标准与管理	识记
	1. 药品生产许可证的主要内容	领会
	2. 药品生产许可证的申请条件与资格	
第三节　药品生产质量管理规范	1.《药品生产质量管理规范》的定义	识记
	2. 现行《药品生产质量管理规范》的主要内容	
	《药品生产质量管理规范》符合性检查的定义与要求	应用
第四节　药品召回管理	1. 药品召回的概念	识记
	2. 药品召回的类型与级别	
	药品召回的实施	领会

第六章　药品经营管理

节	考核知识点	考核要求
第一节　药品经营许可管理	1. 药品经营许可的相关概念	识记
	2. 监督管理部门及职责	
	1. 药品经营许可证的效力	领会
	2. 开办药品经营企业的条件	

节	考核知识点	考核要求
第一节 药品经营许可管理	1.《药品经营许可证》的申请与审批	应用
	2.《药品经营许可证》的管理	
第二节 药品经营质量管理规范	1. 药品批发的质量管理	识记
	2. 药品零售的质量管理	
	GSP 的建立与实施	领会
第三节 药品网络销售监督管理	1. 药品网络销售监管范围	识记
	2. 药品网络销售监管原则	
	3. 药品网络销售监管机构	
	4. 药品网络销售监督管理的具体要求	
	1. 药品网络销售监督管理历程	领会
	2. 药品网络交易平台的管理要求	
	3. 药品网络销售监督检查	
第四节 药品进出口管理	1. 药品进口管理的基本要求及管理机构	识记
	2. 药品进口注册	
	3. 药品进口备案	
	4. 口岸检验	
	5. 进口药材管理	
	1. 药品进口管理的历程	领会
	2. 药品出口管理	
	3. 进出口准许证管理	
第五节 处方药与非处方药分类管理	药品分类管理规定	识记
	1. 处方药与非处方药经营管理的相关内容	领会
	2. 非处方药注册	
	1. 国家非处方药目录管理	应用
	2. 处方药与非处方药的转换与评价	

第七章　医疗机构药事管理

节	考核知识点	考核要求
第一节 医疗机构药事管理和药学服务	1. 医疗机构药事管理的相关概念和依法属性	识记
	2. 医疗机构药学部门的组织机构和工作职责	
	3. 医疗机构药学服务的概念	
	1. 医疗机构药事管理在医院的作用和地位	领会
	2. 医疗机构药事的组织管理	
	3. 医疗机构药学服务范围和工作内容	

节	考核知识点	考核要求
第二节　医疗机构药品配备、购进、储存管理	医疗机构药品质量管理、购进及验收、药品存储及出入库管理	识记
	医疗机构药品的配备	领会
第三节　处方与调配管理	处方的概念和标准	识记
	处方管理相关规定	领会
	调剂工作管理，处方审核、处方点评分析	应用
第四节　静脉用药调配管理	静脉药物调配中心定义及优点	识记
	1. 静脉药物调配所需的条件	领会
	2. 静脉药物调配中心工作流程	
第五节　医疗机构制剂管理	1. 医疗机构配置制剂的概念	识记
	2. 医疗机构制剂室设立的条件与许可	
	1. 医疗机构配置制剂的特点	领会
	2. 医疗机构制剂配制管理要求	
	3. 医疗机构制剂许可证和制剂批准文号管理	
	4. 医疗机构制剂委托配制和调剂使用	
第六节　药物临床应用管理	1. 药物治疗的质量管理	识记
	2. 抗菌药物临床应用管理	
	3. 高警示药品临床应用管理	领会
	4. 糖皮质激素类药物临床应用管理	
	5. 抗肿瘤药物临床应用管理	
	6. 超说明书用药管理	

第八章　国家基本医疗保险的药品管理和药品集中采购

节	考核知识点	考核要求
第一节　基本医疗保障制度简介	1. 基本医疗保险制度的类型和覆盖范围	识记
	2. 补充医疗保险制度的类型和覆盖范围	领会
	3. 医疗救助制度的覆盖范围	领会
第二节　医疗保障定点管理	1. 定点医疗机构申请条件和程序	领会
	2. 定点零售药店申请条件和程序	应用
	3. 定点零售药店运行管理	识记
第三节　基本医疗保险目录管理	1.《药品目录》的药品分类	识记
	2.《药品目录》的药品范围	领会
	3.《药品目录》的药品准入方式和调整机制	识记
第四节　基本医疗保险支付方式改革	1. 医保支付方式类型	领会
	2.《药品目录》使用与支付	识记

续表

节	考核知识点	考核要求
第五节 药品集中采购制度	1. 药品分类采购	领会
	2. 国家组织药品集中带量采购的覆盖范围	识记
	3. 国家组织药品集中带量采购规则和保障措施要求	领会
	4. 国家组织药品集中带量采购期满接续管理	领会

第九章　中药管理

节	考核知识点	考核要求
第一节 中药与中药传承创新	1. 中药的定义与分类	识记
	2. 中药管理相关法律法规的核心内容	
	中药管理相关政策文件的主要管理思路	领会
第二节 中药材管理	1. 中药材的概念	识记
	2. 野生药材资源保护级别	
	3. 道地药材的概念	
	1.《中药材生产质量管理规范》的主要内容	领会
	2. 中药材经营和使用管理主要规定	
	3. 中药材进口管理主要规定	
	4. 野生药材资源保护制度及法律责任	
	5. 道地药材保护相关制度	
	中药材生产、经营和使用管理的特殊性	应用
第三节 中药饮片管理	1. 中药饮片生产、经营的主要管理要求	领会
	2. 医疗机构中药饮片管理的相关规范	
	3. 违反炮制中药饮片相关规定的法律责任	
	4. 中药配方颗粒的品种备案、生产经营及使用管理	
	中药饮片生产、经营和使用管理的特殊性	应用
第四节 中成药与医疗机构中药制剂管理	1. 中药品种保护制度的概念	识记
	2. 中药品种保护等级划分	
	3. 古代经典名方的概念	
	1. 中药品种保护的申请和审批程序	领会
	2. 中药注射剂管理的主要规定	
	3. 医疗机构中药制剂管理的主要规定	
	4. 古代经典名方中药复方制剂管理的主要规定	
	1. 中药注射剂管理、医疗机构中药制剂管理的主要内容	应用
	2. 中药复方制剂与其他同类情况管理的区别	

第十章　特殊管理规定的药品管理

节	考核知识点	考核要求
第一节　疫苗管理	疫苗的定义、分类、标识	识记
	1. 疫苗生产及批签发管理	领会
	2. 疫苗采购、供应和风险管理	
第二节　血液制品管理	血液制品的界定、分类	识记
	1. 血液制品生产、经营的管理要点和规定	领会
	2. 进口血液制品的审批制度等	
第三节　麻醉药品和精神药品管理	1. 我国麻醉药品和精神药品的界定	识记
	2. 我国《麻醉药品目录》和《精神药品目录》的品种范围	
	麻醉药品和精神药品的生产、经营、使用、储存与运输的特殊管理要求	领会
第四节　医疗用毒性药品管理	医疗用毒性药品的界定、品种、分类及标识	识记
	医疗用毒性药品的生产、经营、使用、储存与运输的特殊管理要求	领会
第五节　药品类易制毒化学品管理	药品类易制毒化学品的概念、分类	识记
	1. 药品类易制毒化学品的生产、经营、购用许可制度的主要内容	领会
	2. 药品类易制毒化学品购销管理的主要规定	
第六节　含特殊药品复方制剂管理	特殊药品复方制剂的品种范围	识记
	含特殊药品复方制剂的经营管理主要规定	领会
第七节　含兴奋剂药品管理	兴奋剂的界定、分类及相关目录	识记
	含兴奋剂药品的管理要点	领会
第八节　放射性药品管理	放射性药品的定义及分类	识记
	放射性药品的生产、经营和使用的管理	领会

第十一章　药品信息、广告、价格管理及消费者权益保护

节	考核知识点	考核要求
第一节　药品安全信息与品种档案管理	1. 上市后药品信息公开的内容	识记
	2. 药品品种档案的概念	
	药品品种档案的管理	领会
	1. 药品信息查询途径和方式	应用
	2. 药品投诉举报途径	

续表

节	考核知识点	考核要求
第二节　药品包装标识物与说明书管理	1. 药品包装的定义和分类 2. 药品说明书的定义	识记
	1. 我国药品说明书管理规定的主要内容 2. 药品标签管理规定的主要内容 3. 药品名称、商标和专有标识管理的主要内容	领会
	正确使用药品规定标识并使其符合印刷要求	应用
第三节　药品广告管理	1. 药品广告的定义 2. 药品广告的审查部门	识记
	1. 药品广告的作用 2. 药品广告的管理规定 3. 药品广告的内容准则及发布要求	领会
	药品广告的审批及程序	应用
第四节　互联网药品信息服务管理	1. 互联网药品信息服务管理规定 2. 互联网药品信息服务的基本要求	领会
	互联网药品信息的合规发布	应用
第五节　药品价格管理	我国不同类型药品的定价方式	识记
	1. 药品价格管理模式 2. 药品价格管理相关规定	领会
	药品经营者遵守药品价格管理的规定	应用
第六节　反不正当竞争	我国现阶段反不正当竞争法相关内容	领会
	辨别常见的不正当竞争行为类别	应用
第七节　消费者权益保护	1. 消费者权益保护法的重点内容 2. 消费者权利的主要内容 3. 经营者义务的主要内容	领会
	合理应用消费者权益的保护措施	应用

IV 关于大纲的说明与考核实施要求

一、自学考试大纲的目的和作用

课程自学考试大纲是根据专业自学考试计划的要求，结合自学考试的特点编制。其目的是对个人自学、社会助学和课程考试进行指导和规定。

课程自学考试大纲明确了课程学习的内容以及深广度，规定了课程自学考试的范围和标准。它是自学者学习教材、掌握课程内容知识范围和程度的依据，是社会助学组织进行自学辅导的依据，也是进行自学考试命题的依据。

二、课程自学考试大纲与教材的关系

课程自学考试大纲是进行学习和考核的依据，教材是学习掌握课程知识的基本内容与范围，教材的内容是大纲所规定的课程知识和内容的扩展与发挥。

三、关于自学教材

《药事管理学（本）》，全国高等教育自学考试指导委员会组编，史录文主编，北京大学医学出版社出版，2023年版。

四、关于自学要求和自学方法的指导

本大纲的课程基本要求是依据专业考试计划和专业培养目标而确定的。课程基本要求还明确了课程的基本内容，以及对基本内容掌握的程度。基本要求中的知识点构成了课程内容的主体部分。因此，课程基本内容掌握程度、课程考核知识点是高等教育自学考试考核的主要内容。

为有效地指导个人自学和社会助学，本大纲已指明了课程的重点和难点，在章节的基本要求中一般也指明了章节内容的重点和难点。

本课程共6学分。

五、应考指导

正确理解本课程大纲规定的考核知识点和考核要求，在识记、领会基本概念的基础上，结合掌握药事管理的基本知识，重点突出相关技能的实际应用，综合利用各章基本概念、知识点，提高分析解决实际问题的能力。

六、对社会助学的要求

1. 应当明确本课程的性质与设置要求，根据本大纲规定的课程内容和考核目标，把握指定教材的基本内容，对学生进行切实有效辅导，引导他们掌握正确的学习方法，防止自学中的各种偏向，体现社会助学的正确导向。

2. 要正确处理基本概念、基本知识、基本技能与应用能力的关系，努力引导自学应考者将基础理论知识转化为认识、分析和解决实际问题的能力。

3. 要正确处理重点和一般的关系。本课程内容广泛，自学考试命题的题型多样、覆盖面广。应当根据这门课程和考试命题的特点，指导自学应考者全面系统地学习教材掌握全部课程内容和考核目标。在全面辅导的基础上，突出重点章节和重点问题，把重点辅导和兼顾一般有机地结合起来。

4. 对新颁布或者修订的法律法规和政策文件的辅导，内容应注意包括本教材出版后，考试日 6 个月以前新颁布或者修改的法律法规和政策文件，以适应本课程考试命题范围的要求。

七、对考核内容的说明

1. 本大纲要求学习和掌握的知识点内容均作为考核内容。大纲中各章的内容均由若干知识点组成，在自学考试中成为考核知识点。由于各知识点在课程中的地位、作用以及知识自身的特点不同，自学考试将对各知识点分别按三个能力层次确定其考核要求。

2. 由于大纲的知识点包含药品相关法律法规和政策文件，在教材出版之后，如果相关的法律法规和政策文件发生更新和变化，涉及的考核知识点以考试日前 6 个月为准，6 个月以前颁布或修订的法律法规和政策文件都将列入本课程的考试范围。凡大纲、教材内容与现行法律法规不符的，应以现行法律法规为准。

3. 大纲共十一章，考试试卷中：第一章、第三章、第四章、第八章、第十章和第十一章各章所占比例约 5%；第二章、第五章、第六章、第七章各章所占比例约 15%；第九章约 10%。

八、关于考试命题的规定

1. 考试采取笔试的方法，考试时间 150 分钟，满分 100 分，60 分及格。

2. 本大纲各章所规定的基本要求都属于考核内容。考试命题既要覆盖到章，又要避免面面俱到。要注意突出课程的重点、章节重点，同时，兼顾考核内容的覆盖面。

3. 命题不应有超出大纲中考核知识点范围的题目，考核目标不得高于大纲所规定的相应的最高能力层次要求。命题应着重考核自学者对基本概念、基本知识和基本理论的了解或掌握，对基本方法的熟练运用。不应出现与基本要求不符的偏题或怪题。

4. 本课程在试卷中对不同能力层次要求的分数比例大致为：识记占 40%，领会占 40%，应用占 20%。

5. 试题难易程度，试题的难度可分为：易、较易、较难和难四个等级。每份试卷中不同难度试题的分数比例一般为：2：3：3：2。

6. 课程考试命题的主要题型包括最佳选择题、配伍选择题、综合分析选择题和多项选择题，每份试卷中不同题型的分值比例一般为：5：2：1：2。

V 题型举例

一、最佳选择题（每小题1分。在每小题列出的备选项中只有一项是最符合题目要求的，请将其选出。）

1. 按照《中华人民共和国药品管理法》，按无证经营行为进行处罚的情形是

    A. 甲药品上市许可持有人销售本企业生产的化学药品

    B. 乙药农在中药材专业市场出售普通中药材

    C. 经营范围包括中成药制剂的丙药品批发企业向个人消费者销售连花清瘟胶囊

    D. 丁诊所（持有《医疗机构执业许可证》）在诊疗范围内为患者开展诊疗服务并提供常用药品

二、配伍选择题（每小题1分。每组题目对应同一组备选项，备选项可重复选用，也可不选用。每小题的备选项中只有1项是最符合题目要求的，请将其选出。）

    A. 甲类非处方药   B. 终止妊娠药品

    C. 乙类非处方药   D. 含麻醉药品的复方口服溶液

1. 能在零售药店销售，但不得采用开架自选销售方式的是

2. 能在零售药店销售，但需凭医师处方才能销售的是

3. 不得在零售药店销售的是

三、综合分析选择题（每小题2分。每组题目基于同一个背景信息展开，每小题的备选项中只有1项是最符合题目要求的，请将其选出。）

秦某和张某为A省中医药大学的中医学本科毕业生，在校期间学习了中医药专业知识，同时具有中草药栽培、种植技术和中草药辨识能力。秦某毕业后回老家以中医类别医师身份注册在村卫生室从事中医诊疗服务满3年。张某毕业后在其大学所在城市的中药批发企业中从事药品质量管理工作满3年。

1. 关于秦某和张某报考执业药师职业资格考试资格的说法，正确的是

    A. 秦某具备资格，张某不具有资格

    B. 张某具有资格，秦某不具备资格

    C. 秦某和张某都具有资格

    D. 秦某和张某都不具有资格

2. 关于秦某自种自采自用中草药的说法，正确的是

    A. 他可以将自己种的中草药销售给当地的中药饮片生产企业

    B. 他可以将自己种的中草药制成中药丸剂，在集市上销售

    C. 他可以在其所在村医疗机构内使用自种自采的中草药

    D. 他可以将自己种的中草药销售给张某所在的中药批发企业

四、多项选择题（每小题 2 分。每小题的备选项中，有 2 个或 2 个以上符合题目要求，错选、多选或少选均不得分。）

1. 药事管理与药物治疗学委员会的职责包括
    A. 制定本医疗机构处方集和基本用药供应目录
    B. 分析、评估本医疗机构用药风险和药品不良反应
    C. 向公众宣传、推荐使用本医疗机构常用药品
    D. 监督指导特殊管理药品的临床使用与规范化管理

后 记

　　《药事管理学（本）自学考试大纲》是根据《高等教育自学考试专业基本规范（2021年）》的要求，由全国高等教育自学考试指导委员会医药学类专业委员会组织制定的。

　　全国高等教育自学考试指导委员会医药学类专业委员会对本大纲组织审稿，根据审稿会意见由编者做了修改，最后由医药学类专业委员会定稿。

　　本大纲由北京大学药学院史录文教授负责编写，参加审稿并提出修改意见的有中国药科大学邵蓉教授、浙江药科职业大学丁静教授、复旦大学叶桦副教授。

　　对参与本大纲编写和审稿的各位专家表示感谢。

全国高等教育自学考试指导委员会

医药学类专业委员会

2023 年 5 月

全国高等教育自学考试指定教材

药事管理学（本）

全国高等教育自学考试指导委员会　组编

编者的话

　　随着我国经济水平的不断提高和医疗卫生体制改革的不断深入，药品监管和药事管理相关的法律法规和政策不断出台，药事管理在全民健康中发挥的重要作用引起全社会的高度关注。

　　为了进一步明晰我国药事管理领域近年来的发展变化，不辜负全社会对于药事管理和药学从业人员的殷切期待，本教材从药学从业人员应掌握的基本知识和技能着手，以我国药学相关法规政策、管理体系与实践内容的主要环节和相关领域作为基本编写框架，主要介绍了绪论、药事管理立法与药品监督管理、药学技术人员管理、药品研制与注册管理、药品生产管理、药品经营管理、医疗机构药事管理、国家基本医疗保险的药品管理和药品集中采购、中药管理、特殊管理规定的药品管理，以及药品信息、广告、价格管理及消费者权益保护等相关内容。

　　本教材在吸取国内外药事管理的理论与实践方法的基础上，重点突出我国药学领域相关的法规政策、管理体系与实践内容的相关要求和发展趋势，充分体现了我国药事管理工作的基本理念，力求反映我国药事管理的新理念、新规定、新动态，突出了药事管理的实践性。对各章节的内容进行分析梳理，总结厘清每一章节重点知识点的框架，结合每章节的习题，逻辑清晰，帮助读者进一步了解和掌握每个章节的重点内容。

　　本教材由北京大学药学院史录文教授担任主编，北京大学药学院管晓东副教授、陈敬副研究员和北京中医药大学徐敢副教授担任副主编。具体编写分工如下：史录文教授、管晓东副教授、陈敬副研究员（北京大学药学院）第一章；杨勇副教授（南京中医药大学卫生经济管理学院）第二章；徐敢副教授（北京中医药大学管理学院）第三章；周乃彤副教授（四川大学华西药学院）第四章；袁静青年研究员（复旦大学药学院）第五章；田丽娟副教授（沈阳药科大学工商管理学院）第六章；陈吉生教授（广东药科大学药学院）第七章；蒋蓉副教授（中国药科大学国际医药商学院）第八章；朱文涛教授（北京中医药大学管理学院）第九章；常捷副教授（西安交通大学医学部药学院）第十章；黄锐教授（华中科技大学同济医学院药学院）第十一章。全书由史录文、管晓东、陈敬、徐敢、林芳卉、郑丽英、张宇晴统稿并审定。

　　本教材由全国高等教育自学考试指导委员会医药学类专业委员会组织审稿，并提出了许多宝贵的意见和建议，在此表示衷心感谢！

　　本教材作为成人自考教材，还处于探索阶段，难免有与考生实际情况不相符的内容，加上时间紧张而且水平有限，疏漏和错误在所难免，恳请读者赐教指正。

编者
2023 年 5 月

第一章 绪 论

人民健康是经济发展、社会和谐、人民幸福的必要基础，没有全民健康，就没有全面小康。新中国成立以来，党和国家高度重视医药卫生事业的发展，坚持把保障人民健康放在优先发展的战略位置，制定了一系列国家医药卫生政策和法律法规。随着我国医疗卫生体制改革不断推进，尤其是健康中国战略的实施，我国已经建立了基本医疗卫生制度、国家基本药物制度、药品供应保障制度等。药品是关系公众生命健康的特殊商品，药事管理是对国家药学事业的综合管理；推进药事管理学发展是提升药品安全水平，促进健康中国战略实现的有效手段。

第一节 国家药物政策和基本药物制度

一、国家药物政策

（一）国家药物政策相关概念

1975年，第28届世界健康大会（World Health Assembly，WHA）上，世界卫生组织（World Health Organization，WHO）首次引入了"国家药物政策"的概念，旨在将其作为促进使用基本药物的指南，缓解全球在药品获得方面的不公平性。国家药物政策（national drug policy，NDP）是指国家制定和实施的有关药品管理的战略目标、方针政策、法律法规体系、规章制度、指南措施等，是药品相关各领域的纲领性制度体系，是国家卫生政策的重要组成部分。

（二）国家药物政策的目标

国家药物政策的目标应当与卫生目标相一致。虽然受各国政治形势、政府重视程度等因素的影响，国家药物政策的目标也因各国的社会体制差异而有所不同，但最基本的目标却是相同的，主要包括以下三个方面：

1. 可及性　确保基本药物的公平获得和费用的可承受。
2. 质量保证　确保所有药品的质量可靠、安全有效。
3. 合理使用　确保药品得到合理使用，提高临床合理用药水平，体现以最少的投入获得最大的医疗效果。

此外，还包括发展本国制药工业、提高药物经济效率、保证医药事业的可持续发展、公众健康水平不断提高等目标。

（三）国家药物政策的组成要素

为保证国家药物政策目标的实现，WHO 在 2001 年提出了国家药物政策的 9 项关键要素：基本药物的遴选、可负担性、药品财政、供应系统、药品监管、药品合理使用、研究、人力资源开发及监测和评估。

国家药物政策是一个综合框架，每一个构成要素在达到一个或更多的政策的总体目标上都发挥着重要作用。

二、国家基本药物制度

（一）基本药物的定义

基本药物的概念于 1977 年首次由 WHO 提出，指最重要的、基本的、不可缺少的、满足人民所必需的药品。1979 年，中国引入了基本药物的概念，并开始了基本药物的遴选工作。2009 年 8 月，卫生部、国家发展和改革委员会等九部门联合印发了《关于建立国家基本药物制度的实施意见》（以下简称《实施意见》）。2018 年 9 月，国务院办公厅发布《关于完善国家基本药物制度的意见》。

2019 年 12 月，我国颁布的《中华人民共和国基本医疗卫生与健康促进法》（以下简称《基本医疗卫生与健康促进法》）中规定，基本药物是指满足疾病防治基本用药需求，适应现阶段基本国情和保障能力，剂型适宜，价格合理，能够保障供应，可公平获得的药品。

（二）国家基本药物制度的界定

《实施意见》提出：国家基本药物制度是对基本药物的遴选、生产、流通、使用、定价、报销、监测评价等环节实施有效管理的制度，与公共卫生、医疗服务、医疗保障体系相衔接。国家基本药物制度是药品供应保障体系的基础，是医疗卫生领域基本公共服务的重要内容。

（三）国家实施基本药物制度的目标

我国幅员辽阔，城乡、地区发展差异大，在全国范围内建立实施基本药物制度的目标主要包括：

1. 提高群众获得基本药物的可及性，保证群众基本用药需求；
2. 维护群众的基本医疗卫生权益，促进社会公平正义；
3. 改变医疗机构"以药补医"的运行机制，体现基本医疗卫生的公益性；
4. 规范药品生产、流通、使用行为，促进合理用药，减轻群众负担。

（四）国家基本药物工作委员会的职责

《实施意见》规定，国家基本药物工作委员会负责协调解决制定和实施国家基本药物制度过程中各个环节的相关政策问题，确定国家基本药物制度框架，确定国家基本药物目录遴选和调整的原则、范围、程序和工作方案，审核国家基本药物目录，各有关部门在职责范围内做好国家基本药物遴选调整工作。

（五）国家基本药物的遴选原则

根据《实施意见》，国家基本药物目录遴选工作方案和具体的遴选原则由国家卫生行政部门会同有关部门起草，经国家基本药物工作委员会审核后组织实施。

参照基本药物目录的遴选要求和 2015 年《国家基本药物目录管理办法》（以下简称《管理办法》），基本药物遴选应当按照防治必需、安全有效、价格合理、使用方便、中西药并重、基本保障、临床首选和基层能够配备的原则，结合我国用药特点，参照国际经验，合理确定品种（剂型）和数量。

（六）国家基本药物目录的制定和调整

《管理办法》规定，国家基本药物目录的制定应当与基本公共卫生服务体系、基本医疗服务体系、基本医疗保障体系相衔接。目录中的化学药品、生物制品、中成药，应当是《中华人民共和国药典》（以下简称《中国药典》）收载的，原卫生部、国家药品监督管理部门颁布药品标准的品种。除急救、抢救用药外，独家生产品种纳入国家基本药物目录应当经过单独论证。根据《基本医疗卫生与健康促进法》的规定，国家基本药物目录需要结合药品临床应用实践、药品标准变化、药品新上市情况等进行动态调整。

现行《管理办法》规定，国家基本药物目录在保持数量相对稳定的基础上，实行动态管理，原则上 3 年调整一次。必要时，经国家基本药物工作委员会审核同意，可适时组织调整。

（七）国家基本药物的配备使用

坚持基本药物主导地位，强化医疗机构基本药物使用管理，不断提高医疗机构基本药物使用量。公立医疗机构根据功能定位和诊疗范围，合理配备基本药物，保障临床基本用药需求。药品集中采购平台和医疗机构信息系统应对基本药物进行标注，提示医疗机构优先采购、医师优先使用。将基本药物使用情况作为处方点评的重点内容，对无正当理由不首选基本药物的予以通报。对医师、药师和管理人员加大基本药物制度和基本药物临床应用指南、处方集培训力度，提高基本药物合理使用和管理水平。鼓励其他医疗机构配备使用基本药物。

通过加强用药监管和考核、指导督促医疗机构优化用药目录和药品处方集等措施，促进基本药物优先配备使用，提升基本药物使用占比，并及时调整国家基本药物目录。根据 2019 年国务院颁布的《关于进一步做好短缺药品保供稳价工作的意见》，逐步实现政府办基层医疗卫生机构、二级公立医院、三级公立医院基本药物配备品种数量占比原则上分别不低于 90%、80%、60%，推动各级医疗机构形成以基本药物为主导的"1+X"（"1"为国家基本药物目录，"X"为非基本药物，由各地根据实际确定）用药模式，优化和规范用药结构。

第二节　健康中国战略和健康促进立法

一、健康中国战略

改革开放以来，我国健康领域改革发展取得显著成就，但随着我国工业化、城镇化进程加快，地区间经济发展不平衡，自然生态环境、生活方式、疾病谱发生重大变化，人口老龄化程度不断加深，健康服务供给总体不足与需求不断增长之间的矛盾依然突出，健康领域发展与经济社会发展的协调性有待增强，人民群众对健康需求日益增长的美好向往和不平衡不充分的发展之间的矛盾仍然存在。这些都给维护和促进全民健康带来新的挑战，需要从国家战略层面统筹解决。

（一）健康中国战略与政策实施

健康是促进人的全面发展的必然要求，是经济社会发展的基础条件。实现国民健康长寿，是国家富强、民族振兴的重要标志，也是全国各族人民的共同愿望。

1. 健康中国战略的提出　2016年10月25日，中共中央、国务院印发《"健康中国2030"规划纲要》（以下简称《纲要》），这是中华人民共和国成立以来首次在国家层面提出的健康领域中长期战略规划。《纲要》提出了健康中国建设的目标和任务，确立了"以促进健康为中心"的"大健康观""大卫生观"，提出将这一理念融入公共政策制定实施的全过程，全方位、全生命周期维护人民健康。

2. 健康中国行动的实施与方案　2019年6月24日，国务院印发《国务院关于实施健康中国行动的意见》，提出加快推动"以治病为中心"向"以人民健康为中心"转变，动员全社会落实预防为主方针，实施健康中国行动，提高全民健康水平。同年，国务院办公厅印发《健康中国行动组织实施和考核方案》，明确在国家层面成立健康中国行动推进委员会，制定印发《健康中国行动（2019—2030年）》。

2019年7月9日，健康中国行动推进委员会通过《健康中国行动（2019—2030年）》，明确坚持以人民为中心的发展思想，牢固树立"大卫生、大健康"理念，坚持预防为主、防治结合的原则，以基层为重点，以改革创新为动力，中西医并重，把健康融入所有政策，针对重大疾病和一些突出问题，聚焦重点人群，实施一批重大行动，政府、社会、个人协同推进，建立健全健康教育体系，引导群众建立正确健康观，形成有利于健康的生活方式、生态环境和社会环境，促进以治病为中心向以健康为中心转变，提高人民健康水平。

（二）健康中国的原则、战略主题和目标

1. 原则　推进健康中国建设主要遵循健康优先、改革创新、科学发展、公平公正的原则。

（1）健康优先：把健康摆在优先发展的战略地位，立足国情，将促进健康的理念融入公共政策制定实施的全过程，加快形成有利于健康的生活方式、生态环境和经济社会发展模式，实现健康与经济社会良性协调发展。

（2）改革创新：坚持政府主导，发挥市场机制作用，加快关键环节改革步伐，冲破思想观念束缚，破除利益固化藩篱，清除体制机制障碍，发挥科技创新和信息化的引领支撑作用，形成具有中国特色、促进全民健康的制度体系。

（3）科学发展：把握健康领域发展规律，坚持预防为主、防治结合、中西医并重，转变服务模式，构建整合型医疗卫生服务体系，推动健康服务从规模扩张的粗放型发展转变到质量效益提升的绿色集约式发展，推动中医药和西医药相互补充、协调发展，提升健康服务水平。

（4）公平公正：以农村和基层为重点，推动健康领域基本公共服务均等化，维护基本医疗卫生服务的公益性，逐步缩小城乡、地区、人群间基本健康服务和健康水平的差异，实现全民健康覆盖，促进社会公平。

2. 战略主题 "共建共享、全民健康"，是建设健康中国的战略主题。核心是以人民健康为中心，坚持以基层为重点，以改革创新为动力，预防为主，中西医并重，把健康融入所有政策，人民共建共享的卫生与健康工作方针，针对生活行为方式、生产生活环境以及医疗卫生服务等健康影响因素，坚持政府主导与调动社会、个人的积极性相结合，推动人人参与、人人尽力、人人享有，落实预防为主，推行健康生活方式，减少疾病发生，强化早诊断、早治疗、早康复，实现全民健康。

3. 战略目标 到 2020 年，建立覆盖城乡居民的中国特色基本医疗卫生制度，健康素养水平持续提高，健康服务体系完善高效，人人享有基本医疗卫生服务和基本体育健身服务，基本形成内涵丰富、结构合理的健康产业体系，主要健康指标居于中高收入国家前列。

到 2030 年，促进全民健康的制度体系更加完善，健康领域发展更加协调，健康生活方式得到普及，健康服务质量和健康保障水平不断提高，健康产业繁荣发展，基本实现健康公平，主要健康指标进入高收入国家行列。

到 2050 年，建成与社会主义现代化国家相适应的健康国家。

（三）健康中国的战略任务

1. 普及健康生活 从健康促进的源头入手，强调个人健康责任，通过加强健康教育，提高全民健康素养，广泛开展全民健身运动，塑造自主自律的健康行为，引导群众形成合理膳食、适量运动、戒烟限酒、心理平衡的健康生活方式。

2. 优化健康服务 以妇女儿童、老年人、贫困人口、残疾人等人群为重点，从疾病的预防和治疗两个层面采取措施，强化覆盖全民的公共卫生服务，加大慢性病和重大传染病防控力度，实施健康扶贫工程，创新医疗卫生服务供给模式，发挥中医治未病的独特优势，为群众提供更优质的健康服务。

3. 完善健康保障 通过健全全民医疗保障体系，深化公立医院、药品、医疗器械流通体制改革，降低虚高价格，切实减轻群众看病负担，改善就医感受。加强各类医保制度整合衔接，改进医保管理服务体系，实现保障能力长期可持续。

4. 建设健康环境 针对影响健康的环境问题，开展大气、水、土壤等污染防治，加强食品药品安全监管，强化安全生产和职业病防治，促进道路交通安全，深入开展爱国卫生运动，建设健康城市和健康村镇，提高突发事件应急能力，最大程度减少外界因素对健康的影响。

5. 发展健康产业 区分基本和非基本，优化多元办医格局，推动非公立医疗机构向高水平、规模化方向发展。加强供给侧结构性改革，支持发展健康医疗旅游等健康服务新业态，积极发展健身休闲运动产业，提升医药产业发展水平，不断满足群众日益增长的多层次多样化健康需求。

二、基本医疗卫生与健康促进立法

基本医疗卫生制度是我国医疗卫生事业的重要组成部分，健康促进是我国医药卫生事业发展的重要目标之一。

2019年12月28日，第十三届全国人民代表大会常务委员会第十五次会议通过《基本医疗卫生与健康促进法》，自2020年6月1日起施行。这是我国卫生与健康领域第一部基础性、综合性的法律，旨在落实《中华人民共和国宪法》（以下简称《宪法》）关于国家发展医疗卫生事业、保护人民健康的规定，也是健康中国建设的法律基础。

1. 立法意义 这部法律分为总则、基本医疗卫生服务、医疗卫生机构、医疗卫生人员、药品供应保障、健康促进、资金保障、监督管理、法律责任、附则，共10章110条。以法律的形式体现"保基本、强基层、促健康"的理念，为落实党中央、国务院在基本医疗卫生与健康促进方面的战略部署作出了顶层的、制度性的、基本的安排，对于推动我国卫生与健康领域法治建设，在卫生与健康工作中落实全面依法治国方略具有基础性和全局性的作用，对于构建中国特色基本医疗卫生制度，全方位、全周期保障人民健康，推进健康中国建设具有重要意义。

2. 健康权的立法保障 《基本医疗卫生与健康促进法》规定，国家和社会尊重、保护公民的健康权。政府有责任制定并不断完善医药卫生政策，创造条件使人人能够尽可能健康。国家实施健康中国战略，普及健康生活，优化健康服务，完善健康保障，建设健康环境，发展健康产业，提升公民全生命周期健康水平。国家建立健康教育制度，保障公民获得健康教育的权利，提高公民的健康素养。

公民是自己健康的第一责任人，应树立和践行对自己健康负责的健康管理理念，主动学习健康知识，提高健康素养，加强健康管理。倡导家庭成员相互关爱，形成符合自身和家庭特点的健康生活方式。公民应当尊重他人的健康权利和利益，不得损害他人健康和社会公共利益。

3. 医疗卫生事业的原则 医疗卫生与健康事业应当坚持以人民为中心，为人民健康服务。国家建立基本医疗卫生制度，建立健全医疗卫生服务体系，保护和实现公民获得基本医疗卫生服务的权利。

医疗卫生事业应当坚持公益性原则。公民依法享有从国家和社会获得基本医疗卫生服务的权利。基本公共卫生服务由国家免费提供，基本医疗服务主要由政府举办的医疗卫生机构提供。医疗卫生服务体系坚持以非营利性医疗卫生机构为主体、营利性医疗卫生机构为补充。政府举办的医疗卫生机构应当坚持公益性质，所有收支均纳入预算管理。各级人民政府应当把人民健康放在优先发展的战略地位，将健康理念融入各项政策，坚持预防为主，完善健康促进工作体系，组织实施健康促进的规划和行动，推进全民健身。国家大力发展中医药事业，坚持中西医并重、传承与创新相结合，发挥中医药在医疗卫生与健康事业中的独特作用。

第三节　医药卫生体制改革和药品供应保障制度

一、基本医疗卫生制度

2009年4月6日，《中共中央 国务院关于深化医药卫生体制改革的意见》（以下简称新医改意见）发布，标志着我国医药卫生体制进入深化改革新阶段。

新医改意见坚持把基本医疗卫生制度作为公共产品向全民提供的核心理念，坚持保基本、强基层、建机制的基本原则，首次明确了深化医药卫生体制改革总体目标是建立健全覆盖城乡居民的基本医疗卫生制度，即建设覆盖城乡居民的公共卫生服务体系、医疗服务体系、医疗保障体系、药品供应保障体系，形成四位一体的基本医疗卫生制度。四大体系相辅相成，配套建设，协调发展，为群众提供安全、有效、方便、价廉的医疗卫生服务。四大体系具体建设的基本任务为：

1. 全面加强公共卫生服务体系建设　建立健全疾病预防控制、健康教育、妇幼保健、精神卫生、应急救治、采供血、卫生监督和计划生育等专业公共卫生服务网络，完善以基层医疗卫生服务网络为基础的医疗服务体系的公共卫生服务功能，建立分工明确、信息互通、资源共享、协调互动的公共卫生服务体系，提高公共卫生服务和突发公共卫生事件应急处置能力，促进城乡居民逐步享有均等化的基本公共卫生服务。

2. 进一步完善医疗服务体系　坚持非营利性医疗机构为主体、营利性医疗机构为补充，公立医疗机构为主导、非公立医疗机构共同发展的办医原则，建设结构合理、覆盖城乡的医疗服务体系。

3. 加快建设医疗保障体系　加快建立和完善以基本医疗保障为主体，其他多种形式补充医疗保险和商业健康保险为补充，覆盖城乡居民的多层次医疗保障体系。

4. 建立健全药品供应保障体系　加快建立以国家基本药物制度为基础的药品供应保障体系，保障人民群众安全用药。

同时，新医改意见强调，要完善保障医药卫生体系有效、规范运转的体制机制，完善医药卫生的管理、运行、投入、价格、监管体制机制，建立协调统一的医药卫生管理体制、高效规范的医药卫生机构运行机制、政府主导的多元卫生投入机制、科学合理的医药价格形成机制、严格有效的医药卫生监管体制、可持续发展的医药卫生科技创新机制和人才保障机制、实用共享的医药卫生信息系统、医药卫生法律制度，保障医药卫生体系有效、规范运转。

二、药品供应保障制度

药品供应保障制度是国家基本医疗卫生制度的重要内容，是深化医药卫生体制改革的重要基石，《基本医疗卫生与健康促进法》也专章规定了药品供应保障。

药品供应保障制度是以建设符合国情的国家药物政策体系为基础，以提高供应保障能力为目标，涵盖药品全生命周期多个环节的管理制度以及产业发展政策。相关文件对药品供应保障制度（或体系）内涵的界定有一定差异，存在广义和狭义区别。狭义的药品供应保障制度是指国家用于调整和规范药品储备制度和应急供应机制，提高药品供应保障能力的相关法规、规范的总称；广义的药品供应保障制度泛指国家制定的与药品研制、生产、流通、使用等全品种、全过程有关的，用于保障药品安全、有效、可及相关的监督管理法律、法规和规范性文件以及产业发展政策和措施的总称。从近期国家有关法律法规和政策文件分析，完善药品供应保障制度更多是指广义上的系统推进改革完善药品生产、流通、使用全链条的政策，保障药品安全、有效、可及。按照包含的政策或制度内容看，涉及国家基本药物政策、国家药品集中采购政策、国家仿制药相关政策、国家短缺药品保障相关政策等。

建立规范有序的药品供应保障制度，有利于促进医疗、医保、医药联动改革，深化医药行业供给侧结构性改革，促进医药产业健康发展，为全面深化医药卫生体制改革、推进健康中国建设提供有力支撑。

第四节　药事管理学概述

一、药品和药事

根据《中华人民共和国药品管理法》（以下简称《药品管理法》），药品是指用于预防、治疗、诊断人的疾病，有目的地调节人的生理机能并规定有适应证或者功能主治、用法和用量的物质，包括中药、化学药和生物制品等。

药事，根据《药品管理法》的适用范围、管理对象和内容，其含义是指与药品的研制、生产、流通、使用、价格、广告、信息、监督等活动有关的事项。药事也是一个动态用词，其范围将根据国家有关药品管理的法规、政策、规范、准则等而定，泛指一切与药有关的事项，涉及与药品有关的科学、技术、行政、管理等部门。

二、药事管理

药事管理是指对药学事业的综合管理，是运用管理学、法学、社会学、经济学的原理和方法对药事活动进行研究，总结其规律，并用以指导药事工作健康发展的社会活动。

药事管理包括宏观和微观两个方面。宏观的药事管理是国家政府的行政机关，运用管理学、政治学、经济学、法学等多学科理论和方法，依据国家的政策、法律，运用法定权力，为实现国家制定的医药卫生工作的社会目标，对药事进行有效治理的管理活动，在我国称药政管理或药品监督管理。药事管理的内容包括制定和执行国家药物政策与药事法规，建立健全药事管理体制与机构，建立药品生产、流通秩序，加强药学人员人力资源管理和药品监督管理，通过推进依法行政，科学民主决策，依靠技术支撑，实现队伍保障来实践科学监管。微观的药事管理系指药事各部门内部的管理，包括人员管理、财务管理、物资设备管理、药品质量管理、技术管理、信息管理、药学服务管理等工作。

药事管理学科的研究范畴，包括药事管理宏观和微观两个方面。本书主要介绍宏观的药事管理，即药事公共行政方面。

三、药事管理学科

药事管理学科是研究药事管理活动的基本规律和一般方法的应用学科，是药学科学的分支学科。该学科以药品质量管理为基础、以实现合理用药为目标，应用社会学、法学、经济学、管理学、统计学与行为科学等多学科的理论与方法，对药品研制、生产、经营、使用、监督管理等活动或过程进行研究，总结其基本规律，指导药学事业健康发展。

四、学习药事管理学的重要意义

医药产业是关系国计民生、经济发展和国家安全的战略性产业，保护公民健康是宪法规定的国家责任。药事管理对国家医药发展方针与政策、药品和药事监管的法律法规等进行研究和建议，是保障公民用药安全合理和生命健康，促进医药产业发展的必要的和有效的手段。药事管理学培养学生在实践工作中贯彻国家药事政策法律法规等能力，有助于提高我国药品质量，促进合理用药，推动医药产业高质量发展。

药事管理专业学生应当立足健康中国战略，理解并实时跟进国家药事管理的方针政策和法律法规；应当培养复合的学术视野，学习药学、管理学、经济学、法学等知识与技能；应当拓宽国际视野，关注国际药事管理优秀经验及前沿研究；应当坚持多思多想、学深悟透，坚持知行合一、学以致用，坚持联系实际、做到知其言更知其义、知其然更知其所以然，运用医药政策方针和专业知识技能对医药行业药事工作实践遇到的问题进行研究。

 习题

一、最佳选择题（下列每小题的备选项中，只有一项最符合题目要求，请将其选出）

1. 建设健康中国的战略主题是

    A. 共建共享、全民健康

    B. 建成营利性与非营利性相互补充的基本医疗卫生制度

    C. 坚持以调动社会和个人积极性为主的卫生健康工作

    D. 建立政府主导的基本医疗保障体系

2. 推进健康中国建设主要遵循的原则是

    A. 共建共享、全民健康、科学创新、公平公正

    B. 健康优先、改革进取、科学服务、公平公开

    C. 健康优先、改革创新、科学发展、公平公正

    D. 全民健康、人民至上、科学发展、改革创新

3.《中华人民共和国基本医疗卫生与健康促进法》中基本药物的定义是

    A. 最重要的、基本的、不可缺少的、满足人民所必需的药品

    B. 满足疾病防治基本用药需求，适应现阶段基本国情和保障能力，剂型适宜，价格合理，能够保障供应，可公平获得的药品

    C. 能够"突出基本、防治必需、保障供应、优先使用、保证质量、降低负担"的药品

    D. 防治必需、安全有效、价格合理、使用方便、中西药并重、基本保障、临床首选和基层能够配备的药品

二、多项选择题（每题的备选项中，有2个或2个以上符合题目要求，错选、少选均不得分）

1. 国家药物政策的主要目标包括

    A. 药品可及性

    B. 药品监督管理

    C. 药品质量保证

    D. 药品合理使用

2.《药品管理法》中所指的药品不包括

    A. 农药

    B. 毒性药品

    C. 放射性药品

    D. 兽用药

在线答题

第二章 药事管理立法与药品监督管理

完善药事管理立法实现依法治药，是保证药品质量、维护人民身体健康的重要保障。我国已经建立了覆盖药品的研制、生产、经营、使用、监督等环节的药事管理法规体系，体现了国家和政府对保障公众身体健康的重视。该体系以宪法为依据，以《药品管理法》为主干，由数量众多的单行法律、行政法规、地方性法规、部门规章等组成，明确了相关主体的责任与义务。

第一节 药事管理立法

一、法的概念和基本知识

（一）法的概念和基本特征

法是由国家制定或者认可，体现统治阶级意志，并由国家强制力保证实施的具有普遍效力的行为规范的总称。法律关系是指法律规范在调整社会关系中形成的人们之间的权利与义务关系。

法的基本特征包括：法是调整人的行为或社会关系的规范；法是由国家制定或认可，具有国家意志性，并具有普遍约束力的社会规范；法是以国家强制力保证实施的社会规范；法是规定权利和义务的社会规范。

（二）法的渊源

法的渊源，即法的来源，是指国家机关、公民和社会组织为寻求行为的根据而获得具体法律的来源。具体分为宪法、法律、行政法规、地方性法规、规章、民族自治条例和单行条例和国际条约与协定。

1. 宪法　宪法是由全国人民代表大会依据特别程序制定的具有最高效力的根本法。宪法是我国的根本大法，是我国最高的法律渊源。

2. 法律　法律是指由全国人民代表大会和全国人民代表大会常务委员会制定颁布的规范性法律文件，由国家主席签署主席令公布，即狭义的法律。其法律效力仅次于宪法。法律分为基本法律和基本法律以外的其他法律（非基本法律、专门法）两类。基本法律是由全国人民代表大会制定的调整国家和社会生活中带有普遍性社会关系的规范性法律文件。基本法律以外的其他法律是由全国人民代表大会常务委员会制定的调整国家和社会生活中某种具体社会关系或其中某一方面内容的规范性文件，其调整范围较基本法律小，内容较具体。

3. 行政法规　行政法规是国家最高行政机关国务院根据宪法和法律就有关执行法律和履行行政管理职权的问题，依据全国人民代表大会的特别授权所制定的规范性文件。行政法规由国务院总理签署国务院令公布，其法律地位和法律效力仅次于宪法和法律，但高于地方性法规和规章。

4. 地方性法规　地方性法规是指依法由有地方立法权的地方人民代表大会及其常务委员会就地方性事务以及根据本地区实际情况执行法律、行政法规的需要所制定的规范性文件。有权制定地方性法规的地方人民代表大会及其常务委员会包括省级、设区的市和自治州的人民代表大会及其常务委员会。地方性法规只在本辖区内有效。

5. 规章　规章是指国务院各部、委员会、中国人民银行、审计署和具有行政管理职能的直属机构，以及省级人民政府和设区的市、自治州的人民政府所制定的规范性文件。规章可分为部门规章和地方政府规章，内容限于执行法律、行政法规、地方性法规的规定，以及相关的具体行政管理事项。

6. 民族自治条例和单行条例　根据宪法和《中华人民共和国民族区域自治法》的规定，民族自治地方的人民代表大会有权依照当地民族的政治、经济和文化的特点，制定自治条例和单行条例。其适用范围是该民族自治地方。

7. 国际条约与协定　国际条约指我国与外国缔结、参加、签订、加入、承认的双边、多边的条约、协定和其他具有条约性质的文件（国际条约的名称，除条约外还有公约、协议、协定、议定书、宪章、盟约、换文和联合宣言等）。这些文件的内容除我国在缔结时宣布持保留意见不受其约束的以外，都与国内法具有一样的约束力，所以也是我国法的渊源。

（三）法的效力范围

法的效力，即法律的约束力。通常，法的效力分为规范性法律文件的效力和非规范性法律文件的效力。规范性法律文件的效力，也叫狭义的法的效力，即法律的生效范围或适用范围。

1. 法律的空间效力　指法律发生效力的地域范围，即适用的地区。法的空间效力范围主要由国情和法的形式、效力等级、调整对象或内容等因素决定。通常有三种空间效力范围：第一，在全国范围内有效，即在一国主权所及全部领域有效；第二，在一定区域内有效，法规仅在一定行政区域有效；第三，具有域外效力，如涉及民事、贸易和婚姻家庭的法律。

2. 法律的时间效力　指法律何时生效、何时终止效力以及法律对其生效以前的事件和行为有无溯及力。

（1）法律的生效时间：法律的生效时间主要有三种：自法律公布之日起生效；法律条文中自行规定具体生效时间；规定法律公布后符合一定条件时生效。

（2）法律终止生效的时间：法律终止生效，即法律被废止，指法律效力的消灭。一般分为明示的废止和默示的废止两类。具体形式包括：新法律法规明确规定自本法实施之日起，旧法律法规立即失效；权力机关进行法律法规清理，对外公布某项法律法规作废；法律法规本身规定了有效期，有效期届满，自动失效；或者法律法规据以存在的时代背景或者条件消失，或者其所调整的对象不复存在，或者其使命完成使法律法规失去了存在的意义，从而自动失效；随着新法律法规的颁布实施，相关内容与已生效的新法抵触的旧的法律法规自动失效。

（3）法的溯及力：也称法律溯及既往的效力，是指法律对其生效以前的事件和行为是否适用。法律是否具有溯及力，不同法律规范之间的情况不同。时间效力一般有三个原则：不溯及既往原则；后法废止前法原则；法律条文到达时间的原则。

3. 法律对人的效力　指法律对谁有效力，即适用的人。在世界各国的法律实践中先后采用过四种对人的效力的原则，即①属人主义；②属地主义；③保护主义；④以属地主义为主，与属人主义、保护主义相结合的原则。根据我国法律，对人的效力包括对中国公民的效力和对外国人、无国籍人的效力两个方面。

（四）法的效力层次

法的效力层次也称为法的效力等级，是指在一国的法的体系中，具有不同形式的法律规范在效力方面的层级差别。影响法的效力层次的因素主要有法的制定主体、制定时间、适用范围等。确定法的效力层次，主要是为了便于司法实践中正确认识和处理法的效力冲突问题。

根据《中华人民共和国立法法》（以下简称《立法法》）的有关规定，我国法的效力层次可以概括为：

1. 宪法至上　宪法作为根本大法，在我国法律体系中具有最高的法律地位和法律效力，一切法律、法规和规章都不得与其相冲突。

2. 上位法优于下位法　法的效力层次主要取决于立法主体。一般来说，立法主体在国家机构中的地位越高，法的效力就越高。因此，当下位法和上位法的规定不一致时，应当适用上位阶的法。

3. 同一机关制定的法律、行政法规、地方性法规、自治条例和单行条例、规章　特别规定与一般规定不一致的，适用特别规定；新的规定与旧的规定不一致的，适用新的规定。

二、我国药品管理法律体系及法律关系

（一）我国药品管理法律体系

为了加强药品管理，保证药品质量，保障公众用药安全和合法权益，保护和促进公众健康，我国建立了系统的药品管理法律体系，包括药品管理相关的法律、行政法规、地方性法规、部门规章、地方政府规章、中国政府承认或加入的相关国际条约等。

1. 法律　与药品监督管理职责密切相关的法律主要包括《药品管理法》《中华人民共和国疫苗管理法》（以下简称《疫苗管理法》）、《中华人民共和国中医药法》（以下简称《中医药法》）、《基本医疗卫生与健康促进法》《中华人民共和国禁毒法》。与药品管理有关的其他法律还有《中华人民共和国刑法》（以下简称《刑法》）、《中华人民共和国广告法》（以下简称《广告法》）、《中华人民共和国消费者权益保护法》（以下简称《消费者权益保护法》）及《中华人民共和国专利法》（以下简称《专利法》）等。

2. 行政法规　国务院制定、发布的药品管理行政法规主要包括《中华人民共和国药品管理法实施条例》(以下简称《药品管理法实施条例》)、《中药品种保护条例》《戒毒条例》《易制毒化学品管理条例》《麻醉药品和精神药品管理条例》《反兴奋剂条例》《血液制品管理条例》《医疗用毒性药品管理办法》《放射性药品管理办法》《野生药材资源保护管理条例》等。

3. 地方性法规　药品管理地方性法规主要有省、市、自治区药品相关监督管理条例，如《吉林省药品管理条例》《湖南省药品和医疗器械流通监督管理条例》《浙江省中医药条例》《山东省药品使用条例》等。

4. 部门规章　药品管理现行有效的主要规章有 20 多部，包括《药品注册管理办法》《药品生产监督管理办法》《药品网络销售监督管理办法》《药品经营许可证管理办法》《药品流通监督管理办法》《处方管理办法》等。

5. 地方政府规章　药品管理相关的地方政府规章，如《辽宁省医疗机构药品和医疗器械使用监督管理办法》《浙江省医疗机构药品和医疗器械使用监督管理办法》等。

6. 中国政府承认或加入的相关国际条约　如 1985 年我国加入《1961 年麻醉品单一公约》和《1971 年精神药物公约》等。

（二）我国药品管理法律关系

药品管理法律关系是指国家机关、企事业单位、社会团体、公民个人在药事活动、药学服务和药品监督管理过程中，依据药品管理法律规范所形成的权利与义务关系。法律关系由主体、客体和内容三个要素构成。

1. 药品管理法律关系主体　法律关系主体是法律关系的参加者，是在法律关系中一定权利的享有者和一定义务的承担者。药品管理法律关系主体包括以下三种：

（1）国家机关：一是政府的药品监督管理主管部门和有关部门形成的行政法律关系；二是政府的药品监督管理主管部门内部的领导与被领导、管理与被管理的关系。

（2）机构和组织：包括法人和非法人的药品生产企业、药品经营企业、医疗机构等企事业单位。

（3）公民个人（自然人）：可分为特定主体和一般主体。特定主体主要指药学技术人员，他们因申请执业资格，与药品监督管理部门形成行政法律关系；因承担药学服务，同所在单位形成内部的管理关系，并同患者形成医患关系。一般主体指所有的公民，他们因需要药品和药学服务而与提供药品和药学服务的企事业单位形成医药卫生服务关系。

2. 药品管理法律关系客体　一般来说，法律关系客体是指法律关系主体之间的权利和义务所指向的对象。药品管理法律关系客体包括以下内容：

（1）药品：这是药品管理法律关系主体之间权利义务所指向的主要客体。

（2）人身：人身是人的物质形态，也是人的精神利益的体现。在一定范围内成为法律关系的客体。药品管理法的主要目的是保障人体用药安全，维护人民身体健康。因用药造成伤害人体健康的结果，提供药品的主体将依法承担法律责任。

（3）智力成果：例如新药、新产品的技术资料，药品标准等都属于这一范畴。

3. 药品管理法律关系的内容　法律关系的内容是主体之间的法律权利和义务，是法律规范的行为模式在实际社会生活中的具体落实，是法律规范在社会关系中实现的一种状态。例如《药品管理法》规定生产、经营药品，必须经药品监督管理部门批准，并规定申请、审批程序以及违反者应承担的法律责任。

4. 药品管理法律事实　法律事实是法律规范所规定的、能够引起法律关系产生、变更和消灭的客观情况或现象，大体可以分为事件和行为两类。如制售假药行为可能产生行政法律关系，也可能产生刑事法律关系，还可能引起某些民事法律关系（损害赔偿等）的产生。

三、我国现行的《药品管理法》及《实施条例》

（一）《药品管理法》概况

《药品管理法》的出台，主要是为了加强药品管理，保证药品质量，保障公众用药安全和合法权益，保护和促进公众健康。其适用范围为在中华人民共和国境内从事药品研制、生产、经营、使用和监督管理活动。

现行《药品管理法》经历了以下几段历程：1984 年第六届全国人民代表大会常务委员会第七次会议通过；2001 年第九届全国人民代表大会常务委员会第二十次会议第一次修订；后经 2013 年和 2015 年两次修正；2019 年第十三届全国人民代表大会常务委员会第十二次会议第二次修订颁布，于 2019 年 12 月 1 日起施行。

2019 版的《药品管理法》主要包括总则、药品研制和注册、药品上市许可持有人（以下简称持有人）、药品生产、药品经营、医疗机构药事管理、药品上市后管理、药品价格和广告、药品储备和供应、监督管理、法律责任和附则，共 12 章，总计 155 条。（该部分可具体参照《药品管理法》全文进行学习和了解。）

（二）《药品管理法实施条例》概况

《药品管理法实施条例》于 2002 年 8 月 4 日以国务院令 360 号公布，2002 年 9 月 15 日开始实施，根据 2016 年 2 月 6 日发布的国务院令第 666 号《国务院关于修改部分行政法规的决定》第一次修订，根据 2019 年 3 月 18 日《国务院关于修改部分行政法规的决定》第二次修订。截至 2022 年底，与现行《药品管理法》相匹配的《实施条例》仍在加快修订颁布之中。

第二节　药品行政监督管理

一、药品相关的行政许可

根据《中华人民共和国行政许可法》（以下简称《行政许可法》），行政许可是指行政机关根据公民、法人或者其他组织的申请，经依法审查，准予其从事特定活动的行为。

（一）设定和实施行政许可的原则

1. 法定原则　应当依照法定的权限、范围、条件和程序许可。

2. 公开、公平、公正原则　应当公开、公平、公正，维护行政相对人的合法权益。

3. 便民和效率原则　应当便民，提高办事效率，提供优质服务。

4. 信赖保护原则　公民、法人或者其他组织依法取得的行政许可受法律保护，行政机关不得擅自改变已经生效的行政许可。行政许可所依据的法律、法规、规章修改或者废止，或者准予行政许可所依据的客观情况发生重大变化的，为了公共利益的需要，行政机关可以依法变更或者撤回已经生效的行政许可。由此给公民、法人或者其他组织造成财产损失的，行政机关应当依法给予补偿。

（二）与药品有关的行政许可事项

与药品有关的行政许可事项主要有：药物临床试验开展的许可（在我国申报药物临床试验的，自申请受理并缴费之日起 60 日内，申请人未收到国家药品监督管理局药品审评中心否定或质疑意见的，可按照提交的方案开展药物临床试验）；药品生产许可，表现形式为颁发《药品生产许可证》或《医疗机构制剂许可证》；药品经营许可，表现形式为颁发《药品经营许可证》；药品上市许可，表现形式为颁发药品注册证书；国务院行政法规确认了执业药师执业许可，表现形式为颁发《执业药师注册证》；另外包括《互联网药品信息服务资格证》的许可颁发等。

2013 年以来，按照全面深化行政审批制度改革，简政放权的精神，在药品监管领域中，陆续取消了一部分与药品相关的行政审批事项，如蛋白同化制剂、肽类激素境外委托生产备案，基本医疗保险定点零售药店资格审查，基本医疗保险定点医疗机构资格审查等。

（三）行政许可申请和受理

1. 行政相对人（或其代理人）提出行政许可申请　公民、法人或者其他组织从事特定活动，依法需要取得行政许可的，应当向行政机关提出申请。申请人申请行政许可，应当如实向行政机关提交有关材料和反映真实情况，并对其申请材料实质内容的真实性负责。

2. 行政机关受理行政许可申请　行政机关不得要求申请人提交与其申请的行政许可事项无关的技术资料和其他材料。

（四）撤销行政许可的情形

有下列情形之一的，作出行政许可决定的行政机关或者其上级行政机关，根据利害关系人的请求或者依据职权，可以撤销行政许可：

1. 行政机关工作人员滥用职权、玩忽职守作出准予行政许可决定的；

2. 超越法定职权作出准予行政许可决定的；

3. 违反法定程序作出准予行政许可决定的；

4. 对不具备申请资格或者不符合法定条件的申请人准予行政许可的；

5. 依法可以撤销行政许可的其他情形。

被许可人以欺骗、贿赂等不正当手段取得行政许可的，应当予以撤销。

同时《行政许可法》也规定，如果按照上述规定撤销行政许可，可能对公共利益造成重大损害的，不予撤销。

二、药品相关的行政强制

《中华人民共和国行政强制法》（以下简称《行政强制法》）明确，行政强制包括行政强制措施和行政强制执行。

（一）行政强制措施

行政强制措施是指行政机关在行政管理过程中，为制止违法行为、防止证据损毁、避免危害发生、控制危险扩大等情形，依法对公民的人身自由实施暂时性限制，或者对公民、法人或者其他组织的财物实施暂时性控制的行为。

行政强制措施的种类包括：①限制公民人身自由；②查封场所、设施或者财物；③扣押财物；④冻结存款、汇款；⑤其他行政强制措施。

（二）行政强制执行

行政强制执行是指行政机关或者行政机关申请人民法院，对不履行行政决定的公民、法人或者其他组织，依法强制履行义务的行为。

行政强制执行的方式包括：①加处罚款或者滞纳金；②划拨存款、汇款；③拍卖或者依法处理查封、扣押的场所、设施或者财物；④排除妨碍、恢复原状；⑤代履行；⑥其他强制执行方式。

三、药品相关的行政处罚

根据《中华人民共和国行政处罚法》（以下简称《行政处罚法》），行政处罚是指行政机关依法对违反行政管理秩序的公民、法人或者其他组织，以减损权益或者增加义务的方式予以惩戒的行为。

（一）行政处罚的原则

1. 处罚法定原则。没有法定依据或者不遵守法定程序的，行政处罚无效。

2. 处罚公正、公开原则。

3. 处罚与违法行为相适应的原则。

4. 处罚与教育相结合的原则。

5. 不免除民事责任，不取代刑事责任原则。这一原则是指公民、法人或者其他组织因违法受到行政处罚，其违法行为对他人造成损害的，应当承担民事责任，违法行为构成犯罪，应当依法追究刑事责任的，不得以行政处罚代替刑事处罚。

（二）行政处罚的种类

与药品相关的行政处罚种类包括以下六类：警告和通报批评；罚款、没收违法所得、没收非法财物；暂扣许可证件、降低资质等级、吊销许可证件；限制开展生产经营活动、责令停产停业、责令关闭、限制从业；行政拘留；法律、行政法规规定的其他行政处罚。

从另一个角度又往往划分为：

1. 人身罚　是指特定行政主体限制和剥夺违法行为人人身自由的行政处罚，如行政拘留。对人身自由的行政处罚只能由公安机关实施，药品监管部门没有人身自由行政处罚权。

2. 资格罚　主要包括责令停产停业、吊销许可证或者执照等。《药品管理法》规定的行政处罚中的资格罚包括：吊销《药品生产许可证》《药品经营许可证》《医疗机构制剂许可证》，吊销药品批准证明文件，撤销药品广告批准文号，撤销检验资格，责令停产或停业，降低资质等级，限制开展生产经营活动等。

另外，《药品管理法》还对从事生产、销售假药或者生产、销售劣药情节严重的企业法定代表人、主要负责人、直接负责的主管人员和其他责任人员，终身禁止从事药品生产经营活动。

此外还规定对生产销售假药情节严重的，10年内不受理其相应申请；持有人为境外企业的，10年内禁止其药品进口。

3. 财产罚　其形式主要有罚款和没收财物（没收违法所得、没收非法财物等）两种。

4. 声誉罚　是行政处罚中最轻的一种，其具体形式上主要有警告和通报批评两种。通报批评一般较少适用于药品相关行政处罚。

（三）行政处罚的管辖

1. 行政处罚除法律、行政法规另有规定外，由违法行为发生地的县级以上地方人民政府具有行政处罚权的行政机关管辖。

2. 两个以上依法享有行政处罚权的行政机关如对同一行政违法案件都有管辖权，行政机关对该案件的管辖发生争议，双方协商不成的，应报请共同的上一级行政机关指定管辖。

3. 违法行为构成犯罪的，有管辖权的行政机关应当及时将案件移送司法机关。被判处拘役或者有期徒刑的，行政机关已给予当事人行政拘留的，应当依法折抵相应的刑期；被判处罚金时，行政机关已经处以罚款的，应当折抵相应罚金。

（四）行政处罚的适用方式

行政处罚的适用方式中不予处罚与从轻或者减轻处罚的情形主要表现为：

1. 不予处罚　不满14周岁的未成年人有违法行为的，不予行政处罚，责令监护人加以管教。

精神病人、智力残疾人在不能辨认或者不能控制自己行为时有违法行为的，不予行政处罚，但应当责令其监护人严加看管和治疗。但是，间歇性精神病患者在精神正常时有违法行为的，应当给予行政处罚。

2. 从轻或者减轻处罚　已满14周岁不满18周岁的未成年人有违法行为的，应当从轻或者减轻行政处罚。

尚未完全丧失辨认或者控制自己行为能力的精神病患者、智力残疾人有违法行为的，可以从轻或者减轻行政处罚。

当事人有下列情形之一，应当从轻或者减轻行政处罚：

主动消除或者减轻违法行为危害后果的；受他人胁迫或者诱骗实施违法行为的；主动供述行政机关尚未掌握的违法行为的；配合行政机关查处违法行为有立功表现的；法律、法规、规章规定其他应当从轻或者减轻行政处罚的。

（五）行政处罚决定程序

行政处罚决定程序有简易程序、普通程序、听证程序等3类。

1. 简易程序（当场处罚程序）　违法事实确凿并有法定依据，对公民处以200元以下、对法人或者其他组织处以3000元以下罚款或者警告的行政处罚的，可以当场作出行政处罚决定。

执法人员当场作出行政处罚决定的，应当向当事人出示执法证件，填写预定格式、编有号码的行政处罚决定书，并当场交付当事人。当事人拒绝签收的，应当在行政处罚决定书上注明。

2. 普通程序 除可以当场作出的行政处罚外，行政机关发现公民、法人或者其他组织有依法应当给予行政处罚的行为的，必须全面、客观、公正地调查，收集有关证据；必要时，依照法律、法规的规定，可以进行检查。

（1）立案：对于在两年以内未发现的行政违法行为，不予立案追究。

（2）调查：调查时，行政执法人员不得少于 2 人，并应出示证件。

（3）处理决定：根据不同情况，分别作出行政处罚、不予行政处罚和移送司法机关处理决定。

（4）说明理由并告知权利。

（5）当事人的陈述和申辩。

（6）制作处罚决定书。

（7）送达行政处罚决定书。

3. 听证程序 行政机关拟作出下列行政处罚决定，应当告知当事人有要求听证的权利，当事人要求听证的，行政机关应当组织听证。

（1）较大数额罚款；

（2）没收较大数额违法所得、没收较大价值非法财物；

（3）降低资质等级、吊销许可证件；

（4）责令停产停业、责令关闭、限制从业；

（5）其他较重的行政处罚；

（6）法律、法规、规章规定的其他情形。

当事人不承担行政机关组织听证的费用。

四、药品相关的行政复议

根据《中华人民共和国行政复议法》（以下简称《行政复议法》），行政复议是指公民、法人或者其他组织认为具体行政行为侵犯其合法权益，向行政机关提出行政复议申请，行政机关受理行政复议申请、作出行政复议决定的过程。

（一）行政复议范围

有下列情形之一的，公民、法人或者其他组织可以依法申请行政复议。

1. 对行政机关作出的警告、罚款、没收违法所得、没收非法财物、责令停产停业、暂扣或吊销许可证、暂扣或吊销执照、行政拘留等行政处罚不服的；

2. 对行政机关作出的限制人身自由或者对财产的查封、扣押、冻结等行政行为不服的；

3. 对行政机关作出的有关许可证、执照、资质、资格等证书变更、终止、撤销的决定不服的；

4. 对行政机关作出的关于确认土地、矿藏、水流、森林、山岭、草原、荒地、滩涂、海域等自然资源的所有权或者使用权的决定不服的；

5. 认为行政机关侵犯合法的经营自主权的；

6. 认为行政机关变更或者废止农村承包合同，侵犯其合法权益的；

7. 认为行政机关违法集资、征收财物、摊派费用或者违法要求履行其他义务的；

8. 认为符合法定条件申请行政机关颁发许可证、执照、资质证、资格证等证书，或者申请行政机关审批、登记有关事项，行政机关没有依法办理的；

9. 申请行政机关履行保护人身权利、财产权利或者受教育权利的法定职责，行政机关没有依法履行的；

10. 申请行政机关依法发放抚恤金、社会保险金或者最低生活保障费，行政机关没有依法发放的；

11. 认为行政机关的其他具体行政行为侵犯其合法权益的。

（二）不可申请复议的事项

根据《行政复议法》第八条规定，下列两类事项不属于行政复议范围，但可依照有关法律、行政法规的规定提出申诉或者诉讼：

1. 对行政机关作出的行政处分或者其他人事处理决定；

2. 行政机关对民事纠纷的调解或者其他处理行为。

（三）申请

1. 一般条件　包括申请人符合资格、有明确的被申请人、有具体的复议请求和事实根据、属于复议范围和受理复议机关管辖、法律、法规规定的其他条件。

2. 时间条件　又称申请时效，是申请复议权的时间限制，超过申请时效，将丧失申请复议的权利。因此，申请人必须在申请时效内提起复议申请。申请时效可以分为一般时效和特别时效两种。一般时效指为行政复议法所规定的，适用于一般复议案件的申请时效，为 60 日；特殊时效指其他法律规定的适用于特定案件的复议申请时效，只有在法律规定超过 60 日时才有效。

3. 形式条件　指申请人提出复议申请应当提交书面复议申请书。

（四）期限

自受理之日起 60 日内作出行政复议决定，但法律规定的行政复议期限少于 60 日的除外。情况复杂，不能在规定期限内作出行政复议决定的，经行政复议机关的负责人批准，可以适当延长，但延长期限最多不超过 30 日。

五、药品相关的行政诉讼

根据《中华人民共和国行政诉讼法》（以下简称《行政诉讼法》），行政诉讼是指公民、法人或者其他组织认为行政机关和行政机关工作人员的行政行为侵犯其合法权益，有权依法向人民法院提起诉讼。

（一）行政诉讼案件的受案范围

1. 行政诉讼案件的受理范围　人民法院受理公民、法人或者其他组织提起的下列诉讼：

（1）对行政拘留、暂扣或者吊销许可证和执照、责令停产停业、没收违法所得、没收非法财物、罚款、警告等行政处罚不服的；

（2）对限制人身自由或者对财产的查封、扣押、冻结等行政强制措施和行政强制执行不服的；

（3）申请行政许可，行政机关拒绝或者在法定期限内不予答复，或者对行政机关作出的有关行政许可的其他决定不服的；

（4）对行政机关作出的关于确认土地、矿藏、水流、森林、山岭、草原、荒地、滩涂、海域等自然资源的所有权或者使用权的决定不服的；

（5）对征收、征用决定及其补偿决定不服的；

（6）申请行政机关履行保护人身权、财产权等合法权益的法定职责，行政机关拒绝履行或者不予答复的；

（7）认为行政机关侵犯其经营自主权或者农村土地承包经营权、农村土地经营权的；

（8）认为行政机关滥用行政权力排除或者限制竞争的；

（9）认为行政机关违法集资、摊派费用或者违法要求履行其他义务的；

（10）认为行政机关没有依法支付抚恤金、最低生活保障待遇或者社会保险待遇的；

（11）认为行政机关不依法履行、未按照约定履行或者违法变更、解除政府特许经营协议、土地房屋征收补偿协议等协议的；

（12）认为行政机关侵犯其他人身权、财产权等合法权益的。

2. 对受案范围的排除规定　人民法院不受理公民、法人或者其他组织对下列事项提起的诉讼：

（1）国防、外交等国家行为；

（2）行政法规、规章或者行政机关制定、发布的具有普遍约束力的决定、命令；

（3）行政机关对行政机关工作人员的奖惩、任免等决定；

（4）法律规定由行政机关最终裁决的具体行政行为。

（二）行政诉讼案件的起诉与受理

1. 起诉　对属于人民法院受案范围的行政案件，公民、法人或者其他组织可以先向上一级行政机关或者法律、法规规定的行政机关申请复议，对复议不服的，再向人民法院提起诉讼；也可以直接向人民法院提起诉讼。

公民、法人或者其他组织直接向人民法院提起诉讼的，应当在知道作出具体行政行为之日起 3 个月内提出。公民、法人或者其他组织不服复议决定的，可以在收到复议决议书之日起 15 日内向人民法院提起诉讼。法律另有规定的除外。

2. 起诉条件　提起行政诉讼应当符合下列条件：

（1）原告是符合规定的公民、法人或者其他组织；

（2）有明确的被告；

（3）有具体的诉讼请求和事实根据；

（4）属于人民法院受案范围和受诉人民法院管辖。

第三节　国家药品监督管理组织

一、国家药品监督管理部门

（一）国家药品监督管理部门的历史沿革

1949 年 10 月，新中国建立后，药品监督管理的职能隶属卫生部。1998 年 4 月，根据

《国务院关于机构设置的通知》，国务院组建国家药品监督管理机构——国家药品监督管理局（State Drug Administration，SDA），直属国务院领导，统一负责全国药品的研制、生产、流通、使用环节的行政监督和技术监督。2003年3月，根据第十届全国人大一次会议《国务院机构改革方案》，国务院在国家药品监督管理局的基础上组建国家食品药品监督管理局（State Food and Drug Administration，SFDA），除继续行使国家对药品、生物制品、医疗器械的监督管理职能外，还负责食品、保健品、化妆品安全管理的综合监督和组织协调，依法组织开展对重大事故的查处。2008年3月，国家食品药品监督管理局改制为由卫生部管理的国家局。2013年3月，国务院机构改革，组建国家食品药品监督管理总局（China Food and Drug Administration，CFDA），为国务院直属机构，其主要职责是对生产、流通、消费环节的食品安全和药品的安全性、有效性实施统一监督管理等。同时，将工商行政管理、质量技术监督部门相应的食品安全监督管理队伍和检验检测机构划转食品药品监督管理部门。

2018年3月，根据《中共中央关于深化党和国家机构改革的决定》的精神，国家食品药品监督管理总局不再保留，单独组建国家药品监督管理局（National Medical Products Administration，NMPA），由国务院直属机构国家市场监督管理总局管理。

（二）国家药品监督管理局职责

国家药品监督管理局的主要职责有：

1. 负责药品（含中药、民族药）、医疗器械和化妆品安全监督管理。拟订监督管理政策规划，组织起草法律法规草案，拟订部门规章，并监督实施。研究拟订鼓励药品、医疗器械和化妆品新技术新产品的管理与服务政策。

2. 负责药品、医疗器械和化妆品标准管理。组织制定、公布国家药典等药品、医疗器械标准，组织拟订化妆品标准，组织制定分类管理制度，并监督实施。参与制定国家基本药物目录，配合实施国家基本药物制度。

3. 负责药品、医疗器械和化妆品注册管理。制定注册管理制度，严格上市审评审批，完善审评审批服务便利化措施，并组织实施。

4. 负责药品、医疗器械和化妆品质量管理。制定研制质量管理规范并监督实施。制定生产质量管理规范并依职责监督实施。制定经营、使用质量管理规范并指导实施。

5. 负责药品、医疗器械和化妆品上市后风险管理。组织开展药品不良反应、医疗器械不良事件和化妆品不良反应的监测、评价和处置工作。依法承担药品、医疗器械和化妆品安全应急管理工作。

6. 负责执业药师资格准入管理。制定执业药师资格准入制度，指导监督执业药师注册工作。

7. 负责组织指导药品、医疗器械和化妆品监督检查。制定检查制度，依法查处药品、医疗器械和化妆品注册环节的违法行为，依职责组织指导查处生产环节的违法行为。

8. 负责药品、医疗器械和化妆品监督管理领域对外交流与合作，参与相关国际监管规则和标准的制定。

9. 负责指导省级药品监督管理部门工作。

10. 完成党中央、国务院交办的其他任务。

（三）国家药品监督管理局内设机构及其工作职责

根据职责，国家药品监督管理局设 9 个副司局级部门，本部分简要介绍 3 个主要司室：

1. 政策法规司　研究药品、医疗器械和化妆品监督管理重大政策。组织起草法律法规及部门规章草案。承担规范性文件的合法性审查工作。承担执法监督、行政复议、行政应诉、重大案件法制审核工作。承担行政执法与刑事司法衔接管理工作。承担普法宣传和涉及世界贸易组织的相关工作。承担全面深化改革的有关协调工作。承担疫苗质量管理体系 QMS 办公室日常工作。

2. 药品注册管理司（中药民族药监督管理司）　组织拟订并监督实施国家药典等药品标准、技术指导原则，拟订并实施药品注册管理制度。监督实施药物非临床研究和临床试验质量管理规范、中药饮片炮制规范，实施中药品种保护制度。承担组织实施分类管理制度、检查研制现场、查处相关违法行为工作。参与制定国家基本药物目录，配合实施国家基本药物制度。

3. 药品监督管理司　组织拟订并依职责监督实施药品生产质量管理规范，组织拟订并指导实施经营、使用质量管理规范。承担组织指导生产现场检查、组织查处重大违法行为工作。组织质量抽查检验，定期发布质量公告。组织开展不良反应监测并依法处置。承担放射性药品、麻醉药品、毒性药品及精神药品、药品类易制毒化学品监督管理工作。

二、地方药品监督管理行政机构

（一）省级药品监督管理部门

省级药品监督管理部门的主要职责体现在以下几个方面：

1. 负责药品、医疗器械和化妆品标准的监督实施　监督实施国家药典等药品、医疗器械、化妆品标准和分类管理制度。依法制定地方中药材标准、中药饮片炮制规范并监督实施，配合实施基本药物制度。

2. 负责药品、医疗器械和化妆品相关许可和注册管理　负责药品、医疗器械和化妆品生产环节的许可、医疗机构制剂配制许可，以及药品批发许可、零售连锁企业总部许可、互联网药品和医疗器械信息服务资格审批、互联网销售第三方平台备案。依法负责医疗机构制剂注册与备案、医疗器械注册。

3. 负责药品、医疗器械和化妆品质量管理　监督实施药品生产质量管理规范，依职责监督实施药品研制、经营质量管理规范，指导实施药品使用质量管理规范。

4. 负责药品、医疗器械和化妆品上市后风险管理　组织开展药品不良反应、医疗器械不良事件和化妆品不良反应的监测、评价和处置工作。依法承担药品、医疗器械和化妆品安全应急管理工作。

5. 实施执业药师资格准入制度，负责执业药师注册管理工作。

6. 负责组织开展药品、医疗器械和化妆品生产环节以及药品批发、零售连锁企业总部、互联网销售第三方平台监督检查，依法查处违法行为。

（二）市、县药品监督管理部门

市、县两级市场监管部门负责药品零售、医疗器械经营的许可、检查和处罚，以及化妆品经营和药品、医疗器械使用环节质量的检查和处罚，按照省级药品监督管理部门的安排部署，抓好药品、医疗器械和化妆品生产经营监管各项工作。

三、国家药品监督管理局直属技术支撑机构

国家药品监督管理局共直属 21 个技术支撑机构，本部分主要介绍以下 5 个机构及药品相关核心职责。

（一）中国食品药品检定研究院

承担药品及有关药用辅料、包装材料与容器的检验检测工作；组织开展药品抽验和质量分析工作；负责相关复验、技术仲裁；组织开展进口药品注册检验以及上市后有关数据收集分析等工作；承担药品质量标准、技术规范、技术要求、检验检测方法的制修订以及技术复核工作；组织开展检验检测新技术新方法新标准研究；承担相关产品严重不良反应、严重不良事件原因的实验研究工作；承担生物制品批签发相关工作；组织开展有关国家标准物质的规划、计划、研究、制备、标定、分发和管理工作。

（二）国家药典委员会

组织编制、修订和编译《中华人民共和国药典》（以下简称《中国药典》），及配套标准；组织制定修订国家药品标准；参与拟订有关药品标准管理制度和工作机制；组织《中国药典》收载品种的医学和药学遴选工作；负责药品通用名称命名；组织评估《中国药典》和国家药品标准执行情况。

（三）国家药品监督管理局药品审评中心

负责药物临床试验、药品上市许可申请的受理和技术审评；负责仿制药质量和疗效一致性评价的技术审评；承担再生医学与组织工程等新兴医疗产品涉及药品的技术审评；参与拟订药品注册管理相关法律法规和规范性文件，组织拟订药品审评规范和技术指导原则并组织实施；协调药品审评相关检查、检验等工作；开展药品审评相关理论、技术、发展趋势及法律问题研究；承担国际人用药品注册技术协调会议（International Council for Harmonisation of Technical Requirements for Pharmaceuticals for Human Use，ICH）相关技术工作。

（四）国家药品监督管理局食品药品审核查验中心

组织制定修订药品检查制度规范和技术文件；承担药物临床试验、非临床研究机构资格认定（认证）和研制现场检查；承担药品注册现场检查；承担药品生产环节的有因检查；承担药品境外检查等。

（五）国家药品监督管理局药品评价中心（国家药品不良反应监测中心）

组织制定修订药品不良反应、医疗器械不良事件监测、化妆品不良反应监测与上市后安全性评价及药物滥用监测的技术标准和规范；组织开展药品不良反应、医疗器械不良事件、化妆品不良反应、药物滥用监测工作；开展药品、医疗器械、化妆品的上市后安全性评价工作；指导地方相关监测与上市后安全性评价工作；组织开展相关监测与上市后安全性评价的方法研究、技术咨询和国际（地区）交流合作；参与拟订、调整国家基本药物目录；参与拟订、调整非处方药目录。

四、药品相关的各部委局职责

（一）国家市场监督管理总局

负责拟订实施广告监督管理的制度措施，组织指导药品、保健食品、医疗器械、特殊

医学用途配方食品广告审查工作；组织监测各类媒介广告发布情况；组织查处虚假广告等违法行为；组织指导查处价格收费违法违规行为和不正当竞争行为；拟订反垄断制度措施和指南，组织实施反垄断执法工作，承担指导企业在国外的反垄断应诉工作；组织指导公平竞争审查工作。

（二）国家卫生健康委员会

组织拟订国民健康政策，拟订卫生健康事业发展法律法规草案、政策、规划，统筹规划卫生健康资源配置，协调推进深化医药卫生体制改革，研究提出深化医药卫生体制改革重大方针、政策、措施的建议；组织制定国家药物政策和国家基本药物制度，开展药品使用监测、临床综合评价和短缺药品预警，促进全民合理用药；制定医疗机构、医疗服务行业管理办法并监督实施，建立医疗服务评价和监督管理体系；制定并组织落实疾病预防控制规划、国家免疫规划以及严重危害人民健康公共卫生问题的干预措施；负责卫生应急工作，组织指导突发公共卫生事件的预防控制和各类突发公共事件的医疗卫生救援。

（三）国家医疗保障局

组织制定药品收费等政策，建立医保支付医药服务价格合理确定和动态调整机制，推动建立市场主导的社会医药服务价格形成机制，建立价格信息监测和信息发布制度；制定药品、医用耗材的招标采购政策并监督实施，指导药品、医用耗材招标采购平台建设；制定定点医药机构协议和支付管理办法并组织实施，建立健全医疗保障信用评价体系和信息披露制度，监督管理纳入医保范围内的医疗服务行为和医疗费用，依法查处医疗保障领域违法违规行为。

（四）商务部

商务部负责拟订药品流通发展规划和政策，国家药品监督管理局在药品监督管理工作中，配合执行药品流通发展规划和政策。商务部发放药品类易制毒化学品进口许可前，应当征得国家药品监督管理局同意。

（五）工业和信息化部

由下设的消费品工业司承担轻工、纺织、食品、医药、家电等的行业管理工作；承担中药材生产扶持项目管理、国家药品储备管理工作。

（六）公安部

公安部负责组织指导药品、医疗器械和化妆品犯罪案件侦查工作。国家药品监督管理局与公安部建立行政执法和刑事司法工作衔接机制。药品监督管理部门发现违法行为涉嫌犯罪的，按照有关规定及时移送公安机关，公安机关应当迅速进行审查，并依法作出立案或者不予立案的决定。公安机关依法提请药品监督管理部门作出检验、鉴定、认定等协助的，药品监督管理部门应当予以协助。

第四节　药品质量监督管理

药品质量是药品全生命周期价值保障中极为重要的部分。药品监督管理可实现药品研制、生产、经营、使用全过程的质量保证和质量控制。本部分主要介绍药品标准、药品质量监督管理、药品质量监督检验、药品检查等内容。

一、药品标准

为规范和加强药品标准管理，建立最严谨的药品标准，保障药品安全、有效和质量可控，促进药品高质量发展，国家药品监督管理局于 2023 年 7 月颁布了《药品标准管理办法》，并于 2024 年 1 月 1 日起施行。

（一）药品标准概述

药品标准，是指根据药物自身的理化与生物学特性，按照来源、处方、制法和运输、贮藏等条件所制定的，用以评估药品质量在有效期内是否达到药用要求，并衡量其质量是否均一稳定的技术要求。药品标准是药品质量规格及检验方法的技术规定，是药品的生产、流通、使用及检验、监督管理部门共同遵循的依据。

药品标准是为保证人体用药安全有效所指定的上市药品必须达到的质量标准要求，其完善与否直接影响上市药品质量控制水平的高低，直接影响能否保证上市药品的安全有效。法定的药品质量标准具有法律效力，生产、销售、使用不符合药品质量标准的药品属于违法行为。

药品标准内容包括：药品的名称、成分或处方的组成；含量及其检查、检验方法；制剂的辅料；允许的杂质及其限量要求以及药品的作用、用途、用法、用量；注意事项；贮藏方法等。中药材、中成药、化学原料药及其制剂、生物制品等应根据各自的特点设置不同的项目。

（二）药品标准分类

我国的药品标准主要包括国家药品标准、药品注册标准和省级中药标准。

1. 国家药品标准

（1）《中国药典》：由国务院药品监督管理部门颁布。国家药品监督管理局会同国家卫生健康委组织药典委员会，负责国家药品标准的制定和修订。《中国药典》增补本与其对应的现行版《中国药典》具有同等效力。《中国药典》是国家药品标准的核心。

新版《中国药典》未收载的历版《中国药典》品种，应当符合新版《中国药典》的通用技术要求。

2020 年版《中国药典》是新中国成立以来第十一版药典，分为四部，收载品种共计 5911 种。一部中药收载 2711 种，二部化学药收载 2712 种，三部生物制品收载 153 种，四部收载通用技术要求 361 个，其中制剂通则 38 个、检测方法及其他通则 281 个、指导原则 42 个；药用辅料收载 335 种，是药品研制、生产、经营、使用和监督管理等均应遵循的法定依据。

（2）国家药品监督管理部门颁布的药品标准：这类药品标准是指未列入《中国药典》而由国家药品监督管理部门颁布的药品标准，以及与药品质量指标、生产工艺和检验方法相关的技术指导原则和规范。

（3）国家中药饮片炮制规范：为进一步规范中药饮片炮制，健全中药饮片标准体系，促进中药饮片质量提升，国家药品监督管理局组织国家药典委员会制定了《国家中药饮片炮制规范》，该规范属于中药饮片的国家药品标准。

2. 药品注册标准 是指经药品注册申请人提出，由药品检验机构标准复核和样品检验、药品审评中心标准核定，国务院药品监督管理部门在批准药品上市或者补充申请时发给持有人的质量标准。药品注册标准高于国家药品标准的，按照药品注册标准执行，没有国家药品标准的，应当符合药品注册标准。

药品注册标准应当符合《中国药典》通用技术要求，不得低于《中国药典》的规定。申报注册品种的检测项目或者指标不适用《中国药典》的，申请人应当提供充分的支持性数据。

药品注册标准的变更，不得降低药品质量控制水平或者对药品质量产生不良影响。

3. 省级中药标准 是指包括省级药品监督管理部门制定的国家药品标准没有规定的中药材标准、中药饮片炮制规范和中药配方颗粒标准。

《药品管理法》规定，中药饮片必须按照国家药品标准炮制；国家药品标准没有规定的，必须按照省级药品监督管理部门制定的炮制规范炮制。省级药品监督管理部门制定的炮制规范应当报国务院药品监督管理部门备案。省级药品监督管理部门依据国家法律、法规和相关管理规定等组织制定和发布省级中药标准，并在省级中药标准发布前开展合规性审查。

省级中药标准禁止收载的品种包括：无本地区临床习用历史的药材、中药饮片；已有国家药品标准的药材、中药饮片、中药配方颗粒；国内新发现的药材；药材新的药用部位；从国外进口、引种或者引进养殖的非我国传统习用的动物、植物、矿物等产品；经基因修饰等生物技术处理的动植物产品；以及其他不适宜收载入省级中药标准的品种。

二、药品质量监督管理的相关内容

药品质量监督管理是药品监督管理部门依据法律、行政法规、法定药品标准等，对药品研制、生产、经营、使用全过程的质量保证和质量控制组织、实施的监督管理。我国在药品的研制、生产、流通等环节，建立了《药物非临床研究质量管理规范》（Good Laboratory Practice，以下简称GLP）、《药物临床试验质量管理规范》（Good Clinical Practice，以下简称GCP）、《药品生产质量管理规范》（Good Manufacturing Practice，以下简称GMP）、《药品经营质量管理规范》（Good Supply Practice，以下简称GSP）、《中药材生产质量管理规范》（Good Agricultural Practice for Chinese Crude Drugs，以下简称GAP）、《药物警戒质量管理规范》（Good Pharmacovigilance Practice，以下简称GVP）等质量管理体系，覆盖了药品研制、生产、流通的全过程，详见各章节对应内容。

三、药品质量监督检验与质量公告

（一）药品质量监督检验的概念和性质

1. 药品质量监督检验的概念 药品质量监督检验是指国家药品检验机构按照国家药品标准对需要进行质量监督的药品进行抽样、检查和验证并发出相关结果报告的药品技术监督活动。

2. 药品质量监督检验的性质 药品质量监督检验具有第三方检验的公正性，不以盈利为目的。药品质量监督检验因为代表国家药品监督管理的部门和机构，所以同时具备权威性。药品质量监督检验因为按照国家药品标准开展检验，所以具备科学性。

（二）药品质量监督检验的分类

药品质量监督检验根据其目的和处理方法不同，主要分为抽查检验、注册检验、指定检验和复验四种类型。

1. 抽查检验　药品质量抽查检验是对上市药品进行监管的技术手段，应当遵循科学、规范、合法、公正原则。抽查检验应当按照规定抽样，并不得收取任何费用，抽样应当购买样品。

药品质量抽查检验根据监管目的一般可分为监督抽检和评价抽检。监督抽检是指药品监督管理部门根据监管需要对质量可疑药品进行的抽查检验，评价抽检是指药品监督管理部门为评价某类或一定区域药品质量状况而开展的抽查检验。

国家药品监督管理局负责组织实施国家药品质量抽查检验工作，在全国范围内对生产、经营、使用环节的药品质量开展抽查检验，并对地方药品质量抽查检验工作进行指导。省级药品监督管理部门负责对本行政区域内生产环节以及批发、零售连锁企业总部和互联网销售第三方平台的药品质量开展抽查检验，组织市县级人民政府负责药品监督管理的部门对行政区域内零售和使用环节的药品质量进行抽查检验，承担上级药品监督管理部门部署的药品质量抽查检验任务。

对有证据证明可能危害人体健康的药品及其有关材料，药品监督管理部门可以查封、扣押，并在7日内作出行政处理决定；药品需要检验的，应当自检验报告书发出之日起15日内作出行政处理决定。

药品生产、经营和使用单位没有正当理由，拒绝接受抽查检验的，国家药品监督管理局和省级药品监督管理部门可以宣布停止该单位拒绝抽查检验的药品上市销售和使用。

2. 注册检验　药品注册检验，包括标准复核和样品检验。标准复核，是指对申请人申报药品标准中设定项目的科学性、检验方法的可行性、质控指标的合理性等进行的实验室评估。样品检验，是指按照申请人申报或者药品审评中心核定的药品质量标准对样品进行的实验室检验。

药品注册检验启动的原则、程序、时限等要求，由药品审评中心组织制定并公布。药品注册申请受理前提出药品注册检验的具体工作程序和要求以及药品注册检验技术要求和规范，由中国食品药品检定研究院（简称中检院）制定公布。

3. 指定检验　指定检验是指国家法律或国家药品监督管理局规定某些药品在销售前或者进口时，指定药品检验机构进行检验。

《药品管理法》第六十八条规定，国务院药品监督管理部门对下列药品在销售前或者进口时，应当指定药品检验机构进行检验；未经检验或者检验不合格的，不得销售或者进口：

（1）首次在中国境内销售的药品；

（2）国务院药品监督管理部门规定的生物制品；

（3）国务院规定的其他药品。

4. 复验　当事人对药品检验结果有异议的，可以自收到药品检验结果之日起7日内向原药品检验机构或者上一级药品监督管理部门设置或者指定的药品检验机构申请复验，也可以直接向国家药品监督管理局设置或者指定的药品检验机构申请复验。受理复验的药品检验机构应当在国家药品监督管理局规定的时间内作出复验结论。

申请复验单位应当按规定向复验机构预先支付药品检验费用。复验结论与原检验结论不一致的，复验费用由原药品检验机构承担。

（三）药品质量公告

国家药品监督管理局和省级药品监督管理部门应当定期公告药品质量抽查检验结果；公告不当的，应当在原公告范围内予以更正。

药品质量抽查检验结果公开内容应当包括抽查检验药品的品名、检品来源、标示生产企业、生产批号、药品规格、检验机构、检验依据、检验结果、不符合规定项目等。

四、药品检查

为规范药品检查行为，国家药品监督管理局于 2023 年 7 月 21 日修订颁布了《药品检查管理办法（试行）》并即日施行。药品监督管理部门对中华人民共和国境内上市药品的生产、经营、使用环节实施的检查、调查、取证、处置等行为都应遵照《药品检查管理办法（试行）》实施。

（一）药品检查的界定和管辖

1. 药品检查的定义　药品检查是药品监督管理部门对药品生产、经营、使用环节相关单位遵守法律法规、执行相关质量管理规范和药品标准等情况进行检查的行为。

2. 药品检查的主管部门　国家药品监督管理局主管全国药品检查管理工作，监督指导省级药品监督管理部门开展药品生产、经营现场检查。

国家药品监督管理局食品药品审核查验中心负责承担疫苗、血液制品巡查，分析评估检查发现风险、作出检查结论并提出处置建议，负责各省级药品检查机构质量管理体系的指导和评估。

（二）药品检查的分类

根据检查性质和目的，药品检查分为许可检查、常规检查、有因检查、其他检查。

1. 许可检查　是药品监督管理部门在开展药品生产经营许可申请审查过程中，对申请人是否具备从事药品生产经营活动条件开展的检查。

2. 常规检查　是根据药品监督管理部门制定的年度检查计划，对药品上市许可持有人、药品生产企业、药品经营企业、药品使用单位遵守有关法律、法规、规章，执行相关质量管理规范以及有关标准情况开展的监督检查。

3. 有因检查　是对药品上市许可持有人、药品生产企业、药品经营企业、药品使用单位可能存在的具体问题或者投诉举报等开展的针对性检查。

4. 其他检查　是除许可检查、常规检查、有因检查外的检查。

（三）药品检查程序

1. 药品检查人员管理　药品监督管理部门应当建立职业化专业化药品检查员队伍，实行检查员分级分类管理制度，制定不同层级检查员的岗位职责标准以及综合素质、检查能力要求，确立严格的岗位准入和任职条件。药品监督管理部门或者药品检查机构负责建立检查员库和检查员信息平台，实现国家级和省级、市县级检查员信息共享和检查工作协调联动。

2. 检查组构成　派出检查单位负责组建检查组实施检查。检查组一般由 2 名以上检查员组成，检查员应当具备与被检查品种相应的专业知识、培训经历或者从业经验。检查组实行组长负责制。必要时可以选派相关领域专家参加检查工作。检查组在现场检查过程中，需要当场开展固定相关证据等行为时，检查组中执法人员不足 2 名的，应当由负责该被检查单位监管工作的药品监督管理部门派出 2 名以上执法人员负责相关工作。

3. 检查流程　检查组到达被检查单位后，应当向被检查单位出示执法证明文件或者药品监督管理部门授权开展检查的证明文件。

现场检查开始时，检查组应当召开首次会议，确认检查范围，告知检查纪律、廉政纪律、注意事项以及被检查单位享有陈述申辩的权利和应履行的义务。采取不预先告知检查方式的除外。

检查组应当严格按照检查方案实施检查，被检查单位在检查过程中应当及时提供检查所需的相关资料，检查员应当如实做好检查记录。检查过程中，检查组认为有必要时，可以对被检查单位的产品、中间体、原辅包等按照《药品抽样原则及程序》等要求抽样、送检。

现场检查结束后，检查组应当对现场检查情况进行分析汇总，客观、公平、公正地对检查中发现的缺陷进行分级，并召开末次会议，向被检查单位通报现场检查情况。被检查单位对现场检查通报的情况有异议的，可以陈述申辩，检查组应当如实记录，并结合陈述申辩内容确定缺陷项目。

药品监督管理部门依法进行检查时，有关单位及个人应当接受检查，积极予以配合，并提供真实完整准确的记录、票据、数据、信息等相关资料，不得以任何理由拒绝、逃避、拖延或者阻碍检查。

（四）缺陷评定标准和综合评定结论

检查组应当根据缺陷内容，按照相应的评定标准进行评定，提出现场检查结论，并将现场检查结论和处理建议列入现场检查报告，检查组应当及时将现场检查报告、检查员记录及相关资料报送派出检查单位。

1. 缺陷评定标准　缺陷分为严重缺陷、主要缺陷和一般缺陷，其风险等级依次降低。

对药品生产企业的检查，依据《药品生产现场检查风险评定指导原则》确定缺陷的风险等级。药品生产企业重复出现前次检查发现缺陷的，风险等级可以升级。

对药品经营企业的检查，依据《药品经营质量管理规范现场检查指导原则》确定缺陷的风险等级。药品经营企业重复出现前次检查发现缺陷的，风险等级可以升级。

现场检查结论分为符合要求、待整改后评定、不符合要求。

2. 综合评定结论的评定标准　综合评定结论分为符合要求和不符合要求两种。

（1）未发现缺陷或者缺陷质量安全风险轻微、质量管理体系比较健全的，或者发现缺陷有一定质量安全风险经整改可以有效控制风险且质量管理体系能够有效运行的，评定结论为符合要求。

（2）发现缺陷有严重质量安全风险，质量管理体系不能有效运行的，评定结论为不符合要求。

发现缺陷有一定质量安全风险经整改仍未有效控制风险，或者质量管理体系仍不能有效运行的，评定结论为不符合要求。

第五节　药品安全和上市后评价

一、药品安全和药品安全风险

（一）药品安全

药品安全是重大的民生和公共安全问题，事关公众身体健康与社会和谐稳定。狭义的药品安全问题是指按规定的适应证或功能主治和用法、用量使用合格药品后，人体产生不良反应的程度。广义的药品安全问题是指药品质量问题、不合理用药、药品不良反应等药品全生命周期中所涉及的任何安全风险问题。

安全的药品是人们认为它对人体损害的风险程度在可接受的水平，是一种"可接受"的有临床疗效的药品。所以，药品安全是一个相对的概念，取决于上市前对药品安全评价的认知局限性，也取决于对药品风险与收益量化评价的艰难性。药品安全相对性体现在整个药品的研发过程中。在这个过程中，不追求"零风险"，而要求对风险的有效控制，使其控制在可接受的范围内。药品的最终上市是利益与风险权衡的结果。

（二）药品安全风险

药品安全风险可分为自然风险和人为风险。

药品安全的自然风险又称"必然风险""固有风险"，是药品的内在属性，属于药品设计风险。药品安全的自然风险是客观存在的，和药品的疗效一样，是由药品本身所决定的，来源于已知或者未知的药品不良反应。

药品安全的人为风险，属于"偶然风险"，是指人为有意或无意违反法律法规而造成的药品安全风险，存在于药品的研制、生产、经营、使用各个环节；属于药品的制造和使用风险，主要来源于不合理用药、用药差错、药品质量问题、政策制度设计及管理导致的风险，是我国药品安全风险的关键因素。

药品安全风险大致有以下几方面特点：

1. 复杂性　一方面，药品安全风险存在于药品生命周期的各个环节，受多种因素影响，任何一个环节中出现问题，都会破坏整个药品安全链；另一方面，药品安全风险主体多样化，即风险的承担主体不只是患者，还包括药品上市许可持有人、生产者、经营者、医护人员等。

2. 不可预见性　由于受限于当代的认识水平与人体免疫系统的个体差异，以及有些药品存在蓄积毒性的特点，药品的风险往往难以预计。

3. 不可避免性　由于人类对药品认识的局限性，药品不良反应往往会伴随着治疗作用不可避免地发生，这也是人们必须要承担的药物负面作用。

二、药品上市后评价

（一）药品上市后评价的法律要求

《药品管理法》第八十三条明确，药品上市许可持有人应当对已上市药品的安全性、有效性和质量可控性定期开展上市后评价。必要时，国务院药品监督管理部门可以责令药品上市许可持有人开展上市后评价或者直接组织开展上市后评价。

经评价，对疗效不确切、不良反应大或者因其他原因危害人体健康的药品，应当注销药品注册证书。

已被注销药品注册证书的药品，不得生产或者进口、销售和使用。

已被注销药品注册证书、超过有效期等的药品，应当由药品监督管理部门监督销毁或者依法采取其他无害化处理等措施。

（二）药品上市后评价的必要性

新药的上市许可通常在成功通过临床试验后由药品监督管理部门批准上市授予药品注册证书，但这些上市前研究具有较明显的局限性：

1. 受试者少，发生率低但严重的不良事件不能在试验阶段被发现。

2. 研究时间短，长期用药的安全性问题不能在试验期内被发现。

3. 受试者入选、排除标准严，在某些特殊人群（肝肾功能不良者、孕妇、哺乳期妇女、不同人体遗传因素和饮食习惯人群）中安全性不能被观察到。

4. 试验设计相对单纯，如受试者合并用药的情况被相对控制。

（三）药品上市后评价的内容

我国药品上市后评价主要包括：有效性评价、安全性评价、经济性评价。

有效性评价是指研究药品上市后在扩大人群使用中的有效性、长期效应、新的适应证以及临床应用中影响药品疗效的因素。

安全性评价是指考察药品在广大人群中发生的新的、严重的不良反应，以及在长期使用条件下发生的不良反应，同时研究不良反应的影响因素、发生率以及特殊人群的用药情况。安全性评价是药品上市后评价的主要内容。

经济性评价是指运用药物经济学的理论和方法，通过成本与效益来衡量效价关系，从而制订最佳医疗干预方案，合理利用医药资源。

第六节　药品管理法律中的相关制度

一、药品上市许可持有人制度

药品上市许可持有人制度，是国际社会普遍采用的药品安全领域的管理制度。《药品管理法》将药品上市许可持有人制度确定为药品管理的基本制度。

（一）药品上市许可持有人基本要求

1. 药品上市许可持有人（以下简称持有人）定义　是指取得药品注册证书的企业或者药品研制机构等。持有人应当依照《药品管理法》的规定，对药品的非临床研究、临床试验、生产经营、上市后研究、不良反应监测及报告与处理等承担责任。其他从事药品研制、生产、经营、储存、运输、使用等活动的单位和个人依法承担相应责任。

《药品管理法》要求全面实行持有人制度，实现了产品与企业的分离。持有人的法定代表人、主要负责人应对药品整个生命周期内的质量问题全面负责。持有人可自行生产药品，也可委托其他药品生产企业生产。

持有人为境外企业等的，应当由其指定的在中国境内的企业法人履行持有人义务，与持有人承担连带责任。

2. 持有人资质和能力要求　持有人是药品安全的第一责任人。《药品管理法》第四十条进一步规定了持有人的能力要求，即应当具备保障药品安全性、有效性和质量可控性的质量管理、风险防控和责任赔偿等能力，能够履行持有人义务。

（二）药品上市许可持有人关键岗位职责及要求

持有人应当设立与生产经营规模相适应的管理机构，并配备足够数量具有相应资质的管理人员。对企业负责人、质量受权人等关键岗位责任进一步细化，要求企业负责人（即《药品管理法》中规定的主要负责人）应当具备医药相关领域工作经验，明确可以设置多名质量受权人，且质量放行职责可以临时转授权。

（三）药品上市许可持有人质量管理要求

持有人应当遵守《药品管理法》等相关法律法规，按照 GLP、GCP、GMP、GSP、GVP 等要求，建立健全药品质量管理体系，依法对药品研制、生产、经营、使用全过程中药品的安全性、有效性、质量可控性负责。持有人严把原辅包审核关，严把生产检验放行关，严把储存运输关。委托生产的，应当落实"双放行"要求，持有人应当履行物料供应商评估批准、变更管理审核、产品上市放行以及年度报告等义务，对受托方的质量管理体系进行定期现场审核，确保双方质量管理体系有效衔接。

（四）药品上市许可持有人质量管理机制

建立"每批管控、季度分析、年度报告"的质量管理机制。质量管理人员应当对每批次药品生产、检验过程中落实 GMP 等要求情况进行监督；质量负责人应当确保在每批次药品放行前完成对生产记录、检验记录的审核，确保与质量有关的变更按规定得到审核和批准，确保所有重大偏差和检验超标已经过调查并得到及时处理。质量负责人应当结合产品风险定期组织对生产管理、质量管理等情况进行回顾分析，原则上每季度不少于一次对重复性风险和新出现风险进行研判，制定纠正预防措施，持续健全质量管理体系。企业负责人应当定期听取质量负责人质量管理工作汇报，充分听取质量负责人关于药品质量风险防控的意见和建议，对实施质量风险防控提供必要的条件和资源。持有人应当建立年度报告制度。企业负责人应当指定专门机构或者人员负责年度报告工作，确保药品年度报告的信息真实、准确、完整和可追溯，符合法律、法规及有关规定要求。

建立对从事药品研发管理、生产管理、质量管理、销售管理、药物警戒、上市后研究的所有人员的培训管理制度等。培训内容至少包括相关法规、相应岗位职责和技能等。持有人应当保存培训记录，并定期评估培训效果。

二、药品追溯制度

《药品管理法》明确规定，国家建立健全药品追溯制度。国家药品监督管理局应当制定统一的药品追溯标准和规范，推进药品追溯信息互通互享，实现药品可追溯。

（一）药品追溯制度的指导思想和工作目标

我国建立药品追溯制度旨在以保障公众用药安全为目标，以落实企业主体责任为基础，以实现"一物一码，物码同追"为方向，加快推进药品信息化追溯体系建设，强化追溯信息互通共享，实现全品种、全过程追溯，促进药品质量安全综合治理，提升药品质量安全保障水平。

持有人、药品生产企业、药品经营企业、药品使用单位通过信息化手段建立药品追溯系统，重要的工作目标体现在：

1. 及时准确记录、保存药品追溯数据，形成互联互通药品追溯数据链，实现药品生产、流通和使用全过程来源可查、去向可追。

2. 有效防范非法药品进入合法渠道。

3. 确保发生质量安全风险的药品可召回、责任可追究。

药品生产、流通和使用等环节通过共同建成覆盖全过程的药品追溯系统，实现质量管理水平提升，药品监督管理部门的监管信息化水平和监管效率逐步提高，行业协会积极发挥药品信息化追溯体系建设的桥梁纽带和引领示范作用，实现药品信息化追溯数据社会公众可自主查验，提升全社会对药品信息化追溯的认知度。

（二）药品追溯制度主要遵循的基本原则

1. 持有人、药品生产企业、药品经营企业、药品使用单位各负其责　这些单位是药品质量安全的责任主体（简称追溯责任主体），负有追溯义务。其中，持有人和药品生产企业承担药品追溯系统建设的主要责任，药品经营企业和药品使用单位应当配合持有人和生产企业，建成完整药品追溯系统，履行各自追溯责任。

2. 部门监督指导　药品监督管理部门根据有关法规与技术标准，监督各类追溯主体单位建立药品追溯系统，指导行业协会在药品信息化追溯体系建设中发挥积极作用。

3. 分类分步实施　追溯制度的实施需要充分考虑各类主体数量、规模和管理水平，以及行业发展实际，坚持企业建立的原则，逐步有序推进。

4. 各方统筹协调　按照属地管理原则，药品监督管理部门要在地方政府统一领导下，注重同市场监管、工信、商务、卫生健康、医保等部门统筹协调，促进药品信息化追溯体系协同管理、资源共享。

（三）药品追溯制度的具体任务

1. 编制统一信息化追溯标准　结合药品信息化追溯体系建设实际需要，国家药品监督管理局规划确立药品信息化追溯标准体系，明确基本要求，发布追溯体系建设指南、统一药品追溯编码要求、数据及交换标准。

2. 建设信息化药品追溯体系　药品信息化追溯体系是追溯责任主体、药品监督管理部门、消费者等与药品质量安全相关的追溯相关方，通过信息化手段，对药品生产、流通和使用等各环节的信息进行追踪、溯源的有机整体。追溯责任主体要遵守相关法规和技术标准，建立健全信息化追溯管理制度，切实履行主体责任，同时应当按照质量管理规范要求对相关活动进行记录。记录应当真实、准确、完整、防篡改和可追溯，并应按照监管要求，向监管部门提供相关数据。要通过药品追溯系统实现追溯信息存储、交换、互联互通，为社会公众提供信息查询。持有人和生产企业可以自建药品信息化追溯系统，也可以采用第三方技术机构的服务。药品经营企业和使用单位应配合持有人和生产企业建设追溯系统，并将相应追溯信息上传到追溯系统。

持有人和生产企业应履行药品信息化追溯管理责任，按照统一药品追溯编码要求，对产品各级销售包装单元赋以唯一追溯标识，以实现信息化追溯。持有人和生产企业在销售药品时，应向下游企业或医疗机构提供相关追溯信息，以便下游企业或医疗机构验证反馈。持有人和生产企业要能及时、准确获得所生产药品的流通、使用等全过程信息。

药品批发企业在采购药品时，向上游企业索取相关追溯信息，在药品验收时进行核对，并将核对信息反馈上游企业；在销售药品时，应向下游企业或医疗机构提供相关追溯信息。

药品零售和使用单位在采购药品时，向上游企业索取相关追溯信息，在药品验收时进行核对，并将核对信息反馈上游企业；在销售药品时，应保存销售记录明细，并及时调整售出药品的相应状态标识。

鼓励信息技术企业作为第三方技术机构，为追溯责任主体提供药品追溯信息技术服务。

3. 推进追溯信息互联互通　国家药品监督管理局建立全国药品信息化追溯协同服务平台，不断完善药品追溯数据交换、共享机制。鼓励追溯责任主体、行业协会、第三方服务机构、行政管理部门通过药品追溯协同服务平台，实现药品信息化追溯各方互联互通。鼓励企业创新查询方式，面向社会公众提供药品追溯数据查询服务。

4. 拓展药品追溯数据价值　各级药品监督管理部门基于药品信息化追溯体系构建大数据监管系统，创新药品安全监管手段，探索实施药品全过程信息化、智能化监管，完善风险预警机制。充分发挥药品追溯数据在问题产品召回及应急处置工作中的作用，进一步挖掘药品追溯数据在监督检查、产品抽检和日常监管中的应用价值。药品追溯数据"谁产生、谁所有"，未经所有方授权，其他各方不得泄露。鼓励相关方按照合法合规方式，利用药品追溯数据为社会服务。

5. 建立数据安全机制　药品追溯各相关方应从制度上、技术上保证药品追溯数据真实、准确、完整、不可篡改和可追溯。药品追溯数据记录和凭证保存期限应不少于5年。应明确专职部门及人员负责药品追溯数据管理，确保数据安全、防止数据泄露。

6. 药品监督管理部门应指导和监督追溯体系建设　药品监督管理部门应履行指导和监管责任，根据监管需求，建设追溯监管系统。省级药品监督管理部门应依照相关法律、法规与标准，结合行政区域实际，制定具体措施，明确各级责任。

地方药品监督管理部门应加强对追溯责任主体建立信息化追溯系统情况监督检查，督促相关单位严格遵守追溯管理制度，建立健全追溯体系。对于没有按照要求建立追溯系统、追溯系统不能有效运行的，要依照相关法律法规等规定严肃处理。

三、药物警戒制度

《药品管理法》明确规定，国家建立药物警戒制度，对药品不良反应及其他与用药有关的有害反应进行监测、识别、评估和控制。

（一）《药物警戒质量管理规范》（GVP）

GVP，适用于持有人和获准开展药物临床试验的药品注册申请人（简称申办者）开展的药物警戒活动，明确了持有人和申办者在药物警戒工作中的责任和要求，厘清了持有人和申办者开展药物警戒活动的关键内容和流程，提出了持有人和申办者应与医疗机构、药品生产企业、药品经营企业和药物临床试验机构等协同开展药物警戒工作，规范了药品全生命周期药物警戒活动。

GVP 自 2021 年 12 月 1 日起施行，共 9 章 134 条，明确持有人和申办者应当建立药物警戒体系，通过体系的有效运行和维护，监测、识别、评估和控制药品不良反应及其他与用药有关的有害反应；应当基于药品安全性特征开展药物警戒活动，最大限度地降低药品安全风险，保护和促进公众健康；应当与医疗机构、药品生产企业、药品经营企业、药物临床试验机构等协同开展药物警戒活动。同时，GVP 对持有人和申办者实施药物警戒活动作出规定，涉及质量管理、机构人员与资源、监测与报告、风险识别与评估、风险控制、临床试验期间药物警戒等方面，明确了对药物警戒体系及活动进行质量管理、不良反应信息的监测与报告、委托开展药物警戒相关工作的相关要求。

（二）药物警戒相关概念

1. 药物警戒活动　是指对药品不良反应及其他与用药有关的有害反应进行监测、识别、评估和控制的活动。

2. 药品不良反应　是指合格药品在正常用法用量下出现的与用药目的无关的有害反应。

3. 非预期不良反应　持有人应当对药品不良反应的预期性进行评价。当药品不良反应的性质、严重程度、特征或结果与持有人药品说明书中的表述不符时，应当判定为非预期不良反应。

4. 严重药品不良反应　持有人应当对药品不良反应的严重性进行评价。符合以下情形之一的应当评价为严重药品不良反应：

（1）导致死亡。

（2）危及生命（指发生药品不良反应的当时，患者存在死亡风险，并不是指药品不良反应进一步恶化才可能出现死亡）。

（3）导致住院或住院时间延长。

（4）导致永久或显著的残疾或功能丧失。

（5）导致先天性异常或出生缺陷。

（6）导致其他重要医学事件，若不进行治疗可能出现上述所列情况的。

5. 信号　是指来自一个或多个来源的，提示药品与事件之间可能存在新的关联性或已知关联性出现变化，且有必要开展进一步评估的信息。

6. 药品不良反应聚集性事件　是指同一批号（或相邻批号）的同一药品在短期内集中出现多例临床表现相似的疑似不良反应，呈现聚集性特点，且怀疑与质量相关或可能存在其他安全风险的事件。

7. 已识别风险　有充分的证据表明与关注药品有关的风险。

8. 潜在风险　有依据怀疑与关注药品有关，但这种相关性尚未得到证实的风险。

（三）药物警戒基本要求

持有人和申办者应当建立药物警戒体系，通过体系的有效运行和维护，监测、识别、评估和控制药品不良反应及其他与用药有关的有害反应。

持有人和申办者应当基于药品安全性特征开展药物警戒活动，最大限度地降低药品安全风险，保护和促进公众健康。

药物警戒体系包括与药物警戒活动相关的机构、人员、制度、资源等要素，并应与持有人的类型、规模、持有品种的数量及安全性特征等相适应。

（四）监测与报告

1. 信息收集 持有人应当主动开展药品上市后监测，建立并不断完善信息收集途径，主动、全面、有效地收集药品使用过程中的疑似药品不良反应信息，包括来源于自发报告、上市后相关研究及其他有组织的数据收集项目、学术文献和相关网站等涉及的信息。

对于创新药、改良型新药、省级及以上药品监督管理部门或药品不良反应监测机构要求关注的品种，持有人应当根据品种安全性特征加强药品上市后监测，在上市早期通过在药品说明书、包装、标签中进行标识等药物警戒活动，强化医疗机构、药品生产企业、药品经营企业和患者对疑似药品不良反应信息的报告意识。

2. 报告的评价与处置 持有人在首次获知疑似药品不良反应信息时，应当尽可能全面收集患者、报告者、怀疑药品以及不良反应发生情况等。收集过程与内容应当有记录，原始记录应当真实、准确、客观。

持有人应当对药品不良反应监测机构反馈的疑似不良反应报告进行分析评价，并按要求上报。

持有人应当按照国家药品不良反应监测机构发布的药品不良反应关联性分级评价标准，对药品与疑似不良反应之间的关联性进行科学、客观的评价。

3. 报告的提交 持有人向国家药品不良反应监测系统提交的个例药品不良反应报告，应当至少包含可识别的患者、可识别的报告者、怀疑药品和药品不良反应的相关信息。

持有人应当报告患者使用药品出现的怀疑与药品存在相关性的有害反应，其中包括可能因药品质量问题引起的或可能与超适应证用药、超剂量用药等相关的有害反应。

个例药品不良反应报告应当按规定时限提交。严重不良反应尽快报告，不迟于获知信息后的 15 日，非严重不良反应不迟于获知信息后的 30 日。跟踪报告按照个例药品不良反应报告的时限提交。报告时限的起始日期为持有人首次获知该个例药品不良反应且符合最低报告要求的日期。

境外发生的严重不良反应，持有人应当按照个例药品不良反应报告的要求提交。因药品不良反应原因被境外药品监督管理部门要求暂停销售、使用或撤市的，持有人应当在获知相关信息后 24 小时内报告国家药品监督管理部门和药品不良反应监测机构。

（五）风险识别与评估

1. 信号检测 持有人应当对各种途径收集的疑似药品不良反应信息开展信号检测，及时发现新的药品安全风险。

信号检测频率应当根据药品上市时间、药品特点、风险特征等相关因素合理确定。对于新上市的创新药、改良型新药、省级及以上药品监督管理部门或药品不良反应监测机构要求关注的其他品种等，应当增加信号检测频率。

持有人在开展信号检测时，应当重点关注以下信号：

（1）药品说明书中未提及的药品不良反应，特别是严重的药品不良反应。

（2）药品说明书中已提及的药品不良反应，但发生频率、严重程度等明显增加的。

（3）疑似新的药品与药品、药品与器械、药品与食品间相互作用导致的药品不良反应。

（4）疑似新的特殊人群用药或已知特殊人群用药的变化。

（5）疑似不良反应呈现聚集性特点，不能排除与药品质量存在相关性的。

持有人应当综合汇总相关信息，对检测出的信号开展评价，综合判断该信号是否已构成新的药品安全风险。相关信息包括：个例药品不良反应报告（包括药品不良反应监测机构反馈的报告）、临床研究数据、文献报道、有关药品不良反应或疾病的流行病学信息、非临床研究信息、医药数据库信息、药品监督管理部门或药品不良反应监测机构发布的相关信息等。必要时，持有人可通过开展药品上市后安全性研究等方式获取更多信息。

2. 风险评估　持有人应当及时对新的药品安全风险开展评估，分析影响因素，描述风险特征，判定风险类型，评估是否需要采取风险控制措施等。评估应当综合考虑药品的获益 - 风险平衡。

对药品风险特征的描述可包括风险发生机制、频率、严重程度、可预防性、可控性、对患者或公众健康的影响范围，以及风险证据的强度和局限性等。

风险类型分为已识别风险和潜在风险。对于可能会影响产品的获益 - 风险平衡，或对公众健康产生不利影响的风险，应当作为重要风险予以优先评估。

风险评估应当有记录或报告，其内容一般包括风险概述、原因、过程、结果、风险管理建议等。

3. 药品上市后安全性研究　药品上市后开展的以识别、定性或定量描述药品安全风险，研究药品安全性特征，以及评估风险控制措施实施效果为目的的研究均属于药品上市后安全性研究。

药品上市后安全性研究一般是非干预性研究，也可以是干预性研究，一般不涉及非临床研究。干预性研究可参照 GCP 的要求开展。

持有人应当根据药品风险情况主动开展药品上市后安全性研究，或按照省级及以上药品监督管理部门的要求开展。药品上市后安全性研究及其活动不得以产品推广为目的。

开展药品上市后安全性研究的目的包括但不限于：

（1）量化并分析潜在的或已识别的风险及其影响因素（例如描述发生率、严重程度、风险因素等）。

（2）评估药品在安全信息有限或缺失人群中使用的安全性（例如孕妇、特定年龄段、肾功能不全、肝功能不全等人群）。

（3）评估长期用药的安全性。

（4）评估风险控制措施的有效性。

（5）提供药品不存在相关风险的证据。

（6）评估药物使用模式（例如超适应证使用、超剂量使用、合并用药或用药错误）。

（7）评估可能与药品使用有关的其他安全性问题。

4. 定期安全性更新报告 定期安全性更新报告应当以持有人在报告期内开展的工作为基础进行撰写，对收集到的安全性信息进行全面深入的回顾、汇总和分析，格式和内容应当符合药品定期安全性更新报告撰写规范的要求。

创新药和改良型新药应当自取得批准证明文件之日起每满1年提交一次定期安全性更新报告，直至首次再注册，之后每5年报告一次。其他类别的药品，一般应当自取得批准证明文件之日起每5年报告一次。药品监督管理部门或药品不良反应监测机构另有要求的，应当按照要求提交。

定期安全性更新报告应当由药物警戒负责人批准同意后，通过国家药品不良反应监测系统提交。除药品监督管理部门另有要求外，以下药品或按药品管理的产品不需要提交定期安全性更新报告：原料药、体外诊断试剂、中药材、中药饮片。

（六）风险控制

1. 风险控制措施 对于已识别的安全风险，持有人应当综合考虑药品风险特征、药品的可替代性、社会经济因素等，采取适宜的风险控制措施。常规风险控制措施包括修订药品说明书、标签、包装，改变药品包装规格，改变药品管理状态等。特殊风险控制措施包括开展医务人员和患者的沟通和教育、药品使用环节的限制、患者登记等。需要紧急控制的，可采取暂停药品生产、销售及召回产品等措施。当评估认为药品风险大于获益的，持有人应当主动申请注销药品注册证书。

2. 风险沟通 持有人应当向医务人员、患者、公众传递药品安全性信息，沟通药品风险。沟通方式包括发送到医务人员的函、患者安全用药提示以及发布公告、召开发布会等。沟通工作应当符合相关法律法规要求，不得包含任何广告或产品推广性质的内容。一般情况下，沟通内容应当基于当前获批的信息。

3. 药物警戒计划 药物警戒计划作为药品上市后风险管理计划的一部分，是描述上市后药品安全性特征以及如何管理药品安全风险的书面文件。药物警戒计划包括药品安全性概述、药物警戒活动，并对拟采取的风险控制措施、实施时间周期等进行描述。

（七）临床试验期间药物警戒基本要求

对于药物临床试验期间出现的安全性问题，申办者应当及时将相关风险及风险控制措施报告国家药品审评机构。鼓励申办者、临床试验机构与国家药品审评机构积极进行沟通交流。

药物警戒体系及质量管理可参考上市后相关要求，并可根据临床试验期间药物警戒要求进行适当调整。

四、危害药品安全和违反药品管理的法律责任

法律责任是指行为人因为违反了法定义务或契约义务，或不当行使法律权利、权力所应承担的，带有强制性、制裁性和否定性的法律后果。危害药品安全和违反药品管理法律责任是指由于从事危害药品安全和违反药品法律法规行为所应承担的法律后果。危害药品安全和违反药品管理法律责任应以存在违法行为为前提，应由专门的国家机关在法定职权

范围内依法予以追究，其他任何单位或个人都无权行使这项职权。

（一）法律责任主体

危害药品安全和违反药品管理法律责任主体包括持有人、药品生产企业、药品经营企业、医疗机构、药物非临床安全性评价研究机构、药物临床试验机构，其中持有人对药品质量全面负责。药品违法行为药事法律责任强调处罚到人。法律责任人员包括法定代表人、主要负责人、直接负责的主管人员和其他责任人员。个人从事药品违法行为的，将依法追究个人法律责任。单位从事药品违法行为的，严重违法行为实行"双罚制"，除对单位进行处罚外，还要依法处罚到人，追究单位直接负责的主管人员和其他直接责任人员责任。直接负责的主管人员，是在单位实施的违法行为中起决定、批准、授意、纵容、指挥等作用的主管人员，一般是单位的相关负责人。其他直接责任人员，是在单位违法事实中具体实施违法行为并起较大作用的人员，既可以是单位的生产经营管理人员，也可以是单位的职工，包括聘任、雇佣的人员。

（二）法律责任分类

危害药品安全和违反药品监督管理的法律责任主要有行政责任、民事责任和刑事责任三种。

1. 危害药品安全的刑事责任　危害药品安全的刑事责任是指行为人违反了药品管理法律法规，侵犯了国家的药品管理制度，侵犯了不特定多数人的健康权利，构成犯罪时，由司法机关依照《中华人民共和国刑法》（简称《刑法》）的规定，对其依法追究法律责任。《刑法》规定实现刑事责任的方式是刑罚，刑罚分为主刑和附加刑。主刑有拘役、管制、有期徒刑、无期徒刑、死刑；附加刑有罚金、剥夺政治权利、没收财产等，对犯罪的外国人还可以独立适用或附加适用驱逐出境。我国《刑法》对违反药品法律、法规的犯罪行为的刑事责任作了明确规定，规定了相关罪名，如生产、销售假药罪，生产、销售劣药罪，非法提供麻醉药品、精神药品罪等。根据《药品管理法》，药品监督管理部门发现药品违法行为涉嫌犯罪的，应当及时将案件移送公安机关。根据《药品管理法》第一百一十四条规定，违反药品管理法规定，构成犯罪的，依法追究刑事责任。

2. 违反药品管理的民事责任　《中华人民共和国民法典》规定的承担民事责任的方式主要有：停止侵害，排除妨碍，清除危险，返还财产，恢复原状，修理、更换、重做，继续履行，赔偿损失，支付违约金，消除影响、恢复名誉，赔礼道歉等。《药品管理法》规定的违反药品管理的民事责任特点主要体现在以下四个方面：一是明确了持有人、药品生产企业、药品经营企业或者医疗机构违反药品管理有关规定，给用药者造成损害的，依法承担赔偿责任。二是规定境外持有人在中国境内的代理人与持有人承担连带责任。三是规定民事赔偿首负责任制。因药品质量问题受到损害的，受害人可以向持有人、药品生产企业请求赔偿损失，也可以向药品经营企业、医疗机构请求赔偿损失；接到受害人赔偿请求的，应当实行首负责任制，先行赔付；先行赔付后，可以依法追偿。四是规定了生产假药、劣药或者明知是假药、劣药仍然销售、使用的，受害人或者其近亲属除请求赔偿损失外，还可以请求支付价款 10 倍或者损失 3 倍的赔偿金；增加赔偿的金额不足 1000 元的，按 1000 元计。

3. 违反药品管理的行政责任　违反药品管理的行政责任是指法律关系主体因违反药品管理法律规范所确立的行政管理秩序，尚未构成犯罪，所应承担的具有惩戒或制裁性的法律后果。主要包括行政处罚和行政处分两种形式。

行政处罚是依职权对违法的药品管理相对人实施的惩戒和制裁。行政处罚主要有警告、罚款、没收违法所得或非法财物、责令停产停业、吊销许可证等。行政处分是行政机关或企事业单位依据行政隶属关系对违反药品管理秩序、违反政纪或失职人员给予的行政制裁。行政处分主要有警告、记过、记大过、降级、撤职、开除等。《药品管理法》还规定了对生产销售假药和生产销售劣药情节严重的，伪造变造许可证、骗取许可证等情节恶劣的行为，可以由公安机关对相关责任人处 5 日至 15 日的行政拘留。药品监督管理人员滥用职权、徇私舞弊、玩忽职守的，依法给予处分。

4. 违反药品管理的资格罚　资格罚是指违反药品管理法律法规，相关责任人员在规定时限内禁止从事药品生产经营活动。现行版《药品管理法》在修订时加大资格罚力度，对假药劣药违法行为责任人的资格罚由原来的 10 年禁业提高到终身禁业，对生产销售假药被吊销许可证的企业，10 年内不受理其相关的申请。同时，增加了对伪造变造许可证、骗取许可证、严重违反质量管理规范行为的责任人的资格罚。

（三）违反药品监督管理的情形

1. 药品研制、注册环节的情形　提供虚假的证明、数据、资料、样品或者采取其他手段骗取临床试验许可、药品注册等许可；未经批准开展药物临床试验；未遵守 GLP、GCP；开展生物等效性试验未备案；药物临床试验期间，发现存在安全性问题或者其他风险，临床试验申办者未及时调整临床试验方案、暂停或者终止临床试验，或者未向国家药品监督管理局报告。

2. 药品生产、销售环节的情形　生产、销售假药、劣药；未取得药品生产许可证、药品经营许可证或者医疗机构制剂许可证生产、销售药品；伪造、变造、出租、出借、非法买卖许可证或者药品批准证明文件；提供虚假的证明、数据、资料、样品或者采取其他手段骗取药品生产许可、药品经营许可；未取得药品批准证明文件生产、进口药品；使用采取欺骗手段取得的药品批准证明文件生产、进口药品；使用未经审评审批的原料药生产药品；应当检验而未经检验即销售药品；生产、销售国家药品监督管理局禁止使用的药品；编造生产、检验记录；未经批准在药品生产过程中进行重大变更；使用未经审评的直接接触药品的包装材料或者容器生产药品，或者销售该类药品；使用未经核准的标签、说明书；未遵守 GMP、GSP；未按照规定建立并实施药品追溯制度；未按照规定提交年度报告；未按照规定对药品生产过程中的变更进行备案或者报告；未制订药品上市后风险管理计划；未按照规定开展药品上市后研究或者上市后评价；持有人、药品生产企业、药品经营企业或者医疗机构未从持有人或者具有药品生产、经营资格的企业购进药品；药品经营企业购销药品未按照规定进行记录，零售药品未正确说明用法、用量等事项，或者未按照规定调配处方；药品网络交易第三方平台提供者未履行资质审核、报告、停止提供网络交易平台服务等义务；持有人未按照规定开展药品不良反应监测或者报告疑似药品不良反应，药品经营企业未按照规定报告疑似药品不良反应；药品购销中给予、收受回扣或者其他不正当利益；编造、散布虚假药品安全信息。

3. 药品使用环节的情形　使用假药、劣药；提供虚假的证明、数据、资料、样品或者采取其他手段骗取医疗机构制剂许可；医疗机构将其配制的制剂在市场上销售；医疗机构未按照规定报告疑似药品不良反应。

4. 其他情形　持有人、药品生产企业、药品经营企业或者医疗机构违反规定聘用人员；药品检验机构出具虚假检验报告；药品监督管理人员滥用职权、徇私舞弊、玩忽职守等。

（四）生产、销售、使用假药、劣药的法律责任

1. 假药、劣药的界定　根据《药品管理法》规定，禁止生产、销售、使用假药、劣药。禁止未取得药品批准证明文件生产、进口药品；禁止使用未按照规定审评、审批的原料药、包装材料和容器生产药品。

符合以下情形之一的为假药：①药品所含成分与国家药品标准规定的成分不符；②以非药品冒充药品或者以他种药品冒充此种药品；③变质的药品；④药品所标明的适应证或者功能主治超出规定范围。

符合以下情形之一的为劣药：①药品成分的含量不符合国家药品标准；②被污染的药品；③未标明或者更改有效期的药品；④未注明或者更改产品批号的药品；⑤超过有效期的药品；⑥擅自添加防腐剂、辅料的药品；⑦其他不符合药品标准的药品。

2. 生产、销售、使用假药、劣药的行政责任　生产、销售假药的，没收违法生产、销售的药品和违法所得，责令停产停业整顿，吊销药品批准证明文件，并处违法生产、销售的药品货值金额15倍以上30倍以下的罚款；货值金额不足10万元的，按10万元计算；情节严重的，吊销药品生产许可证、药品经营许可证或者医疗机构制剂许可证，10年内不受理其相应申请；持有人为境外企业的，10年内禁止其药品进口。

生产、销售劣药的，没收违法生产、销售的药品和违法所得，并处违法生产、销售的药品货值金额10倍以上20倍以下的罚款；违法生产、批发的药品货值金额不足10万元的，按10万元计算，违法零售的药品货值金额不足1万元的，按1万元计算；情节严重的，责令停产停业整顿直至吊销药品批准证明文件、药品生产许可证、药品经营许可证或者医疗机构制剂许可证。

生产、销售的中药饮片不符合药品标准，尚不影响安全性、有效性的，责令限期改正，给予警告；可以处10万元以上50万元以下的罚款。

生产、销售假药，或者生产、销售劣药且情节严重的，对法定代表人、主要负责人、直接负责的主管人员和其他责任人员，没收违法行为发生期间自本单位所获收入，并处所获收入30%以上3倍以下的罚款，终身禁止从事药品生产经营活动，并可以由公安机关处5日以上15日以下的拘留。对生产者专门用于生产假药、劣药的原料、辅料、包装材料、生产设备予以没收。

药品使用单位使用假药、劣药的，按照销售假药、零售劣药的规定处罚；情节严重的，法定代表人、主要负责人、直接负责的主管人员和其他责任人员有医疗卫生人员执业证书的，还应当吊销执业证书。

知道或者应当知道属于假药、劣药或者《药品管理法》第一百二十四条第一款第一项至第五项规定的药品，而为其提供储存、运输等便利条件的，没收全部储存、运输收入，并处违法收入1倍以上5倍以下的罚款；情节严重的，并处违法收入5倍以上15倍以下的罚款；违法收入不足5万元的，按5万元计算。

3. 生产、销售、使用假药、劣药的刑事责任　《刑法》规定，生产、销售假药的，处3年以下有期徒刑或者拘役，并处罚金；对人体健康造成严重危害或者有其他严重情节的，处3年以上10年以下有期徒刑，并处罚金；致人死亡或者有其他特别严重情节的，处10年以上有期徒刑、无期徒刑或者死刑，并处罚金或者没收财产。生产、销售劣药，对人体健康造成严重危害的，处3年以上10年以下有期徒刑，并处罚金；后果特别严重的，处10年以上有期徒刑或者无期徒刑，并处罚金或者没收财产。

 习题

一、最佳选择题（下列每小题的备选项中，只有一项最符合题目要求，请将其选出）

1. 关于药品安全风险和药品安全风险管理措施的说法，错误的是
   A. 药品内在属性决定药品具有不可避免的药品安全风险
   B. 不合理用药和用药差错是导致药品安全风险的关键因素
   C. 药品上市许可持有人应担负起药品整个生命周期的安全监测和风险管理工作
   D. 实施药品安全风险管理的有效措施是要从药品注册环节消除各种药品风险因素

2. 承担中药材生产扶持项目管理和国家药品储备管理工作的职能部门是
   A. 国家卫生健康委员会　　　　　B. 国家药品监督管理局
   C. 国家中医药管理局　　　　　　D. 国家工业和信息化部

3. 对违反药品法律法规但尚未构成犯罪的，药品监督管理部门应依法给予行政处罚。根据《中华人民共和国行政处罚法》，属于行政处罚种类的是
   A. 管制　　　　　　　　　　　　B. 罚金
   C. 没收违法所得　　　　　　　　D. 撤职

4. 根据药品追溯制度要求，承担药品追溯系统建设主要责任的是
   A. 药品批发企业
   B. 药品零售企业
   C. 上市许可持有人和药品生产企业
   D. 医疗机构

5. 现行药品管理法律和行政法规确定的行政许可项目不包括
   A. 药品检验人员执业许可　　　　B. 药品生产许可
   C. 进口药品上市许可　　　　　　D. 执业药师执业许可

6. 关于药品质量抽查检验和质量公告的说法，错误的是
   A. 药品抽查检验只能按照检验成本收取费用
   B. 国家药品质量公告应当根据药品质量状况及时或定期发布
   C. 抽样人员在药品抽样时应当认真检查药品贮存条件是否符合要求
   D. 当事人对药品检验机构的药品检验结果有异议，可以向相关的药品检验机构提出复验

7. 《中华人民共和国行政复议法》规定，行政复议的受案范围不包括
   A. 对行政机关作出的警告行政处罚不服的

B. 对行政机关作出的对财产查封的行政行为不服的

C. 对行政机关没有依法办理行政许可事项的

D. 对行政机关作出的行政处分或其他人事决定不服的

8. 关于药品标准的说法，错误的是

  A.《中国药典》为法定药品标准

  B. 生产企业执行的药品注册标准一般不得高于《中国药典》的规定

  C. 医疗机构制剂标准作为省级地方标准仍允许保留，属于有法律效力的药品标准

  D. 局颁药品标准收载的品种是国内已有生产，疗效较好，需要统一标准但尚未载入药典的品种

9. 属于国家药品监督管理局职责的是

  A. 负责药品价格的监督管理工作

  B. 拟定并完善执业药师准入制度，指导监督执业药师注册工作

  C. 规范公立医院和基层医疗机构药品采购，合理规定药品平均价格

  D. 组织指导食品药品犯罪案件侦查工作

10. 承担仿制药品质量与疗效一致性评价工作的药品监督管理技术机构是

  A. 国家药品监督管理局药品评价中心

  B. 国家药品监督管理局药品审评中心

  C. 国家药典委员会

  D. 中国食品药品检定研究院

二、配伍选择题（题目分为若干组，每组题目对应同一组备选项，备选项可重复选用，也可不选用。每题只有1个备选项最符合题目要求）

【1~3】

  A. 国家卫生健康委员会　　　B. 国家医疗保障局

  C. 国家发展和改革委员会　　D. 商务部

1. 主要负责制定并颁布《国家基本医疗保险、工伤保险和生育保险药品目录》的部门是

2. 负责组织制定国家药物政策和国家基本药物制度的部门是

3. 负责研究制定药品流通行业发展规划的部门是

【4~5】

  A. 行政处分　　　B. 民事责任

  C. 刑事责任　　　D. 行政处罚

4. "未经批准开展药物临床试验，情节严重的，10年直至终身禁止从事药品生产经营活动"属于

5. "对受试对象造成损害的，药物临床试验机构依法承担治疗和赔偿责任"属于

【6~7】

  A. 评价抽验　　　B. 指定检验

  C. 注册检验　　　D. 监督抽验

6. 药品监督管理部门在监督检查中，对可疑药品所进行的有针对性的抽验属于

7. 每批生物制品出厂上市前，进行的强制性检验属于

【8~9】

    A. 10 日　　　　　B. 15 日　　　　　C. 20 日　　　　　D. 30 日

依据《药物警戒质量管理规范》，

8. 药品经营企业发现或者获知新的、严重（非死亡病例）个例药品不良反应，应当及时报告，不迟于获知信息后

9. 境外发生的严重药品不良反应，持有人在获知之后应及时报告，不迟于获知信息后

【10~11】

    A. 限制人身自由

    B. 吊销许可证

    C. 对法人进行 3000 元以下的罚款

    D. 没收违法所得

10. 在行政处罚时可适用简易程序的是

11. 只能由公安机关实施，药品监督管理部门没有执行权的行政处罚是

三、多项选择题（每题的备选项中，有 2 个或 2 个以上符合题目要求，错选、少选均不得分）

关于法律效力层次的说法，正确的有

A. 在同一位阶的法之间，特别规定优于一般规定

B. 下位法违反上位法规定的，由有关机关依法予以改变或者撤销

C. 上位法的效力优于下位法

D. 在同一位阶的法之间，旧的规定优于新的规定

在线答题

第三章 药学技术人员管理

药学技术人员是参与药品研制、生产、流通和使用，保障药品安全、有效和质量可控的重要专业技术力量。基于药学技术人员的专业性和重要性，药品监督管理中需要对药学技术人员的资质要求、配备要求、岗位职责、行为规范等都做出规定，规范药学技术人员职业行为，更好地发挥药学技术人员指导合理用药与加强药品质量管理的作用，保障和促进公众用药安全有效。

第一节 药学技术人员概述

一、药学技术人员与药师

（一）药学技术人员与药师定义

药学技术人员是指具有药学（包括药学、中药学、民族药学，下同）专业知识，从事药学科学研究和专业技术工作的人员。药学技术人员是加强药品管理和供应保障，保障公众用药安全和合法权益，保护和促进公众健康的重要技术力量，其从业领域可包括药品的研制、生产、经营、使用、药学服务和科研、检验等药品管理全流程。

药学技术人员在欧美国家一般都称为"药师"。考虑到药师职业特殊性，国际上很多国家都规定了药师名称具有不可替代性，即未取得药师证书的药师，不得使用药师称号以及与其相似的称呼。在我国，药学技术人员和药师的概念和称谓还没有得到规范，在不同场合的认识有一定差异。一般而言，广义的药学技术人员包括从事药学科学研究、药品管理和药学服务工作的所有药学技术人员；狭义的药学技术人员专指从事药品管理和药学服务工作的药师。随着对药学技术人员管理制度研究的深入，我国对药学技术人员、药师的认识和定位出现逐渐与国际趋同的趋势。药师法立法工作中，已逐步将药师的概念界定为依法取得药师资格并经注册，从事药品质量管理和药学服务工作的药学技术人员。为方便理解，下文的"药学专业技术人员"将指广义的药学技术人员，如果专门指从事药品质量管理和药学服务工作的药学技术人员，采用"药师"来表述。

（二）药学技术人员类别与分布

根据从事职业分类，药学技术人员可分为：药师（国家职业编码 2-05-06-01）、中药师（国家职业编码 2-05-06-02）、民族药药师（国家职业编码 2-05-06-03）。

根据工作领域分类，药学技术人员可分为：药品生产企业药师、药品批发企业药师、药品零售企业药师（又称社会药房药师、药店药师等）、医院药师、临床药师、药物科研单位药师、药检所药师、药品监督管理部门药师。

根据职业资格分类，药学技术人员可分为：依法经过资格认定的药师和未经依法资格认定的药师。依法经过资格认定的药师包括执业准入类的执业药师和水平评价类的职称药师。

按照国际上对药师人数的统计口径（一般不包括从事药学科学研究的药学技术人员），我国从事药品管理、药品调剂和药学服务工作的药师已超过 110 万，分布在药品生产、批发、零售、使用和其他药学服务各领域，最主要分布在医院和药品零售企业。

第二节　我国药学人才培养与职业资格管理

药学人才是保障医药经济社会发展的第一资源，要遵循人才成长规律培养符合社会发展需要的药学技术人员，同时发挥好人才评价的引领作用，最大限度激发和释放药学人才活力，促进药学人才更多更好成长，为药学技术人员发挥作用、施展才华提供更加广阔的天地。药学技术人员属于关系公共利益和涉及人身健康的特殊职业（工种），在我国《国家职业资格目录（专业技术人员职业资格）》（以下简称《国家职业资格目录》）中，设置有准入类的执业药师和水平评价类的职称药师两种国家职业资格。

提升我国药事管理和药学服务水平，一方面应加快药学人才培养，激发药学人才创新创造创业活力，另一方面还应改革完善职称制度和职业资格制度，让药学人才价值得到充分尊重和实现，从而更好地促进合理用药，更好地保障人民健康。

一、我国药学专业技术人才培养和教育

我国药学教育已有 100 多年的发展历程，目前已形成由高等药学教育、中等药学教育和在职继续教育多层次、多类型相结合的药学教育体系。

（一）高等药学教育

高等药学教育包括学历教育和非学历教育。学历教育主要包括普通专科（高职、高专）、本科（含专升本）、硕士研究生、博士研究生等 4 个层次。非学历教育是指进入研究生课程进修班、进修及培训（资格证书培训、岗位证书培训）、技师学院、进修学院、专修学院等机构学习，学员完成学业考核合格，由学校或培训单位发给相应学习证明的一类教育形式。

根据《普通高等学校本科专业目录》，我国高等药学教育本科专业分药学类和中药学类两类，设在医学门类下，药学类下有 8 个专业，其中有 2 个基本专业（药学、药物制剂）和 6 个特设专业（临床药学、药事管理、药物分析、药物化学、海洋化学、化妆品科学与技术），可授予理学学士学位；制药工程专业（081302）设在工学门类化工与制药类下，不在医学门类下。中药学类有 6 大专业，有 2 个基本专业（中药学、中药资源与开发）和 4 个特设专业（藏药学、蒙药学、中药制药、中草药栽培与鉴定）；中药制药可授

理学或工学学士学位，其他专业都授予理学学士学位。

根据国家卫生健康委员会、教育部、财政部、人力资源社会保障部、国家医疗保障局、国家药品监督管理局联合印发的《关于加强医疗机构药事管理促进合理用药的意见》，国家鼓励有条件的高校举办临床药学本科专业教育，强化药学相关学科建设，加强学生药物治疗相关专业知识和临床实践能力培养。加强药学类、药品制造类等专业职业教育，为医疗机构培养药学、制剂生产等领域技术技能人才，优化药学部门人才结构。

（二）职业药学教育

教育部印发的《职业教育专业目录（2021年）》分为中等职业教育专业、高等职业教育专科专业及高等职业教育本科专业三个模块。

1. 中等职业教育专业　在食品药品与粮食大类下设有药品与医疗器械类，共包含制药技术应用、生物制药工艺、生物药物检验、食品药品检验等4个药学相关专业。另外，在医药卫生大类下有药学类和中医药类，药学类包括药剂专业，中医药类包括中药、藏医医疗与藏药、维医医疗与维药、蒙医医疗与蒙药、中药制药、哈医医疗与哈药6个药学相关专业。

2. 高等职业教育专科专业　在食品药品与粮食大类下设有药品与医疗器械类，包括药品生产技术、生物制药技术、药物制剂技术、化学制药技术、兽药制药技术、药品质量与安全、制药设备应用技术、药品经营与管理、食品药品监督管理9个药学相关专业。此外，在医药卫生大类下设有药学类和中医药类，药学类包括药学专业，中医药类包括中药学、蒙药学、维药学、藏药学、中药材生产与加工、中药制药等6个药学相关专业。

3. 高等职业教育本科专业　在食品药品与粮食大类下设有药品与医疗器械类，包括制药工程技术、药品质量管理、药事服务与管理等3个药学相关专业。在医药卫生大类下设有药学类药学专业和中医药类（中药制药）。

二、药学技术人员职业准入资格和资格管理

药学技术人员职业准入资格是从事药师职业所必备的工作学识、技术和能力的基本要求和必备标准。药学技术人员职业资格准入管理是政府对从事药师职业所必备的工作学识、技术和能力的准入控制管理。我国针对药学技术人员职业准入的资格就是国家执业药师职业资格。执业药师（licensed pharmacist）是指经全国统一考试合格，取得《中华人民共和国执业药师职业资格证书》（以下简称《执业药师职业资格证书》）并经注册，在药品生产、经营、使用和其他需要提供药学服务的单位中执业的药学技术人员。

（一）执业药师职业资格制度的建立与发展

我国于1994年、1995年分别开始实施执业药师、执业中药师资格制度。执业药师、执业中药师是国内最早建立的职业资格制度之一。1998年，国务院机构改革，明确中药、西药领域的执业药师资格认证、注册和监管工作统一由国家药品监督管理局管理。

1999年4月，人事部与国家药品监督管理局修订印发《执业药师资格制度暂行规定》和《执业药师资格考试实施办法》，将执业药师与执业中药师合并统称为执业药师。2019年3月5日，国家药品监督管理局、人力资源和社会保障部修订并印发了《执业药师职业

资格制度规定》和《执业药师职业资格考试实施办法》，对执业药师职业资格考试、注册、职责、监督管理等进行新的调整。2022 年 2 月 21 日，人力资源和社会保障部发布《关于降低或取消部分准入类职业资格考试工作年限要求有关事项的通知》，对执业药师职业资格考试工作年限要求进行调整，进一步降低大专和本科学历人员的工作年限要求。

2017 年起，我国开始对职业资格实行清单式管理，《国家职业资格目录》之外不得许可和认定职业资格，目录之内，除了准入类职业资格，一律不得与就业创业挂钩。根据《人力资源社会保障部关于公布国家职业资格目录的通知》《国家职业资格目录》等文件，执业药师职业资格属于列入《国家职业资格目录》的准入类国家职业资格之一；实施部门是国家药品监督管理局、人力资源社会保障部；设定依据是《药品管理法》、GSP 和《执业药师职业资格制度规定》等。

目前我国以《药品管理法》为法律依据，逐渐形成了一套完整的执业药师资格考试、注册、继续教育和执业规范、行业自律等内容的执业药师管理制度（表 3-1）。我国港澳台居民申请国家执业药师职业资格考试、注册、继续教育、执业等活动，与内地（大陆）居民一样，参照相关规定具体办理。

表 3-1　执业药师管理制度相关规定

类别	时间	规定
资格考试	2022 年 2 月	关于降低或取消部分准入类职业资格考试工作年限要求有关事项的通知
	2019 年 3 月	执业药师职业资格制度规定
	2019 年 3 月	执业药师职业资格考试实施办法
	2017 年 2 月	专业技术人员资格考试违纪违规行为处理规定
执业注册	2021 年 6 月	执业药师注册管理办法
继续教育	2015 年 8 月	专业技术人员继续教育规定
业务规范、	2016 年 11 月	执业药师业务规范
职业道德	2009 年 6 月	中国执业药师职业道德准则
		中国执业药师职业道德准则适用指导

（二）执业药师职业资格考试

1. 考试组织管理　从事执业药师工作，首先必须经国家执业药师职业资格考试并考试合格，获得《执业药师职业资格证书》。目前，执业药师职业资格考试工作由国家药品监督管理局与人力资源和社会保障部共同负责，日常管理工作委托国家药品监督管理局执业药师资格认证中心负责，考务工作委托人力资源和社会保障部人事考试中心负责。考试实行全国统一大纲、统一命题、统一组织。一般每年 10 月举办一次。

2. 考试报名条件　凡中华人民共和国公民和获准在我国境内就业的外籍人员，具备以下条件之一者，均可申请参加执业药师职业资格考试：①取得药学类、中药学类专业大专学历，在药学或中药学岗位工作满 4 年；②取得药学类、中药学类专业大学本科学历或学士学位，在药学或中药学岗位工作满 2 年；③取得药学类、中药学类专业第二学士学位、研究生班毕业或硕士学位，在药学或中药学岗位工作满 1 年；④取得药学类、中药学类专业博士学位；⑤取得药学类、中药学类相关专业相应学历或学位的人员，在药学或中药学岗位工作的年限相应增加 1 年（见表 3-2）。

表 3-2　执业药师资格考试报名条件

学历	专业要求	工作年限要求
大专学历	药学类、中药学类专业	≥4 年
	药学类、中药学类相关专业	≥5 年
本科学历或学士学位	药学类、中药学类专业	≥2 年
	药学类、中药学类相关专业	≥3 年
第二学士学位、研究生班毕业或硕士学位	药学类、中药学类专业	≥1 年
	药学类、中药学类相关专业	≥2 年
博士学位	药学类、中药学类专业	－
	药学类、中药学类相关专业	≥1 年

3. 考试内容　国家执业药师职业资格考试分为药学类和中药学类两类，每一类都包括 4 个考试科目。从事药学或中药学专业岗位工作的人员，可根据从事的专业工作情况选择参加药学或中药学专业知识科目的考试。考试科目中，药学类的考试科目是药事管理与法规、药学专业知识（一）、药学专业知识（二）和药学综合知识与技能；中药类的考试科目是药事管理与法规、中药学专业知识（一）、中药学专业知识（二）和中药学综合知识与技能。药事管理与法规为共同考试科目。具体考试内容可参考《国家执业药师职业资格考试大纲》。按照国家有关规定，取得药学或医学专业高级职称并在药学岗位工作的，可免试药学专业知识（一）、药学专业知识（二），只参加药事管理与法规、药学综合知识与技能两个科目的考试；取得中药学或中医学专业高级职称并在中药学岗位工作的，可免试中药学专业知识（一）、中药学专业知识（二），只参加药事管理与法规、中药学综合知识与技能两个科目的考试。

4. 考试成绩　每个科目的考试满分为 120 分，达到 72 分为合格。考试成绩管理以 4 年为一个周期，参加考试的人员须在连续 4 个考试年度内通过全部科目的考试，才能获得执业药师职业资格。免试部分科目的人员须在连续 2 个考试年度内通过应试科目。考试合格成绩全国有效。

2022 年 6 月 21 日，人力资源和社会保障部办公厅发布《关于单独划定部分专业技术人员职业资格考试合格标准有关事项的通知》（人社厅发〔2022〕25 号），指出在国家乡村振兴重点帮扶县等地区单独划定包括执业药师在内的部分专业技术人员职业资格考试合格标准。单独划线的合格标准，在执业药师职业资格考试结束后，由人力资源和社会保障部会同有关部门研究确定，在中国人事考试网向社会公布。执业药师单独划线职业资格证书或成绩合格证明，在相应省份单独划线地区有效。

（三）执业药师注册管理

执业药师实行注册制度。国家药品监督管理局负责执业药师注册的政策制定和组织实施，指导全国执业药师注册管理工作。各省级药品监督管理部门负责本行政区域内的执业药师注册管理工作。持有《执业药师职业资格证书》，经注册取得《中华人民共和国执业药师注册证》（以下简称《执业药师注册证》）后，方可以执业药师身份执业。未经注册者，不得以执业药师身份执业。

1. 注册条件和内容　执业药师注册申请人必须具备下列条件：①取得《执业药师职业资格证书》；②遵纪守法，遵守执业药师职业道德，无不良信息记录；③身体健康，能坚持在执业药师岗位工作；④经执业单位同意；⑤按规定参加继续教育学习。有下列情形之一的，药品监督管理部门不予注册：①不具有完全民事行为能力的；②甲类、乙类传染病传染期，精神疾病发病期等健康状况不适宜或者不能胜任相应业务工作的；③受到刑事处罚，自刑罚执行完毕之日到申请注册之日不满3年的；④未按规定完成继续教育学习的；⑤近3年有新增不良信息记录的；⑥国家规定不宜从事执业药师业务的其他情形。

药品监督管理部门根据申请人《执业药师职业资格证书》中注明的专业确定执业类别进行注册。获得药学和中药学两类专业《执业药师职业资格证书》的人员，可申请药学与中药学类执业类别注册。执业药师只能在一个执业单位按照注册的执业类别、执业范围执业。

2. 注册程序　执业药师注册分为首次注册、变更注册和延续注册。首次注册不属于取得《执业药师职业资格证书》当年的，应当提供《执业药师职业资格证书》批准之日起第二年后的历年继续教育学分证明。申请人取得《执业药师职业资格证书》超过5年以上申请注册的，应至少提供近5年的连续继续教育学分证明。执业药师变更执业单位、执业范围等应当及时办理变更注册手续。执业药师注册有效期为5年。需要延续的，应当在有效期届满30日前，向所在地注册管理机构提出延续注册申请。

（四）执业药师继续教育

执业药师应当按照国家专业技术人员继续教育的有关规定接受继续教育，更新专业知识，持续提升药事管理与药学服务能力和水平。国家鼓励执业药师参加实训培养，确保参加继续教育取得实效。根据《专业技术人员继续教育规定》《执业药师职业资格制度规定》和《执业药师注册管理办法》，执业药师每年应参加不少于90学时的继续教育培训，每3个学时为1学分，每年累计不少于30学分。其中，专业科目学时一般不少于总学时的2/3。申请人取得《执业药师职业资格证书》之日起就应申请参加继续教育，以更新专业知识，持续提升药事管理与药学服务能力和水平。

三、药学技术人员专业技术资格和资格管理

药学技术人员专业技术资格管理即卫生专业技术资格中的药学专业技术职称制度管理。药学技术人员专业水平一般可用"专业技术职务任职资格"来标识，简称职称。职称是药师学术技术水平和专业能力的主要标志，职称制度是药学专业技术人才评价和管理的基本制度。根据《人力资源社会保障部关于公布国家职业资格目录的通知》《国家职业资格目录（专业技术人员职业资格）》等文件，卫生专业技术资格是列入目录的水平评价类国家职业资格。卫生专业技术人员职称划分为医、药、护、技4个专业类别，药学专业技术人员对应药学类各级别职称，获得职称的药师被称为职称药师。药学专业技术资格管理的实施部门是国家卫生健康委员会、人力资源和社会保障部，职业资格设定和执行依据是

《卫生技术人员职务试行条例》《关于加强卫生专业技术职务评聘工作的通知》《人力资源社会保障部　国家卫生健康委　国家中医药管理局关于深化卫生专业技术人员职称制度改革的指导意见》。

（一）药学技术人员职称名称和要求

药学专业技术人员职称设初级、中级、高级，初级分设士级和师级，高级分设副高级和正高级。各级别职称名称分别为：药士、药师、主管药师、副主任药师、主任药师。

1. 初级职称——药士和药师　具备相应专业中专、大专学历，可参加药士资格考试。参加药师资格考试的条件包括：具备相应专业硕士学位；或具备相应专业大学本科学历或学士学位，从事本专业工作满1年；或具备相应专业大专学历，从事本专业工作满3年；或具备相应专业中专学历，取得药士职称后，从事本专业工作满5年。

2. 中级职称——主管药师　主管药师中级职称实行全国统一考试制度。具备相应专业学历，并符合以下条件的，可报名参加考试：具备博士学位；或具备硕士学位，取得药师职称后，从事本专业工作满2年；或具备大学本科学历或学士学位，取得药师职称后，从事本专业工作满4年；或具备大专学历，取得药师职称后，从事本专业工作满6年；或具备中专学历，取得药师职称后，从事本专业工作满7年。

3. 副高级职称——副主任药师

（1）学历、资历要求：具备大学本科及以上学历或学士及以上学位，受聘担任主管药师职务满5年；或具备大专学历，受聘担任主管药师职务满7年。担任主管药师职务期间，平均每年参加药学专业工作时间不少于40周。

（2）专业能力要求：熟练掌握本专业基础理论和专业知识；熟悉本专业国内外现状及发展趋势，不断汲取新理论、新知识、新技术并推广应用。熟悉本专业相关的法律、法规、标准与技术规范。能够参与制定药物治疗方案，对临床用药结果做出准确分析，能及时发现并处理处方和医嘱中出现的各种不合理用药现象，及时提出临床用药调整意见。具有指导下级药师的能力。其中，中药专业还应具备中药验收、保管、调剂、临方炮制、煎煮等中药药学服务能力，能够提供中药药物咨询服务，具有中药处方点评工作能力，提供合理使用中药建议。

4. 正高级职称——主任药师

（1）学历、资历要求：具备大学本科及以上学历或学士及以上学位，受聘担任副主任药师职务满5年。担任副主任药师职务期间，平均每年参加药学专业工作时间不少于35周。

（2）专业能力要求：在具备所规定的副主任药师水平的基础上，精通本专业某一领域的基本理论知识与技能，并有所专长。深入了解本专业国内外现状及发展趋势，不断汲取新理论、新知识、新技术并用于实践。具有丰富的本专业工作经验，能独立解决复杂或重大技术问题，具有指导本专业下级药师的能力。其中，中药专业还应具备中药验收、保管、调剂、临方炮制、煎煮等中药药学服务能力，能够提供中药药物咨询服务，具有中药处方点评工作能力，提供合理使用中药建议。

（二）评价机制和方式

中、初级职称继续实行以考代评，考试实行全国统一组织。副高级职称原则上采取考试与评审相结合的方式，正高级职称可采取考试与评审相结合的方式，或采取答辩与评审相结合的方式，建立完善以同行专家评议为基础的业内评价机制，具体办法由省级人力资源社会保障部门会同卫生健康主管部门确定。

第三节　我国药学技术人员业务领域和职责

一、医疗机构药师与临床药师

（一）医疗机构药师配备规定和工作职责

《药品管理法》规定，医疗机构应当配备依法经过资格认定的药师或者其他药学专业技术人员，负责本单位的药品管理、处方审核和调配、合理用药指导等工作。非药学技术人员不得直接从事药剂技术工作。医疗机构药学专业技术人员应按照有关规定取得相应的药学专业技术职务任职资格。医疗机构药师应当严格按照《药品管理法》《处方管理办法》等法律、法规、规章制度和技术操作规程，负责本单位的药品管理、处方审核和调配、合理用药指导等工作。

根据《医疗机构药事管理规定》，医疗机构药师主要工作职责包括8个方面：①负责药品采购供应、处方或者用药医嘱审核、药品调剂、静脉用药集中调配和医院制剂配制，指导病房（区）护士请领、使用与管理药品。②参与临床药物治疗，进行个体化药物治疗方案的设计与实施，开展药学查房，为患者提供药学专业技术服务。③参加查房、会诊、病例讨论和疑难、危重患者的医疗救治，协同医师做好药物使用遴选，对临床药物治疗提出意见或调整建议，与医师共同对药物治疗负责。④开展抗菌药物临床应用监测，实施处方点评与超常预警，促进药物合理使用。⑤开展药品质量监测，药品严重不良反应和药品损害的收集、整理、报告等工作。⑥掌握与临床用药相关的药物信息，提供用药信息与药学咨询服务，向公众宣传合理用药知识。⑦结合临床药物治疗实践，进行药学临床应用研究；开展药物利用评价和药物临床应用研究；参与新药临床试验和新药上市后安全性与有效性监测。⑧其他与医院药学相关的专业技术工作。

根据《关于加强医疗机构药事管理促进合理用药的意见》，医院药师应进一步加强医疗机构药事管理和药学服务，拓展药学服务范围，发展居家社区药学服务，开展用药咨询、药物治疗管理、重点人群用药监护、家庭药箱管理、合理用药科普等服务。

（二）临床药师和临床药师职责

1. 临床药师和临床药师制的建立　随着我国临床药学的发展和药学服务理念的普及，我国医院药师中产生了一种新专业方向和专业人才工种，即临床药师。所谓临床药师，是指以系统药学专业知识为基础，并具有一定医学和相关专业基础知识与技能，直接参与临床用药，促进药物合理应用和保护患者用药安全的药学专业技术人员。

我国于2005年启动临床药师培训试点开始培养在职临床药师，2008年1月进一步开展临床药师制的试点工作，探索培养具有临床思维的专职临床药师，并逐步建立了临床药师岗位设置、准入标准、工作模式、规范化培训的基本框架和工作模式。

2. 临床药师配备和职责　根据《医疗机构药事管理规定》，医疗机构应当根据本机构性质、任务、规模配备适当数量临床药师，三级医院临床药师不少于 5 名，二级医院临床药师不少于 3 名。临床药师应当具有高等学校临床药学专业或者药学专业本科毕业以上学历，并应当经过规范化培训。目前，国家卫生健康委员会已经开展了呼吸内科、抗感染药物等 17 个专业的临床药师培训。

根据《关于加快药学服务高质量发展的意见》《关于加强医疗机构药事管理促进合理用药的意见》等文件，医疗机构要深入落实临床药师制，按照规定强化配备临床药师，围绕患者需求和临床治疗特点开展专科药学服务。要逐步实现药学服务全覆盖，临床药师为门诊和住院患者提供个性化的合理用药指导。临床药师要积极参与临床治疗，为住院患者提供用药医嘱审核、参与治疗方案制订、用药监测与评估以及用药教育等服务。在疑难复杂疾病的多学科诊疗过程中，必须要有临床药师参与，指导精准用药。探索实行临床药师院际会诊制度。鼓励医疗机构开设药学门诊，为患者提供用药咨询和指导。

二、药品经营企业执业药师和药学技术人员

《药品管理法》第五十二条规定，从事药品经营活动应当有依法经过资格认定的药师或者其他药学技术人员。在药品经营领域，依法经过资格认定的药师是指执业药师，依法经过资格认定的其他药学技术人员包括卫生（药）系列职称（含药士、药师、主管药师、副主任药师、主任药师）、从业药师等。

（一）药品经营企业执业药师职责

药品经营企业执业药师依法负责药品管理、处方审核和调配、合理用药指导等工作。执业药师在执业范围内应当对执业单位的药品质量和药学服务活动进行监督，保证药品管理过程持续符合法定要求，对执业单位违反有关法律、法规、部门规章和专业技术规范的行为或者决定，提出劝告、制止或者拒绝执行，并向药品监督管理部门报告。药品零售企业应当在醒目位置公示《执业药师注册证》，并对在岗执业的执业药师挂牌明示。执业药师不在岗时，应当以醒目方式公示，并停止销售处方药和甲类非处方药。

执业药师享有的权利主要包括 7 项：①以执业药师的名义从事相关业务，保障公众用药安全和合法权益，保护和促进公众健康；②在执业范围内，开展药品质量管理，制定和实施药品质量管理制度，提供药学服务；③参加执业培训，接受继续教育；④在执业活动中，人格尊严、人身安全不受侵犯；⑤对执业单位的工作提出意见和建议；⑥按照有关规定获得表彰和奖励；⑦法律、法规规定的其他权利。

执业药师应当履行的义务主要包括 6 项：①严格遵守《药品管理法》及国家有关药品生产、经营、使用等各项法律、法规、部门规章及政策；②遵守执业标准和业务规范，恪守职业道德；③廉洁自律，维护执业药师职业荣誉和尊严；④维护国家、公众的利益和执业单位的合法权益；⑤按要求参加突发重大公共事件的药事管理与药学服务；⑥法律、法规规定的其他义务。

（二）药品经营企业执业药师配备要求

国家药品监督管理局规定要坚持和完善执业药师职业资格准入制度，坚持药品经营企

业执业药师依法配备使用要求。法律、行政法规、规章和相关质量管理规范规定需由具备执业药师资格的人员担任的岗位，应当按规定配备执业药师（表3-3）。原则上，经营处方药、甲类非处方药的药品零售企业，应当配备执业药师；只经营乙类非处方药的药品零售企业，应当配备经过药品监督管理部门组织考核合格的业务人员。药品零售企业要严格执行《药品管理法》有关规定，在坚持执业药师配备原则的同时，更要充分发挥执业药师的作用。

根据2020年11月国家药品监督管理局发布的《国家药监局关于规范药品零售企业配备使用执业药师的通知》，针对当前部分地区执业药师不够用、配备难的实际情况，省级药品监督管理部门在不降低现有执业药师整体配备比例前提下，可制定实施差异化配备使用执业药师的政策，并设置过渡期。过渡期内，对于执业药师存在明显缺口的地区，允许药品零售企业配备使用其他药学技术人员承担执业药师职责，过渡期不超过2025年。

针对近年药品经营企业中执业药师"挂证"行为多发的问题，各地基层药品监督管理部门将加强对行政区域内药学技术人员的管理，对药品零售企业按规定配备药学技术人员的情况进行登记，建立相关信息档案。对新开办药品零售企业严格审核把关；加强对执业药师（或药学技术人员）配备和在岗执业情况的监督检查，督促其尽职履责。对于不按规定配备且整改不到位的药品零售企业，应当依法查处，并采取暂停处方药销售等行政处理措施。对查实的"挂证"执业药师要录入全国执业药师注册管理信息系统、撤销其注册证书并坚决予以曝光；还要将"挂证"执业药师纳入信用管理"黑名单"，实施多部门联合惩戒。

表3-3 药品经营企业应配备执业药师的关键岗位

类别	关键岗位	资质要求
药品批发	企业质量负责人	应当具有大学本科以上学历、执业药师资格和3年以上药品经营质量管理工作经历
	企业质量管理部门负责人	应当具有执业药师资格和3年以上药品经营质量管理工作经历，能独立解决经营过程中的质量问题
药品零售	企业法定代表人或者企业负责人	应当具备执业药师资格
	处方审核人	按照国家有关规定配备执业药师，处方经执业药师审核后方可调配

另外，我国近年来"互联网＋医疗健康"服务新模式新业态蓬勃发展，需要提供药学服务的网络药品销售新领域，需要政策给予引导和规范。在开展互联网诊疗或远程医疗服务过程中，要以实体医疗机构内的药师为主体，积极提供在线药学咨询、指导患者合理用药、用药知识宣教等"互联网＋药学服务"。规范电子处方在互联网流转过程中的关键环节的管理，电子处方审核、调配、核对的药师必须采取电子签名或信息系统留痕的方式，确保信息可追溯。在网络药品经营领域，销售对象为个人消费者的，应当建立在线药学服务制度，配备执业药师，指导合理用药。

三、药品生产企业及其他领域药师和药学技术人员

《药品管理法》第四十二条规定，从事药品生产活动，应当有依法经过资格认定的药学技术人员、工程技术人员及相应的技术工人。2010 版 GMP 规定，生产管理负责人、质量管理负责人、质量受权人应当至少具有药学或相关专业本科学历（或中级专业技术职称或执业药师资格）。《执业药师注册管理办法》规定，鼓励持有人、药品生产企业、药品网络销售第三方平台等使用取得执业药师资格的人员。

第四节　药师行业自律组织与职业道德建设

《药品管理法》规定，药品行业协会应当加强行业自律，建立健全行业规范，推动行业诚信体系建设，引导和督促会员依法开展药品生产经营等活动。政府监管和行业自律是进行市场治理的两种制度安排。行业协会具有联系政府、服务企业、促进行业自律的功能。我国药师行业逐渐探索出一套符合中国国情的药师行业自律与职业道德建设的发展模式。

一、我国药师自律组织与行业协会

经中华人民共和国民政部批准，我国于 2003 年 2 月 22 日正式成立中国执业药师协会；2014 年 5 月中国执业药师协会更名为中国药师协会（Chinese Pharmacists Association）。中国药师协会是由具有药学专业技术职务或执业药师职业资格的药学技术人员及相关企事业单位自愿结成的全国性、行业性社会团体，是非营利性社会组织。

行业协会是维护会员合法权益和共同利益的联合体，也是企业与政府之间的桥梁与纽带。中国药师协会的宗旨是自律、维权、协调、服务，致力于加强药师队伍建设与管理，维护药师的合法权益；增强药师的法律、道德和专业素质，提高药师的执业能力；保证药品质量和药学服务质量，促进公众合理用药，保障人民身体健康。中国药师协会的职责就是要发挥自身优势，协助政府加强和改善行业管理，加强调查研究，在提供医药政策咨询、开展行业研究、加强行业自律、服务广大医药企业、促进医药行业发展等方面发挥作用。

二、药师行为规范与药学职业道德规范

职业道德是指从业人员在职业活动中必须共同遵守的基本行为准则。各行各业都有各自的职业道德，如医务道德、教师道德、商业道德等。它是判断人们职业行为优劣的具体标准，也是社会主义道德在职业生活中的反映。《中共中央关于加强社会主义精神文明建设若干问题的决议》规定了我国各行各业都应共同遵守的职业道德的五项基本规范，即"爱岗敬业、诚实守信、办事公道、服务群众、奉献社会"。

药学技术人员的职业道德水准、药学服务质量和水平直接关乎人民群众切身利益，关乎医疗卫生行业形象。药师职业特殊性，决定了药学技术人员（药师）应当具有高于一般

职业的行为规范和职业道德要求。加强行业自律的过程中，加强药学职业道德建设，制定符合行业发展需求和履行社会责任的行为规范和药学职业道德规范，并使职业道德内化为品格，不但有利于药学技术人员发挥职业内在价值，而且是树立良好职业形象和降低职业风险、提升职业权益的重要保障。

（一）医疗机构药学技术人员行为规范

2012 年 7 月，卫生部、国家食品药品监督管理局和国家中医药管理局组织制定了《医疗机构从业人员行为规范》。医疗机构药学技术人员既应遵守《医疗机构从业人员行为规范》所列医疗机构从业人员基本行为规范，又要遵守药学技术人员相对应的分类行为规范。

基本行为规范有 8 条：以人为本，践行宗旨；遵纪守法，依法执业；尊重患者，关爱生命；优质服务，医患和谐；廉洁自律，恪守医德；严谨求实，精益求精；爱岗敬业，团结协作；乐于奉献，热心公益。

药学技术人员相对应的分类行为规范有 6 项：①严格执行药品管理法律法规，科学指导合理用药，保障用药安全、有效。②认真履行处方调剂职责，坚持查对制度，按照操作规程调剂处方药品，不对处方所列药品擅自更改或代用。③严格履行处方合法性和用药适宜性审核职责。对用药不适宜的处方，及时告知处方医师确认或者重新开具；对严重不合理用药或者用药错误的，拒绝调剂。④协同医师做好药物使用遴选和患者用药适应证、使用禁忌、不良反应、注意事项和使用方法的解释说明，详尽解答用药疑问。⑤严格执行药品采购、验收、保管、供应等各项制度规定，不私自销售、使用非正常途径采购的药品，不违规为商业目的统方。⑥加强药品不良反应监测，自觉执行药品不良反应报告制度。

2019 年 10 月 31 日，中国医院协会药事专业委员会编制并发布了《医疗机构药学服务规范》。2021 年 10 月 15 日，国家卫生健康委员会组织制定了《医疗机构药学门诊服务规范》《医疗机构药物重整服务规范》《医疗机构用药教育服务规范》《医疗机构药学监护服务规范》《居家药学服务规范》5 项规范，进一步规范发展药学服务，提升药学服务水平，促进合理用药。

（二）执业药师业务规范

执业药师业务规范是指执业药师在运用药学等相关专业知识和技能从事业务活动时，应当遵守的行为准则。为规范执业药师的业务行为，增强执业药师和所在执业单位的自律意识，引导执业药师践行优良药学服务，保障公众合理用药，国家食品药品监督管理总局执业药师资格认证中心、中国药学会、中国医药物资协会、中国非处方药物协会和中国医药商业协会联合制定了《执业药师业务规范》，自 2017 年 1 月 1 日起施行，适用于直接面向公众提供药学服务的执业药师。

根据《执业药师业务规范》，直接面向公众提供药学服务的执业药师的业务活动，包括处方调剂、用药指导、药物治疗管理、药物不良反应监测、健康宣教等。执业药师在执行业务活动中，应当以遵纪守法、爱岗敬业、遵从伦理、服务健康、自觉学习、提升能力为基本要求。执业药师应依法执业，做好药学服务，并佩戴专用徽章以示身份；执业药师应加强自律，树立良好的专业形象，以诚信的职业素养服务公众；执业药师应规划自己的职业发展，树立终身学习的观念，不断完善专业知识和技能，提高执业能力，满足开展用药指导、健康服务等执业工作的需要。

（三）执业药师的职业道德准则

2006年10月18日，中国执业药师协会发布了《中国执业药师职业道德准则》（以下简称《准则》），2009年6月5日又对《准则》进行了修订。同时，为了指导全国广大执业药师更好地贯彻、实施《准则》，规范执业药师的执业行为，中国执业药师协会又在《准则》的基础上，于2007年3月13日发布了《中国执业药师职业道德准则适用指导》，并在2009年6月5日进行了修订。

《准则》包含5条职业道德准则，分别是：救死扶伤，不辱使命；尊重患者，平等相待；依法执业，质量第一；进德修业，珍视声誉；尊重同仁，密切协作。《准则》适用于中国境内的执业药师，包括依法履行执业药师职责的其他药学技术人员。执业药师在执业过程中应当接受各级药品监督管理部门、执业药师协会和社会公众的监督。

 习题

一、最佳选择题（下列每小题的备选项中，只有一项最符合题目要求，请将其选出）

1. 对药品经营企业药学技术人员配备要求做出法律规定的是

    A.《药品管理法》   B.《基本医疗卫生与健康促进法》

    C.《中医药法》   D.《处方管理办法》

2. 列入《国家职业资格目录》、实施准入类职业资格管理的是

    A. 药品研制药师   B. 职称药师

    C. 执业药师   D. 临床药师

3. 根据《医疗机构药事管理规定》，医疗机构应当根据本机构性质、任务、规模配备适当数量临床药师，三级医院临床药师不少于

    A. 7名   B. 6名   C. 5名   D. 4名

4. 张某，从某中医药大学中医学专业硕士毕业后到中药学岗位上工作，准备报考中药学类执业药师职业资格考试。根据《执业药师职业资格制度规定》，张某符合规定的专业工作最低年限是

    A. 1年   B. 2年   C. 3年   D. 4年

5. 执业药师职业资格考试合格，取得《执业药师职业资格证书》后开展执业活动。关于其应履行的程序和要求的说法，正确的是

    A. 无需办理注册申请即可直接执业

    B. 需接受至少1年的继续教育才能申请执业

    C. 需经过1年的执业实习，期满考核合格后才能申请执业

    D. 申请注册并取得执业药师注册证之后方可执业

6. 根据《执业药师职业资格制度规定》，不属于执业药师职责范畴的是

    A. 指导公众合理使用处方药   B. 指导公众合理使用非处方药

    C. 开展治疗药物监测   D. 为无处方患者开具用药处方

7. 执业药师注册有效期是

    A. 1 年　　　　　　B. 3 年　　　　　　C. 5 年　　　　　　D. 6 年

二、多项选择题（每题的备选项中，有 2 个或 2 个以上符合题目要求，错选、少选均不得分）

1. 根据从事职业分类，药学技术人员可分为

    A. 药师　　　　　　B. 中药师　　　　　　C. 护理药师　　　　　　D. 民族药药师

2. 根据《药品经营质量管理规范》规定，药品批发企业应当具有执业药师资格的人员包括

    A. 企业负责人　　　　　　　　　　B. 企业质量负责人

    C. 企业质量管理部门负责人　　　　D. 企业质量检验人员

3. 执业药师应当履行的义务主要包括

    A. 遵守执业标准和业务规范，恪守职业道德

    B. 廉洁自律，维护执业药师职业荣誉和尊严

    C. 维护国家、公众的利益和执业单位的合法权益

    D. 按要求参加突发重大公共事件的药事管理与药学服务

在线答题

第四章数字资源

第四章　药品研制与注册管理

药品研制和新药上市推动了疾病治疗方法的创新，也让人类攻克了诸多威胁生命的疾病。但是，随着药品品种的不断增多，不断涌现的药害事件使人民群众健康受到了严重威胁，因此，世界各国都开始制定药品注册管理法律法规。药品注册管理能够有力保障药品安全、有效和质量可控，提高药品可及性，推动医药产业健康发展。

第一节　药品研制与质量管理规范

一、新药的定义

根据《国务院关于改革药品医疗器械审评审批制度的意见》，新药系指未曾在中国境内外上市销售的药品。

二、药物研发的概念和过程

药物的研究开发是一个漫长而复杂的过程，需要在化学、生物学、医学、统计学和药学等诸多以生命学科为主的理论指导下，通过发现、识别、筛选和测定化学或生物物质，分析其有效的生物活性，继而进行成药性研究，并按照国家规定，通过临床前研究和临床试验，获得申请上市所需要的试验数据和资料，经国家药品监督管理局批准，最终实现新药问世。

由于不同类型的新药所具有的创新程度各不相同，其研究内容和阶段划分也无法整齐划一。以创新程度最高的新化学实体（先导化合物）为例，可将新药研制分为三个阶段：第一个阶段是临床前研究阶段，主要包括新活性成分的发现与筛选，并开展药理药效研究和毒理试验（安全性评价试验）；第二个阶段是新药的临床试验；第三个阶段是生产和上市后研究。每一个阶段的研究内容、目的、对象和侧重点各不相同，见图4-1。

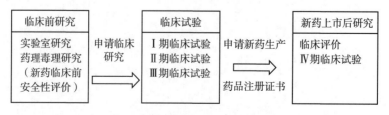

图4-1　新药研制阶段

申请人在申请药品上市注册前，应当完成药学、药理毒理学和药物临床试验等相关研究工作。从事药品研制活动，开展药物安全性评价应当遵守 GLP，开展药物临床试验应当遵守 GCP，保证药品研制全过程持续符合法定要求。

三、药物临床前研究与质量管理

（一）药物的临床前研究

药物的临床前研究是指为申请药品注册而进行的药物非人体的研究，亦称为非临床研究，用于评价药物的安全性，确定一个新的化合物是否具备进入临床试验的条件。

1. 文献研究　包括药品名称及其命名依据、证明性文件、立题目的与依据、对主要研究结果的总结及评价等。

2. 药学研究　包括药物的合成工艺、提取方法、理化性质及纯度、剂型选择、处方筛选、制备工艺、检验方法、质量指标、稳定性研究等。

3. 药理毒理研究　亦称安全性评价研究，是为评价药物安全性，在实验室条件下用实验系统进行的试验，包括安全药理学试验、单次给药毒性试验、重复给药毒性试验、生殖毒性试验、遗传毒性试验、致癌性试验、局部毒性试验、免疫原性试验、依赖性试验、毒物代谢动力学试验以及与评价药物安全性有关的其他试验。

（二）《药物非临床研究质量管理规范》（GLP）

GLP 是进行药物临床前研究必须遵循的基本准则，其内容包括药物非临床研究中对安全性评价的实验设计、操作、记录、报告、监督等一系列行为和实验室的规范要求，是从源头上提高新药研究质量，确保人民群众用药安全的根本性措施。现行 GLP 于 2017 年 6 月 20 日经国家食品药品监督管理总局审议通过，自 2017 年 9 月 1 日起施行。

GLP 适用于为申请药品注册而进行的药物非临床安全性评价研究。药物非临床安全性评价研究的相关活动应当遵守该规范。以注册为目的的药物代谢、生物样本分析等其他药物临床前相关研究活动，参照该规范执行。制定和实施 GLP 的主要目的是，提高药物非临床研究的质量，确保实验资料的真实性、完整性和可靠性，保障人民用药安全，并与国际上的新药管理相接轨。

GLP 共 12 章 50 条。包括总则、术语及其定义、组织机构和人员、设施、仪器设备和实验材料、实验系统、标准操作规程、研究工作的实施、质量保证、资料档案、委托方和附则。

GLP 与硬件有关的主要规定有：研究机构应当建立完善的组织管理体系，配备机构负责人、质量保证部门和相应的工作人员。研究机构应当根据所从事的非临床安全性评价研究的需要建立相应的设施，并确保设施的环境条件满足工作的需要。各种设施应当布局合理、运转正常，并具有必要的功能划分和区隔，有效地避免可能对研究造成的干扰。研究机构应当根据研究工作的需要配备相应的仪器设备，其性能应当满足使用目的，放置地点合理，并定期进行清洁、保养、测试、校准、确认或者验证等，以确保其性能符合要求。受试物和对照品的使用和管理应当加以管理，实验室的试剂和溶液等均应当贴有标签，标明品名、浓度、贮存条件、配制日期及有效期等。研究中不得使用变质或者过期的试剂和溶液。

GLP 与软件有关的主要规定有：研究机构应当制定与其业务相适应的标准操作规程，以确保数据的可靠性。专题负责人应当确保研究所有的资料，包括试验方案的原件、原始数据、标本、相关检测报告、留样受试物和对照品、总结报告的原件以及研究有关的各种文件，在研究实施过程中或者研究完成后及时归档，最长不超过两周，按标准操作规程的要求整理后，作为研究档案予以保存。

药物非临床安全性评价研究应当在经过 GLP 认证的机构开展，并遵守 GLP。开展药物非临床研究，应当符合国家有关规定，有与研究项目相适应的人员、场地、设备、仪器和管理制度，保证有关数据、资料和样品的真实性。

四、药物的临床试验与质量管理

（一）药物的临床试验

开展药物临床试验，应当按照国家药品监督管理局的规定如实报送研制方法、质量指标、药理及毒理试验结果等有关数据、资料和样品，经国家药品监督管理局批准。其中，开展生物等效性试验的，报国家药品监督管理局备案。

药物临床试验是指以药品上市注册为目的，为确定药物安全性与有效性在人体开展的药物研究。药物临床试验分为Ⅰ期临床试验、Ⅱ期临床试验、Ⅲ期临床试验、Ⅳ期临床试验以及生物等效性试验。根据药物特点和研究目的，研究内容包括临床药理学研究、探索性临床试验、确证性临床试验和上市后研究。

Ⅰ期临床试验是初步的临床药理学及人体安全性评价试验。观察人体对于新药的耐受程度和药代动力学，为制定给药方案提供依据。

Ⅱ期临床试验是治疗作用初步评价阶段。其目的是初步评价药物对目标适应证患者的治疗作用和安全性，也包括为Ⅲ期临床试验研究设计和给药剂量方案的确定提供依据。此阶段的研究设计可以根据具体的研究目的，采用多种形式，包括随机盲法对照临床试验。

Ⅲ期临床试验是治疗作用确证阶段。其目的是进一步验证药物对目标适应证患者的治疗作用和安全性，评价利益与风险关系，最终为药物注册申请的审查提供充分依据，试验一般应为具有足够样本量的随机盲法对照试验。

Ⅳ期临床试验是新药上市后的应用研究阶段。其目的是考察在广泛使用条件下的药物的疗效和不良反应，评价在普通或者特殊人群中使用的利益与风险关系以及改进给药剂量等。

生物等效性试验，是指用生物利用度研究的方法，以药代动力学参数为指标，比较同一种药物的相同或者不同剂型的制剂，在相同的试验条件下，其活性成分吸收程度和速度有无统计学差异的人体试验。一般仿制药的研制需要进行生物等效性试验。

（二）药物临床试验质量管理规范

GCP 是药物临床试验全过程的质量标准，包括方案设计、组织实施、监查、稽查、记录、分析、总结和报告，是药物临床试验全过程的技术要求，也是药品监督管理部门、卫生健康主管部门对药物临床试验监督管理的主要依据。实施 GCP 的目的在于保证药物临床试验全过程规范，数据和结果的科学、真实、可靠，保护受试者的权益和安全。

2003 年，国家食品药品监督管理局发布实施了 GCP。2020 年，为深化药品审评审批制度改革，鼓励创新，进一步推动我国药物临床试验规范研究和提升质量，国家药品监督管理局会同国家卫生健康委员会对其进行了修订。现行版 GCP 于 2020 年 7 月 1 日起施行。GCP 适用于为申请药品注册而进行的药物临床试验。药物临床试验相关活动应当遵守 GCP。

GCP 共 9 章 83 条，包括总则、术语及其定义、伦理委员会、研究者、申办者、试验方案、研究者手册、必备文件管理、附则。

1. 药物临床试验基本要求　药物临床试验应当符合《世界医学大会赫尔辛基宣言》原则及相关伦理要求，受试者的权益和安全是考虑的首要因素，优先于对科学和社会的获益。伦理审查与知情同意是保障受试者权益的重要措施。药物临床试验应当有充分的科学依据。临床试验应当权衡受试者和社会的预期风险和获益，只有当预期的获益大于风险时，方可实施或者继续临床试验。试验方案应当清晰、详细、可操作。试验药物的使用应当符合试验方案。临床试验的质量管理体系应当覆盖临床试验的全过程，重点是受试者保护、试验结果可靠，以及遵守相关法律法规。临床试验的实施应当遵守利益冲突回避原则。

2. 伦理委员会　指由医学、药学及其他背景人员组成的委员会，其职责是通过独立地审查、同意、跟踪审查试验方案及相关文件、获得和记录受试者知情同意所用的方法和材料等，确保受试者的权益、安全受到保护。伦理委员会的职责是保护受试者的权益和安全，应当特别关注弱势受试者。

3. 研究者　指实施临床试验并对临床试验质量及受试者权益和安全负责的试验现场的负责人。研究者应当具有在临床试验机构的执业资格；具备临床试验所需的专业知识、培训经历和能力；能够根据申办者、伦理委员会和药品监督管理部门的要求提供最新的工作履历和相关资格文件；熟悉申办者提供的试验方案、研究者手册、试验药物相关资料信息；熟悉并遵守 GCP 和临床试验相关的法律法规。

4. 申办者　指负责临床试验的发起、管理和提供临床试验经费的个人、组织或者机构。申办者应当把保护受试者的权益和安全以及临床试验结果的真实、可靠作为临床试验的基本考虑。申办者应当建立临床试验的质量管理体系，并基于风险进行质量管理。申办者应当指定有能力的医学专家及时对临床试验的相关医学问题进行咨询。申办者应当选用有资质的生物统计学家、临床药理学家和临床医师等参与试验。临床试验开始前，申办者应当向药品监督管理部门提交相关的临床试验资料，并获得临床试验的许可或者完成备案。申办者应当建立系统的、有优先顺序的、基于风险评估的方法，对临床试验实施监查。申办者为评估临床试验的实施和对法律法规的依从性，可以在常规监查之外开展稽查。临床试验完成或者提前终止，申办者应当按照相关法律法规要求向药品监督管理部门提交临床试验报告。

5. 试验方案　指说明临床试验目的、设计、方法学、统计学考虑和组织实施的文件。试验方案通常还应当包括临床试验的背景和理论基础，该内容也可以在其他参考文件中给出。试验方案中通常包括临床和实验室检查的项目内容；实施临床试验质量控制和质量保证措施；该试验相关的伦理学问题的考虑；试验数据的采集与管理流程、数据管理与采集所使用的系统、数据管理各步骤及任务，以及数据管理的质量保障措施说明；制订明确的访视和随访计划，包括临床试验期间、临床试验终点、不良事件评估及试验结束后的随访和医疗处理。

6. 研究者手册 指与开展临床试验相关的试验用药品的临床和非临床研究资料汇编。申办者提供的《研究者手册》是关于试验药物的药学、非临床和临床资料的汇编，其内容包括试验药物的化学、药学、毒理学、药理学和临床的资料和数据。

7. 必备文件管理 必备文件指能够单独或者汇集后用于评价临床试验的实施过程和试验数据质量的文件。临床试验必备文件是评估临床试验实施和数据质量的文件，用于证明研究者、申办者和监查员在临床试验过程中遵守规范和相关药物临床试验的法律法规要求。必备文件是申办者稽查、药品监督管理部门检查临床试验的重要内容，并作为确认临床试验实施的真实性和所收集数据完整性的依据。用于申请药品注册的临床试验，必备文件应当至少保存至试验药物被批准上市后 5 年。

五、药物临床试验机构管理

（一）药物临床试验机构管理依据

根据国家药品监督管理局会同国家卫生健康委员会制定的《药物临床试验机构管理规定》（2019 年第 101 号），药物临床试验机构是指具备相应条件，按照 GCP 和药物临床试验相关技术指导原则等要求，开展药物临床试验的机构。从事药品研制活动，在中华人民共和国境内开展经国家药品监督管理局批准的药物临床试验（包括备案后开展的生物等效性试验），应当在药物临床试验机构中进行。药物临床试验机构应当符合相应条件，实行备案管理。仅开展与药物临床试验相关的生物样本等分析的机构，无需备案。药物临床试验机构未按照规定备案的，国家药品监督管理局不接受其完成的药物临床试验数据用于药品行政许可。

（二）药物临床试验机构应当具备的基本条件

1. 具有医疗机构执业许可证，具有二级甲等以上资质，试验场地应当符合所在区域卫生健康主管部门对院区（场地）的管理规定。开展以患者为受试者的药物临床试验的专业应当与医疗机构执业许可的诊疗科目相一致。开展健康受试者的 I 期药物临床试验、生物等效性试验应当为 I 期临床试验研究室专业。

2. 具有与开展药物临床试验相适应的诊疗技术能力。

3. 具有与药物临床试验相适应的独立的工作场所、独立的临床试验用药房、独立的资料室，以及必要的设备设施。

4. 具有掌握药物临床试验技术与相关法规，能承担药物临床试验的研究人员；其中主要研究者应当具有高级职称并参加过 3 个以上药物临床试验。

5. 开展药物临床试验的专业具有与承担药物临床试验相适应的床位数、门急诊量。

6. 具有急危重病症抢救的设施设备、人员与处置能力。

7. 具有承担药物临床试验组织管理的专门部门。

8. 具有与开展药物临床试验相适应的医技科室，委托医学检测的承担机构应当具备相应资质。

9. 具有负责药物临床试验伦理审查的伦理委员会。

10. 具有药物临床试验管理制度和标准操作规程。

11. 具有防范和处理药物临床试验中突发事件的管理机制与措施。

12. 卫生健康主管部门规定的医务人员管理、财务管理等其他条件。

（三）管理部门

药品监督管理部门、卫生健康主管部门根据各自职责负责药物临床试验机构的监督管理工作。国家药品监督管理局会同国家卫生健康委员会建立药物临床试验机构国家检查员库，根据监管和审评需要，依据职责对药物临床试验机构进行监督检查。

省级药品监督管理部门、省级卫生健康主管部门根据药物临床试验机构自我评估情况、开展药物临床试验情况、既往监督检查情况等，依据职责组织对本行政区域内药物临床试验机构开展日常监督检查。对于新备案的药物临床试验机构或者增加临床试验专业、地址变更的，应当在 60 个工作日内开展首次监督检查。

（四）备案程序

国家药品监督管理部门负责建立"药物临床试验机构备案管理信息平台"，用于药物临床试验机构登记备案和运行管理，以及药品监督管理部门和卫生健康主管部门监督检查的信息录入、共享和公开。

（五）药物临床试验机构运行管理

药物临床试验机构备案后，应当按照相关法律法规和 GCP 要求，在备案地址和相应专业内开展药物临床试验，确保研究科学、符合伦理，确保研究资料的真实性、准确性、完整性，确保研究过程的可追溯性，并承担相应法律责任。药物临床试验机构是药物临床试验中受试者权益保护的责任主体。伦理委员会负责审查药物临床试验方案的科学性和伦理合理性，审核和监督药物临床试验研究者的资质，监督药物临床试验开展情况，保证伦理审查过程独立、客观、公正。伦理委员会应当按照《涉及人的生物医学研究伦理审查办法》要求，在医学研究登记备案信息系统公开有关信息，接受本机构和卫生健康主管部门的管理和公众监督。

新药 I 期临床试验或者临床风险较高需要临床密切监测的药物临床试验，应当由三级医疗机构实施。注册申请人委托备案的药物临床试验机构开展药物临床试验，可自行或者聘请第三方对委托的药物临床试验机构进行评估。

药物临床试验机构应当于每年 1 月 31 日前在备案平台填报上一年度开展药物临床试验工作总结报告。

第二节　药品注册管理

一、药品注册管理发展历程

1984 年，《药品管理法》首次以法律的形式确认了药品审批制度。1985 年 7 月，卫生部发布《新药审批办法》《新生物制品审批办法》《进口药品管理办法》。1999 年，国家药品监督管理局陆续修订发布《新药审批办法》等一系列药品注册及管理的法律法规。2002 年 10 月，国家药品监督管理部门发布了《药品注册管理办法》（试行）及其附件。2005 年 4 月、2007 年

7月、2020年1月，国家药品监督管理部门3次修订了《药品注册管理办法》。

二、药品注册的相关概念

（一）药品注册

药品注册是指药品注册申请人依照法定程序和相关要求提出药物临床试验，药品上市许可、再注册等申请以及补充申请，药品监督管理部门基于法律法规和现有科学认知进行安全性、有效性和质量可控性等审查，决定是否同意其申请的活动。

药品注册包括药物临床试验申请、药品上市许可申请、补充申请、再注册申请等许可事项，以及其他备案或者报告事项。

（二）药品注册申请人

药品注册申请人是指提出药品注册申请并承担相应法律责任的企业或者药品研制机构等。境外申请人应当指定中国境内的企业法人办理相关药品注册事项。申请人取得药品注册证书后，为持有人。

三、药品注册申请

药品注册申请包括药物临床试验申请、药品上市许可申请、药品上市后注册事项变更的补充申请以及再注册申请。

（一）药物临床试验申请

药品注册申请人完成支持药物临床试验的药学、药理毒理学等研究后，提出药物临床试验申请的，药品审评中心应当组织药学、医学和其他技术人员对已受理的药物临床试验申请进行审评。药品注册申请人获准开展药物临床试验的为药物临床试验申办者。

（二）药品上市许可申请

根据《药品管理法》规定，在中国境内上市的药品，应当经国家药品监督管理局批准，取得药品注册证书。药品注册申请人在完成支持药品上市注册的药学、药理毒理学和药物临床试验等研究，确定质量标准，完成商业规模生产工艺验证，并做好接受药品注册核查检验的准备后，向国家药品监督管理部门提出药品上市许可申请。

（三）补充申请

指药物临床试验申办者或持有人，欲变更原药品注册批准证明文件及其附件所载明的事项或者内容，按照规定并参照相关技术指导原则，对药品变更进行充分研究和验证，充分评估变更可能对药品安全性、有效性和质量可控性的影响，按照变更程序提出的补充申请、备案或者报告。

（四）再注册申请

再注册申请是指当药品批准证明文件有效期满后，申请人拟继续生产或进口该药品的注册申请。药品注册证书有效期为五年，持有人应当在药品注册证书有效期届满前6个月申请再注册。

四、药品注册分类

我国的药品注册按照中药、化学药和生物制品等类别进行分类注册管理。

中药注册分类包括中药创新药、中药改良型新药、古代经典名方中药复方制剂、同名同方药等。中药注册分类最新的具体情形和相应的申报资料参照 2023 年国家药品监督管理局发布的《中药注册管理专门规定》执行。化学药注册按照化学药创新药、化学药改良型新药、仿制药等进行分类。生物制品注册按照生物制品创新药、生物制品改良型新药、已上市生物制品（含生物类似药）等进行分类。

中药、化学药和生物制品等药品的细化分类和相应的申报资料要求，由国家药品监督管理局根据注册药品的产品特性、创新程度和审评管理需要组织制定，并向社会公布。

境外生产药品的注册申请，按照药品的细化分类和相应的申报资料要求执行。

五、药品注册管理的机构

（一）行政机构

国家药品监督管理局主管全国药品注册管理工作，负责建立药品注册管理工作体系和制度，制定药品注册管理规范，依法组织药品注册审评审批以及相关的监督管理工作。

省级药品监督管理部门负责本行政区域内以下药品注册相关管理工作：

1. 境内生产药品再注册申请的受理、审查和审批。

2. 药品上市后变更的备案、报告事项管理。

3. 组织对药物非临床安全性评价研究机构、药物临床试验机构的日常监管及违法行为的查处。

4. 参与国家药品监督管理局组织的药品注册核查、检验等工作。

5. 国家药品监督管理局委托实施的药品注册相关事项。省级药品监督管理部门设置或者指定的药品专业技术机构，承担依法实施药品监督管理所需的审评、检验、核查、监测与评价等工作。

（二）技术机构

国家药品监督管理局药品审评中心（以下简称：药品审评中心）负责药物临床试验申请、药品上市许可申请、补充申请和境外生产药品再注册申请等的审评。

中国食品药品检定研究院（以下简称：中检院）负责制定药品注册检验的具体工作程序和要求，以及药品注册检验技术要求和规范，承担规定药品的注册检验等工作。

国家药典委员会（以下简称：药典委）承担药品注册通用名称核准等工作。

国家药品监督管理局食品药品审核查验中心（以下简称：药品核查中心）承担药品注册核查工作，负责制定药品注册核查实施的原则、程序、时限和要求等。

国家药品监督管理局药品评价中心（以下简称：药品评价中心）负责制定处方药和非处方药上市后转换相关技术要求和程序，并向社会公布。非处方药注册时由药品评价中心进行非处方药适宜性审查。

国家药品监督管理局行政事项受理服务和投诉举报中心负责药品注册证书的制证送达等。

国家药品监督管理局信息中心（以下简称：信息中心）承担药品注册有关的信息化建设与管理等工作。

第三节　药物临床试验许可和药品上市许可

一、药物临床试验许可管理

开展药物临床试验，应当按照国家药品监督管理局的规定如实报送研制方法、质量指标、药理及毒理试验结果等有关数据、资料和样品，经国家药品监督管理局批准。其中，开展生物等效性试验的，报国家药品监督管理局备案。

申请人完成支持药物临床试验的药学、药理毒理学等研究后，提出药物临床试验申请的，应当按照申报资料要求提交相关研究资料。经形式审查，申报资料符合要求的，予以受理。药品审评中心应当组织药学、医学和其他技术人员对已受理的药物临床试验申请进行审评。对药物临床试验申请应当自受理之日起60日内决定是否同意开展，并通过药品审评中心网站通知申请人审批结果；逾期未通知的，视为同意，申请人可以按照提交的方案开展药物临床试验。

获准开展药物临床试验的药物拟增加适应证（或者功能主治）以及增加与其他药物联合用药的，申请人应当提出新的药物临床试验申请，经批准后方可开展新的药物临床试验。获准上市的药品增加适应证（或者功能主治）需要开展药物临床试验的，应当提出新的药物临床试验申请。

申办者应当定期在药品审评中心网站提交研发期间安全性更新报告。研发期间安全性更新报告应当每年提交一次，于药物临床试验获准后每满一年后的两个月内提交。药品审评中心可以根据审查情况，要求申办者调整报告周期。对于药物临床试验期间出现的可疑且非预期严重的不良反应和其他潜在的严重安全性风险信息，申办者应当按照相关要求及时向药品审评中心报告。根据安全性风险严重程度，可以要求申办者采取调整药物临床试验方案、知情同意书、研究者手册等加强风险控制的措施，必要时可以要求申办者暂停或者终止药物临床试验。

申办者应当在开展药物临床试验前在药物临床试验登记与信息公示平台登记药物临床试验方案等信息。药物临床试验期间，申办者应当持续更新登记信息，并在药物临床试验结束后登记药物临床试验结果等信息。登记信息在平台进行公示，申办者对药物临床试验登记信息的真实性负责。

申请人拟开展生物等效性试验的，应当按照要求在药品审评中心网站完成生物等效性试验备案后，按照备案的方案开展相关研究工作。

二、药品上市许可

（一）受理与初步审查

申请人在完成支持药品上市注册的药学、药理毒理学和药物临床试验等研究，确定质量标准，完成商业规模生产工艺验证，并做好接受药品注册核查检验的准备后，提出药品上市许可申请，按照申报资料要求提交相关研究资料。经对申报资料进行形式审查，符合要求的，予以受理。

（二）技术审评

药品审评中心组织药学、医学和其他技术人员，按要求对已受理的药品上市许可申请进行审评。审评过程中基于风险启动药品注册核查、检验，相关技术机构应当在规定时限内完成核查、检验工作。药品审评中心根据药品注册申报资料、核查结果、检验结果等，对药品的安全性、有效性和质量可控性等进行综合审评，非处方药还应当转药品评价中心进行非处方药适宜性审查。

（三）审批与发证

综合审评结论通过的，批准药品上市，发给药品注册证书。综合审评结论不通过的，作出不予批准决定。批准上市的药品发给药品注册证书及附件，不再发给新药证书。

三、药品上市审批的其他相关规定

（一）关联审评审批

药品审评中心在审评药品制剂注册申请时，对药品制剂选用的化学原料药、辅料及直接接触药品的包装材料和容器进行关联审评。化学原料药、辅料及直接接触药品的包装材料和容器生产企业应当按照关联审评审批制度要求，在化学原料药、辅料及直接接触药品的包装材料和容器登记平台登记产品信息和研究资料。药品审评中心向社会公示登记号、产品名称、企业名称、生产地址等基本信息，供药品制剂注册申请人选择。

未通过关联审评审批的，化学原料药、辅料及直接接触药品的包装材料和容器产品的登记状态维持不变，相关药品制剂申请不予批准。

（二）药品注册核查

药品注册核查是指为核实申报资料的真实性、一致性以及药品上市商业化生产条件，检查药品研制的合规性、数据可靠性等，对研制现场和生产现场开展的核查活动，以及必要时对药品注册申请所涉及的化学原料药、辅料及直接接触药品的包装材料和容器的生产企业、供应商或者其他受托机构开展的延伸检查活动。

药品审评中心根据药物创新程度、药物研究机构既往接受核查情况等，基于风险决定是否开展药品注册研制现场核查。

药品审评中心决定启动药品注册研制现场核查的，通知药品核查中心在审评期间组织实施核查，同时告知申请人。药品核查中心应当在规定时限内完成现场核查，并将核查情况、核查结论等相关材料反馈药品审评中心进行综合审评。

（三）药品注册检验

药品注册检验包括标准复核和样品检验。标准复核，是指对申请人申报药品标准中设定项目的科学性、检验方法的可行性、质控指标的合理性等进行的实验室评估。样品检验，是指按照申请人申报或者药品审评中心核定的药品质量标准对样品进行的实验室检验。

中检院或者经国家药品监督管理局指定的药品检验机构承担创新药、改良型新药（中药除外）、生物制品、放射性药品和按照药品管理的体外诊断试剂以及国家药品监督管理局规定的其他药品的注册检验。

境外生产药品的注册检验由中检院组织口岸药品检验机构实施。其他药品的注册检验，由申请人或者生产企业所在地省级药品检验机构承担。

申请人完成支持药品上市的药学相关研究，确定质量标准，并完成商业规模生产工艺验证后，可以在药品注册申请受理前向中检院或者省级药品监督管理部门提出药品注册检验；申请人未在药品注册申请受理前提出药品注册检验的，在药品注册申请受理后 40 日内由药品审评中心启动药品注册检验。原则上申请人在药品注册申请受理前只能提出一次药品注册检验，不得同时向多个药品检验机构提出药品注册检验。

（四）加快上市注册程序

1. **突破性治疗药物程序** 药物临床试验期间，用于防治严重危及生命或者严重影响生存质量的疾病，且尚无有效防治手段，或者与现有治疗手段相比有足够证据表明具有明显临床优势的创新药或者改良型新药等，申请人可以申请适用突破性治疗药物程序。对纳入突破性治疗药物程序的药物临床试验，给予以下政策支持：①申请人可以在药物临床试验的关键阶段向药品审评中心提出沟通交流申请，药品审评中心安排审评人员进行沟通交流；②申请人可以将阶段性研究资料提交给药品审评中心，药品审评中心基于已有研究资料，对下一步研究方案提出意见或者建议，并反馈给申请人。

2. **附条件批准程序** 药物临床试验期间，符合以下情形的药品，可以申请附条件批准：①治疗严重危及生命且尚无有效治疗手段的疾病的药品，药物临床试验已有数据证实疗效并能预测其临床价值的；②公共卫生方面急需的药品，药物临床试验已有数据显示疗效并能预测其临床价值的；③应对重大突发公共卫生事件急需的疫苗或者国家卫生健康委员会认定急需的其他疫苗，经评估获益大于风险的。对附条件批准的药品，持有人应当在药品上市后采取相应的风险管理措施，并在规定期限内按照要求完成药物临床试验等相关研究，以补充申请方式申报。对批准疫苗注册申请时提出进一步研究要求的，疫苗持有人应当在规定期限内完成研究。持有人逾期未按照要求完成研究或者不能证明其获益大于风险的，国家药品监督管理局应当依法处理，直至注销药品注册证书。

3. **优先审评审批程序** 药品上市许可申请时，以下具有明显临床价值的药品，可以申请适用进入优先审评审批程序：①临床急需的短缺药品、防治重大传染病和罕见病等疾病的创新药和改良型新药；②符合儿童生理特征的儿童用药品新品种、剂型和规格；③疾病预防、控制急需的疫苗和创新疫苗；④纳入突破性治疗药物程序的药品；⑤符合附条件批准的药品；⑥国家药品监督管理局规定其他优先审评审批的情形。

4. **特别审批程序** 在发生突发公共卫生事件时以及突发公共卫生事件发生后，国家药品监督管理局可以依法决定对突发公共卫生事件应急所需防治药品实行特别审批。

四、药品批准证明文件

药品注册证书载明药品批准文号、持有人、药品生产企业等信息；属于非处方药的，注明非处方药类别。经核准的药品生产工艺、质量标准、说明书和标签作为附件一并发给申请人，必要时还应附药品上市后研究要求。上述信息纳入药品品种档案，并根据上市后变更情况及时更新。药品注册证书载明的药品批准文号的格式：①境内生产药品：国药准字 H（Z、S）+ 四位年号 + 四位顺序号；②中国香港、澳门和台湾地区生产药品：国药准字 H（Z、S）C+ 四位年号 + 四位顺序号；③境外生产药品：国药准字 H（Z、S）J+ 四位年号 + 四位顺序号。其中，H 代表化学药，Z 代表中药，S 代表生物制品。药品批准文号不因上市后的注册事项的变更而改变。中药另有规定的从其规定。

药品监督管理部门制作的药品注册批准证明电子文件及原料药批准文件电子文件与纸质文件具有同等法律效力。

第四节 仿制药注册要求和一致性评价

一、仿制药注册要求

仿制药是指仿制已上市原研药品的药品，分为两类，一是仿制境外已上市境内未上市原研药品，二是仿制境内已上市原研药品。仿制药要求与原研药品质量和疗效一致。如果已上市药品的原研药品无法追溯或者原研药品已经撤市的，建议不再申请仿制；如坚持提出仿制药申请，原则上不能以仿制药的技术要求予以批准，应按照新药的要求开展相关研究。

仿制药要求与原研药品具有相同的活性成分、剂型、规格、适应证、给药途径和用法用量，不强调处方工艺与原研药品一致，但强调仿制药品必须与原研药品质量和疗效一致。申请注册的仿制药没有达到与原研药质量和疗效一致的，不予批准。《关于药品注册审评审批若干政策的公告》规定，仿制药按照与原研药质量和疗效一致的原则受理和审评审批。其中，对已在中国境外上市但尚未在境内上市药品的仿制药注册申请，应与原研药进行生物等效性研究并按国际通行技术要求开展临床试验，所使用的原研药由企业自行采购，向国家药品监督管理局申请一次性进口；未能与原研药进行对比研究的，应按照创新药的技术要求开展研究。

仿制药、按照药品管理的体外诊断试剂以及其他符合条件的情形，经申请人评估，认为无需或者不能开展药物临床试验，符合豁免药物临床试验条件的，申请人可以直接提出药品上市许可申请。仿制药应当与参比制剂质量和疗效一致。申请人应当参照相关技术指导原则选择合理的参比制剂。

二、仿制药质量和疗效一致性评价

对已经批准上市的仿制药（包括国产仿制药、进口仿制药和原研药品地产化品种），按与原研药品质量和疗效一致的原则，分期分批进行质量一致性评价。药品生产企业应将其产品按照规定的方法与参比制剂进行质量一致性评价，并向国家药品监督管理局报送评价结果。参比制剂由国家药品监督管理局征询专家意见后确定，可以选择原研药品，也可以选择国际公认的同种药品。无参比制剂的，由药品生产企业进行临床有效性试验。在规定期限内未通过质量一致性评价的仿制药，不予再注册；在质量一致性评价工作中，需改变已批准工艺的，应按《药品注册管理办法》的相关规定提出补充申请，国家药品监督管理局设立绿色通道，加快审评审批。

第五节　药品上市后研究和再注册

一、药品上市后研究和变更

（一）药品上市后研究要求

持有人应当制订药品上市后风险管理计划，主动开展药品上市后研究，对药品的安全性、有效性和质量可控性进行进一步确证，加强对已上市药品的持续管理。包括每年生产、销售、抽验情况、药品临床使用情况及不良反应情况、Ⅳ期临床试验、新药监测，以及药品处方、生产工艺、药品标准的更新状况，生产药品制剂所用原料药的来源情况等。

药品注册证书及附件要求持有人在药品上市后开展相关研究工作的，持有人应当在规定时限内完成并按照要求提出补充申请、备案或者报告。

药品批准上市后，持有人应当持续开展药品安全性和有效性研究，根据有关数据及时备案或者提出修订说明书的补充申请，不断更新完善说明书和标签。药品监督管理部门依职责可以根据药品不良反应监测和药品上市后评价结果等，要求持有人对说明书和标签进行修订。

（二）药品上市后的变更

药品上市后的变更，按照其对药品安全性、有效性和质量可控性带来的风险和产生影响的程度，实行分类管理，分为审批类变更、备案类变更和报告类变更。持有人应当按照相关规定，参照相关技术指导原则，全面评估、验证变更事项对药品安全性、有效性和质量可控性的影响，进行相应的研究工作。

凡属于以下变更，应当以补充申请方式申报，经批准后实施：①药品生产过程中的重大变更；②药品说明书中涉及有效性内容以及增加安全性风险的其他内容的变更；③持有人转让药品上市许可；④国家药品监督管理局规定需要审批的其他变更。

凡属于以下变更，应当在变更实施前，报所在地省级药品监督管理部门备案：①药品生产过程中的中等变更；②药品包装标签内容的变更；③药品分包装；④国家药品监督管理局规定需要备案的其他变更。境外生产药品发生上述变更的，应当在变更实施前报药品审评中心备案。

凡属于以下变更，应当在年度报告中报告：①药品生产过程中的微小变更；②国家药品监督管理局规定需要报告的其他变更。

二、药品再注册

持有人应当在药品注册证书有效期届满前6个月申请再注册。境内生产药品再注册申请由持有人向其所在地省级药品监督管理部门提出，境外生产药品再注册申请由持有人向药品审评中心提出。药品再注册申请受理后，省级药品监督管理部门或者药品审评中心对持有人开展药品上市后评价和不良反应监测情况，按照药品批准证明文件和药品监督管理部门要求开展相关工作情况，以及药品批准证明文件载明信息变化情况等进行审查，符合规定的，予以再注册，发给药品再注册批准通知书。不符合规定的，不予再注册，对不予再注册的药品，药品注册证书有效期届满时予以注销。

第六节 药品知识产权保护

创新是引领发展的第一动力，保护知识产权就是保护创新。知识产权制度是对人们创造性智力活动成果所享有权利的一种保护。医药行业不仅是国家重要的工业产业支柱，也是无形资产集中的主要领域。由于新药的研究与开发具有技术密集、投入高、周期长、风险大等特点，世界各国对医药领域的知识产权保护问题都十分重视。加强药品知识产权保护，对于鼓励医药科技创新，推动医药科技产业化的发展，提高医药企业竞争意识和能力等方面都有着极其重要的意义。

药品知识产权是指一切与药品有关的发明创造和智力劳动成果的财产权。下文的内容包括专利权、商标权、商业秘密、未披露的药品实验数据保护。

一、医药专利权

专利制度是完善知识产权保护的重要手段之一，是我国坚持创新驱动、质量引领战略的重要内容。医药产业作为全球化程度最高的高科技产业之一，专利制度对其具有特别重要的意义。我国药品专利保护起步较晚，1985 年开始实施《中华人民共和国专利法》，1993 年才开始有实质性的药品专利保护。我国《专利法》经过 1992 年、2000 年、2008 年和 2020 年四次修订，专利保护制度体系日趋完善。

（一）专利类型
药品专利分为发明专利、实用新型专利和外观设计专利三类。其中，药品的发明专利包括产品发明专利和方法发明专利。

（二）专利申请
1. 专利申请的原则 《专利法》规定，专利的申请遵循以下基本原则：

（1）书面申请：即办理专利申请手续时，必须采用书面申请形式。

（2）申请单一性原则：即一件专利申请只限于一项发明创造。

（3）先申请原则：即两个或两个以上申请人就同样的发明申请专利时，专利权授予最先申请的人。

（4）优先权原则：申请人自发明或实用新型在外国第一次提出专利申请之日起 12 个月内，或者自外观设计在外国第一次提出专利申请之日起 6 个月内，又在中国就相同主题提出申请的，可以享有优先权；申请人自发明或实用新型在中国第一次提出专利申请之日起 12 个月内，又向国务院专利行政主管部门就相同主题提出专利申请的可以享有优先权。

2. 药品专利的申请 申请发明或者实用新型专利的，应当提交请求书、说明书及其摘要和权利要求书等文件。申请外观设计专利的，应当提交请求书、该外观设计的图片或者照片以及对该外观设计的简要说明等文件。

（三）专利授权

1. **授予专利权的条件**　授予专利权的发明和实用新型应当具备新颖性、创造性和实用性。

（1）新颖性：指该发明或者实用新型不属于现有技术，也没有任何单位或者个人就同样的发明或者实用新型在申请日以前向国务院专利行政部门提出过申请，并记载在申请日以后公布的专利申请文件或者公告的专利文件中。

（2）创造性：指与现有技术相比，该发明具有突出的实质性特点和显著的进步，该实用新型具有实质性特点和进步。

（3）实用性：指该发明或者实用新型能够制造或者使用，并且能够产生积极效果。

授予专利权的外观设计，应当不属于现有设计，也没有任何单位或者个人就同样的外观设计在申请之日以前向国务院专利行政部门提出过申请，并记载在申请日以后公告的专利文件中。授予专利权的外观设计与现有设计或者现有设计特征的组合相比，应当具有明显区别。授予专利权的外观设计不得与他人在申请日以前已经取得的合法权利相冲突。

现有技术是指申请日以前在国内外为公众所知的技术。

现有设计是指申请日以前在国内外为公众所知的设计。

2. **不授予专利权的情形**

（1）对违反法律、社会公德或者妨害公共利益的发明创造，不授予专利权。对违反法律、行政法规的规定获取或者利用遗传资源，并依赖该遗传资源完成的发明创造，不授予专利权。

（2）对下列各项，不授予专利权：科学发现，智力活动的规则和方法，疾病的诊断和治疗方法，动物和植物品种，原子核变换方法以及用原子核变换方法获得的物质，对平面印刷品的图案、色彩或者二者的结合作出的主要起标识作用的设计。

对动物和植物品种的生产方法可以授予专利权。

（四）专利保护

1. **专利权的保护范围、期限**　发明或者实用新型专利权的保护范围以其权利要求的内容为准，说明书及附图可以用于解释权利要求。外观设计专利权的保护范围以表示在图片或者照片中的该外观设计专利权为准。

发明专利权的保护期限为 20 年，实用新型专利权的保护期限为 10 年，外观设计专利权的保护期限为 15 年，均自申请之日起计算。为补偿新药上市审评审批占用的时间，对在中国获得上市许可的新药相关发明专利，国务院专利行政部门应专利权人的请求给予专利权期限补偿。补偿期限不超过 5 年，新药批准上市后总有效专利权期限不超过 14 年。

2. **药品专利链接制度**　为了保护药品专利权人合法权益，降低仿制药上市后专利侵权风险，中共中央办公厅、国务院办公厅均提出要探索建立药品专利链接制度，国家药监局、国家知识产权局发布了《药品专利纠纷早期解决机制实施办法（试行）》（2021 年第 89 号）。国家药品监督管理局组织建立中国上市药品专利信息登记平台，供持有人登记在中国境内注册上市的药品相关专利信息，对已获批上市药品的相关专利信息予以公开。化学仿制药申请人提交药品上市许可申请时，应当对照已在信息平台公开的专利信息，针对被仿制药每一件相关的药品专利作出声明。声明分为四类：一类声明是中国上市药品专利信息登记平台中没有被仿制药的相关专利信息；二类声明是中国上市药品专利信息登记平台收录的被仿制药相关专利权已终止或者被宣告无效，或者仿制药申请人已获得专利权人相关专利实施许可；三类声明是中国上市药品专利信息登记平台收录有被仿制药相关专利，仿制药申请人承诺在相应专利权有效期届满之前所申请的仿制药暂不上市；四类声明是中国上市药品专利信息登记平台收录的被仿制药相关专利权应当被宣告无效，或者其仿制药未落入相关专利权保护范围。不同类型专利声明的化学仿制药注册申请实行分类处理。对一类、二类声明的注册申请，国家药品监督管理局依据技术审评结论作出是否批准上市的决定。对三类声明的注册申请，技术审评通过的，作出批准上市决定，相关药品在相应专利权有效期和市场独占期届满之后方可上市。化学仿制药申请人提交四类声明，根据其提出的宣告专利权无效请求，经人民法院或国务院专利行政部门确认相关专利权无效的，则挑战专利成功，仿制药可获批上市。对首个挑战专利成功并首个获批上市的化学仿制药，给予 12 个月的市场独占期。

需要注意的是，中药、生物制品可登记专利类型与化学药存在差异。对中药同名同方药和生物类似药注册申请，国家药品监督管理部门依据技术审评结论直接作出是否批准上市的决定。对于人民法院或国务院专利行政部门确认相关技术方案落入相关专利权范围的，相关药品在相应专利权有效期届满之后方可上市。

二、医药商标权

（一）商标的概念

商标是指能够将自然人、法人或者其他组织的商品与他人的商品区别开的标志，包括文字、图形、字母、数字、三维标志、颜色组合和声音等，也可以是上述要素的组合。

（二）商标权的取得

经商标局核准注册的商标为注册商标，商标注册人享有商标专用权，受法律保护。商标注册人享有的权利包括：独占使用权、转让权、许可使用权。

《中华人民共和国商标法》（以下简称《商标法》）规定了不得作为商标注册的标志：仅有本商品的通用名称、图形、型号的；仅直接表示商品的质量、主要原料、功能、用途、重量、数量及其他特点的。

已经作为药品通用名称的，该名称不得作为药品商标使用。

（三）注册商标的保护期限

注册商标的期限是指商标具有法律效力、受法律保护的期限，也称为注册商标的有效期或保护期。《商标法》规定，自核准注册之日起计算，注册商标的有效期为 10 年，需要继续使用的在有效期满前 12 个月内申请续展注册；在此期间未能提出申请的，可以给予 6 个月的宽展期；宽展期满仍未提出申请的，注销其注册商标；每次续展注册的有效期为 10 年。

凡属《商标法》规定的侵犯注册商标专用权的行为，可由市场监督管理部门根据情节处以停止生产或销售、没收、罚款等；还可应被侵权人的请求，责令侵权人赔偿损失；构成犯罪的，依法追究刑事责任。

三、药品商业秘密保护

（一）商业秘密

根据《中华人民共和国反不正当竞争法》（以下简称《反不正当竞争法》），商业秘密为不为公众所知悉、能为权利人带来经济利益、具有实用性并经权利人采取保密措施的技术信息和经营信息，包括设计、程序、产品配方、制作工艺、制作方法、管理诀窍、客户名单、货源情报、产销策略、招标投标中的标底及标书内容等信息。在《与贸易有关的知识产权协议》中，把商业秘密的范围规定为一切符合条件的"未披露的信息"。

（二）商业秘密保护的法律规定

关于商业秘密的保护，我国目前尚没有完善的法律适用体系。《反不正当竞争法》规定了有关商业秘密的内容。经营者不得采用下列手段侵犯商业秘密：①以盗窃、贿赂、欺诈、胁迫、电子侵入或者其他不正当手段获取权利人的商业秘密；②披露、使用或者允许他人使用以前项手段获取的权利人的商业秘密；③违反保密义务或者违反权利人有关保守商业秘密的要求，披露、使用或者允许他人使用其所掌握的商业秘密；④教唆、引诱、帮助他人违反保密义务或者违反权利人有关保守商业秘密的要求，获取、披露、使用或者允许他人使用权利人的商业秘密。经营者以外的其他自然人、法人和非法人组织实施前款所列违法行为的，视为侵犯商业秘密。

第三人明知或者应知商业秘密权利人的员工、前员工或者其他单位、个人实施本条第一款所列违法行为，仍获取、披露、使用或者允许他人使用该商业秘密的，视为侵犯商业秘密。

四、未披露的药品试验数据保护

未披露的药品试验数据是指在含有新型化学成分药品注册过程中，申请者为获得药品生产批准证明文件向药品注册管理部门提交的关于药品安全性、有效性、质量可控性的未披露的试验数据，包括针对试验系统的试验数据，针对生产工艺流程、生产设备与设施、生产质量控制等的研究数据，针对人体的临床试验数据等。为保护新药开发的积极性，我国在相应的行政法规和部门规章中，规定了对药品未披露的试验数据进行保护，以防止不正当的商业使用。

《药品管理法实施条例》规定，国家对获得生产或者销售含有新型化学成分药品许可的生产者或者销售者提交的自行取得且未披露的试验数据和其他数据实施保护，任何人不得对该未披露的试验数据和其他数据进行不正当的商业利用。自药品生产者或者销售者获得生产、销售新型化学成分药品的许可证明文件之日起6年内，对其他申请人未经已获得许可的申请人同意，使用前款数据申请生产、销售新型化学成分药品许可的，药品监督管理部门不予许可。但是，其他申请人提交自行取得数据的除外。

习题

一、最佳选择题（下列每小题的备选项中，只有一项最符合题目要求，请将其选出）

1.《国务院关于改革药品医疗器械审评审批制度的意见》规定，新药是指

    A. 未曾在中国境内上市销售的药品

    B. 未曾在中国境外上市销售的药品

    C. 未曾在中国境内外上市销售的药品

    D. 未曾在中国境内生产过的药品

2. 在发生突发公共卫生事件的威胁时以及突发公共卫生事件发生后，国家药品监督管理局可以依法决定对突发公共卫生事件应急所需防治药品实行

    A. 突破性治疗药物程序　　　　　　B. 附条件批准程序

    C. 优先审评审批程序　　　　　　　D. 特别审批程序

3. 药品审评中心在审评药品制剂注册申请时，进行关联审评的项目不包括

    A. 化学原料药

    B. 辅料

    C. 直接接触药品的包装材料和容器

    D. 药品标签和说明书

4. 在药品注册证书中载明上市后需要继续完成的研究工作及完成时限等相关事项的药品注册程序是

    A. 突破性治疗药物程序　　　　　　B. 附条件批准程序

    C. 优先审评审批程序　　　　　　　D. 特别审批程序

5. 关于药品专利保护期限的说法，不正确的是

    A. 药品发明专利权的保护期限为 20 年

    B. 药品实用新型专利权的保护期限为 10 年

    C. 药品外观设计专利权的保护期限为 10 年

    D. 新药相关发明专利补偿期限不超过 5 年

6. 下列不得作为商标使用的标志是

    A. 仅有药品通用名称的标志

    B. 能够将自己的商品与他人的商品区别开的字母组合标志

    C. 能够将自己的商品与他人的商品区别开的图形组合标志

    D. 能够将自己的商品与他人的商品区别开的图形及字母的组合标志

7. 关于生物等效性试验的说法，错误的是

    A. 开展生物等效性试验的，应当报国家药品监督管理局审批

    B. 一般仿制药的研制需要进行生物等效性试验

    C. 仿制药应当与参比制剂质量和疗效一致

    D. 生物等效性试验用样品的处方、工艺、生产线应与商业化生产保持一致

8. 关于药品注册类别的说法，错误的是

    A. 药品注册申请按照中药、化学药、生物制品和进口药品等进行分类，境外生产药品以专门类别在我国进行药品注册申请

    B. 中药注册按照中药创新药、中药改良型新药、古代经典名方中药复方制剂、同名同方药等进行分类

    C. 化学药注册按照化学药创新药、化学药改良型新药、仿制药等进行分类

    D. 生物制品注册按照生物制品创新药、生物制品改良型新药、已上市生物制品（含生物类似药）等进行分类。

二、配伍选择题（题目分为若干组，每组题目对应同一组备选项，备选项可重复选用，也可不选用。每题只有 1 个备选项最符合题目要求）

【1~4】

    A. 注册检验   B. 评价抽验

    C. 监督抽验   D. 指定检验

1. 省级以上药品检验机构根据国家有关规定对药品注册申请人所申请注册的药品进行的样品检验是

2. 药品监督管理部门为掌握、了解辖区内药品质量总体水平与状态而进行的检验是

3. 药品监督管理部门在药品监督管理工作中，为保证民众用药安全而对监督检查中发现的质量可疑药品所进行的有针对性的检验是

4. 药品在销售前或进口时，必须经过指定的政府药品检验机构检验，合格的才准予销售的检验是

【5~8】

    A. Ⅰ期临床试验   B. Ⅱ期临床试验

    C. Ⅲ期临床试验   D. Ⅳ期临床试验

5. 初步的临床药理学及人体安全性评价试验是指

6. 观察人体对于新药的耐受程度和药代动力学阶段的临床试验是指

7. 治疗作用确证阶段的临床试验是指

8. 新药上市后的应用研究阶段临床试验是指

【9~11】

    A. 国家药品监督管理局药品审评中心

    B. 中国食品药品检定研究院

    C. 国家药典委员会

    D. 国家药品监督管理局药品评价中心

9. 负责药物临床试验申请、药品上市许可申请、补充申请的是

10. 承担依法实施药品注册管理所需的药品注册检验的是

11. 承担依法实施药品注册管理所需的通用名称核准的是

【12~14】

    A. 国药准字 H（Z、S）+ 四位年号 + 四位顺序号

    B. 国药准字 H（Z、S）C+ 四位年号 + 四位顺序号

C. 国药准字 H（Z、S）J+ 四位年号 + 四位顺序号

D. H（Z、S）+ 四位年号 + 四位顺序号

12. 中国香港、澳门和台湾地区生产药品的批准文号是

13. 境内生产药品的批准文号是

14. 境外生产药品的批准文号是

三、多项选择题（每题的备选项中，有 2 个或 2 个以上符合题目要求，错选、少选均不得分）

1. 根据《药品注册管理办法》，药品注册申请包括

　　A. 药物临床试验申请　　　　　　B. 药品上市许可申请

　　C. 补充申请　　　　　　　　　　D. 再注册申请

2. 根据《药品管理法》，应当对药品质量全面负责的人员包括

　　A. 药品经营企业的主要负责人

　　B. 药品上市许可持有人的法定代表人

　　C. 药品上市许可持有人的主要负责人

　　D. 医疗机构的主要负责人

3. 医药知识产权保护包括

在线答题

　　A. 药品注册商标保护　　　　　　B. 野生药材资源保护

　　C. 药品专利保护　　　　　　　　D. 中药品种保护

第五章数字资源

第五章　药品生产管理

第一节　药品生产概述

一、药品生产与药品生产企业

（一）药品生产

药品生产是指将药物原料加工制备成能供临床使用的各种剂型的过程。在我国，药品生产主要可分为化学药品生产、生物制品生产和中药生产三大类。

药品生产除了具备一般工业生产的共性之外，还具备准入标准严、质量要求高、卫生要求严、机械化程度高、生产技术先进、生产工艺复杂、产品种类与规格多且更新快、生产管理法制化等特点。

根据药品生产的过程，可将其分为原料药生产和制剂生产两个阶段。

1. 原料药生产阶段　原料药是各类药物制剂的生产原料，是制剂中的有效成分。根据原料药的化学性质与其加工方法的不同，可将原料药生产分为以下几种：

（1）生药的加工制造：生药一般指未经加工或只经简单加工的中药材，按其来源可大致分为植物类、动物类以及矿物类。生药的加工制造主要是指对植物或动物来源的机体、器官、分泌物等进行干燥处理。

（2）药用成分和化合物的加工制造：化学药物按其来源可分为天然化学药和化学合成药。相应地，药用成分和化合物的加工制造可包括以下两类：①从天然产物（如植物、动物）中直接分离、提取出药用成分；②通过化学合成的方法（合成、半合成）制备出具有药用价值的化学产物（包括无机化合物和有机化合物）。

（3）生物制品原料的制备：生物制品的制备即利用生物技术进行生物制品生产制备的过程。生物制品的原料可包括细胞、微生物、动物及人的组织和体液等，生物技术则主要包括普通生物技术、发酵工程、基因工程、细胞工程、蛋白质工程等。

需要注意的是，以上原料药生产方式的分类并不绝对，在现实生产中常出现不同生产方式相结合的情况。例如，抗生素通常通过微生物发酵的方法制备，但为满足提高抗生素的化学稳定性、降低不良反应发生率、增加生物利用度等需求，现常在生物合成抗生素的基础上对其化学结构加以改造，制成半合成抗生素，即半合成抗生素是生物技术和化学合成技术结合制备的产物。

2. 制剂生产阶段　原料药可供临床配方使用却无法直接供患者使用，因此需要将原料药按照一定的流程加工成为药物制剂。制剂生产是指将各类原料药通过添加辅料、运用制剂技术进行加工的方式，进一步制备成可供临床医疗或预防使用的各种剂型（如注射剂、片剂、胶囊剂、颗粒剂、栓剂等）。不同剂型的药物制造方法也有所不同。

（二）药品生产企业

1. 药品生产企业　药品生产企业系生产药品的专营企业或兼营企业，是应用现代科学技术，经药品监督管理部门批准可从事药品生产活动的，可自主生产、经营药品的，具有法人资格的基本经济实体，是药品生产管理的主体。

2. 药品生产企业的特点

（1）知识技术密集：药品生产企业在生产经营药品的同时还肩负着新药研发的任务，这就要求药品生产企业的管理人员和生产技术人员的专业知识储备足、技术水平高。

（2）资本密集：药品生产企业是资本密集型企业，相比于其他产品的生产企业受到更加严格的监管以保证药品质量，因此在开办药品生产企业时需要满足更高的"硬件""软件"条件才能获得药品生产许可，需要较高的投资；同时，为保证企业的持续发展，药品生产企业需要不断有大量的资本投入以满足企业新药研发和产品更新换代的要求。

（3）多品种分批生产：为扩大市场规模，提升企业的竞争力，药品生产企业普遍生产经营多种产品。为获得稳定、一致、可控的药品质量，药品生产通常采用分批的生产方式，因此各国均对药品生产的批次和批号进行严格管理。

（4）以流水线为基础的车间生产：为满足药品生产要求，药品生产企业通常把不同类型的产品设置在不同车间或分厂生产，再根据不同产品的工艺特点设置生产车间，各车间内按照本类型药品的工艺流程设一个或多个生产流水线。

二、药品生产管理

（一）药品生产管理概念

药品生产管理系指药品生产企业对其药品生产全过程的具体管理。药品生产管理可促使药品生产企业适时生产合格药品，保证药品供应。

（二）药品生产管理目的

药品生产管理的目的是适时、保质、保量、经济地将符合相关规定与质量标准的合格药品生产出来，提供给社会以满足市场需求，具有经济性与社会性。

（三）药品生产管理的特点

药品质量直接关系着治疗的有效性，关系着人民的生命健康，因此，药品生产质量管理是药品生产管理中的重中之重。药品质量只能由专业人员根据相关标准或要求，按照一定流程，借助必要仪器、设备来检测，患者很难掌握药品质量标准的相关知识并自行判断药品质量。

1. 首抓质量，预防为主　药品质量是药品生产环节中最受关注的问题，因此药品生产管理的核心就是确保生产出的药品均一、稳定、符合相关质量标准。但药品质量检验往往是破坏性试验，无法做全数试验，因此保证药品质量的关键在于预防，在于严格控制生产过程中可能影响药品质量的各个环节、各项因素。

2. 企业自治与外部推动、监督、检查相结合　为保证药品质量，从事药品生产活动应严格遵守GMP，这就不能仅依靠外部的严格监督、控制，还需要企业有相应的规章制度并自觉进行质量管理、质量检验。

3. 执行强制性的质量标准　药品标准是对药品质量、规格和检验方法的技术规定，是药品质量特性的定量表现。与一般商品不同，药品并不能被分为一级品、二级品、等外品和次品，而只能根据是否达到标准分为合格药品和不合格药品，只有合格药品才能保证其有效性与安全性，才能在市场上流通。

4. 实行规范化的生产　质量管理的范围不应仅局限于药品生产活动和结果，还应包括所有关系到质量形成、实现的活动及生产过程本身。相关的法律法规对药品生产过程管理作了明确规定，要求药品生产企业严格遵守，按照药品监督管理部门批准的生产技术与工艺，实行规范化的生产。

第二节　药品生产监督管理

为保证药品质量，我国颁布了一系列法律法规来规范药品生产活动，加强药品生产环节的监管。2020年1月22日国家市场监督管理总局发布的《药品生产监督管理办法》，从生产许可、生产管理、监督检查、法律责任等四个方面做了进一步的规定。

一、药品生产许可管理

（一）药品生产许可的申请与审批

1. 药品生产许可证的申办条件　根据《药品生产监督管理办法》，从事药品生产活动，应符合以下条件：

（1）人员条件：有依法经过资格认定的药学技术人员、工程技术人员及相应的技术工人，法定代表人、企业负责人、生产负责人、质量负责人、质量受权人及其他相关人员符合《药品管理法》《疫苗管理法》规定的条件。

（2）硬件条件：有与药品生产相适应的厂房、设施、设备和卫生环境。

（3）质量管理：有能对所生产药品进行质量管理和质量检验的机构、人员。

（4）检验仪器与设备：有能对所生产药品进行质量管理和质量检验的必要的仪器设备。

（5）规章制度：有保证药品质量的规章制度，并符合GMP要求。

委托他人生产制剂的持有人，应当具备上述第一项（人员条件）、第三项（质量管理）、第五项（规章制度）规定的条件，并与符合条件的药品生产企业签订委托协议和质量协议。

2. 药品生产许可证的申请　从事原料药、制剂、中药饮片生产活动，申请人应当按照规定的申报要求向所在地省级药品监督管理部门提出申请。委托他人生产制剂的，连同协议与药品实际生产场地的申请资料一并提交至持有人所在地省级药品监督管理部门，申办药品生产许可证。

省级药品监督管理部门应将申请药品生产许可证所需条件、期限、程序、需提交的全部材料的目录和申请书示范文书公示于行政机关的网站以及办公场所。

3. 药品生产许可证的审批　省级药品监督管理部门收到申请后，应当自受理之日起 30 日内，作出决定。符合受理要求的，药品监管部门要根据 GMP 等有关规定组织开展申报材料的技术审查、评定和现场检查。经审查符合规定的，予以批准，并自书面批准决定作出之日起 10 日内颁发药品生产许可证；不符合规定的，作出不予批准的书面决定，并说明理由。

（二）药品生产许可证的内容

根据《国家药监局综合司关于启用新版〈药品生产许可证〉等许可证书的通知》，新版药品生产许可证样式于 2019 年 9 月 1 日正式启用。

药品生产许可证有效期为五年，分为正本和副本。药品生产许可证样式由国家药品监督管理局统一制定。其中，正本供药品生产企业放在其醒目位置，而副本则主要用于记载药品生产企业的相关事项变更以及接受监督检查的记录。药品生产许可证电子证书与纸质证书具有同等法律效力。发放、使用电子版药品生产许可证的地区，电子版证书样式与纸质版一致。

药品生产许可证上（包括正本与副本）应载明药品生产企业的相关信息，包括企业名称、社会信用代码、注册地址、法定代表人、企业负责人、质量负责人、生产地址和生产范围、日常监督管理机构、投诉举报电话等；同时还应载明本药品生产许可证的相关信息，包括许可证编号、分类码、发证机关、签发人、发证日期、有效期限等。分类码是对许可证内生产范围进行统计归类的英文字母串。大写字母用于归类持有人和产品类型：A 代表自行生产的药品上市许可持有人、B 代表委托生产的药品上市许可持有人、C 代表接受委托的药品生产企业、D 代表原料药生产企业。小写字母用于区分制剂属性：h 代表化学药、z 代表中成药、s 代表生物制品、d 代表按药品管理的体外诊断试剂、y 代表中药饮片、q 代表医用气体、t 代表特殊药品、x 代表其他。为落实相关药品生产的监管责任，证书正本与副本上均应注明日常监督管理机构和投诉举报电话，接受全社会的监督。

（三）药品生产许可证的管理

1. 变更　药品生产许可证上载明的事项分为许可事项和登记事项，许可事项主要指生产地址和生产范围等，登记事项则指企业名称、经营场所、法定代表人、企业负责人、生产负责人、质量负责人、质量受权人等。

（1）许可事项变更：向原发证机关提出变更申请，按照规定及技术要求提交涉及变更内容的相关材料，未经批准，不得擅自变更。原发证机关应当自收到企业变更申请之日起 15 日内作出是否准予变更的决定。不予变更的，应当书面说明理由，并告知申请人享有依法申请行政复议或者提起行政诉讼的权利。

变更生产地址或者生产范围，药品生产企业应当按照相关规定及变更技术要求，提交涉及变更内容的有关材料，并报经所在地省级药品监督管理部门审查决定。

原址或者异地新建、改建、扩建车间或者生产线的，应当符合相关规定和技术要求，提交涉及变更内容的有关材料，并报经所在地省级药品监督管理部门进行 GMP 符合性检查，检查结果应当通知企业。检查结果符合规定，产品符合放行要求的可以上市销售。有关变更情况，应当在药品生产许可证副本中载明。

上述变更事项涉及药品注册证书及其附件载明内容的，由省级药品监督管理部门批准后，报国家药品监督管理局药品审评中心更新药品注册证书及其附件相关内容。

（2）登记事项变更：应在市场监管部门核准变更或企业完成变更后的 30 日内，向原发证机关提出申请，原发证机关应自收到变更申请之日起 10 日内办理变更手续。

药品生产许可证变更后，原发证机关应当在药品生产许可证副本上记录变更的内容和时间，并按照变更后的内容重新核发药品生产许可证正本，收回原药品生产许可证正本，变更后的药品生产许可证终止期限不变。

2. 换发　药品生产许可证有效期届满，需要继续生产药品的，应在有效期满前 6 个月，向原发证机关申请重新发放药品生产许可证。原发证机关应结合药品生产企业遵守药品管理法律法规、GMP 及质量体系运行情况，根据风险管理原则进行审查，在药品生产许可证有效期满之前作出决定。

（1）符合规定的：应收回原证，重新发证。

（2）不符合规定的：应作出不予重新发证的书面决定，说明理由，并告知申请人享有依法申请行政复议或提起行政诉讼的权利。

（3）逾期未作出决定的：则视为同意重新发证，予以补办相关手续。

3. 注销　有以下情节之一的，药品生产许可证应由原发证机关注销，并予以公告：

（1）主动申请注销药品生产许可证的。

（2）药品生产许可证有效期届满未重新发证的。

（3）营业执照依法被吊销或者注销的。

（4）药品生产许可证依法被吊销或者撤销的。

（5）法律、法规规定应当注销行政许可的其他情形。

4. 遗失　药品生产许可证遗失的，持有人、药品生产企业应向原发证机关申请补发，原发证机关应按照原核准事项在 10 日内补发药品生产许可证。许可证编号、有效期限等应与原许可证一致。

任何单位或个人不得伪造、变造、出租、出借、买卖药品生产许可证。省级药品监管部门应于办理工作完成后 10 日内在药品安全信用档案中更新药品生产许可证的核发、换发、变更、补发、吊销、撤销、注销等情况。

二、药品生产管理的要求

（一）从事药品生产活动的要求

从事药品生产活动，应当符合相关法律、法规、规章、标准和规范的要求，严格遵守GMP，建立健全药品生产质量管理体系，按照国家药品标准、经药品监督管理部门核准的药品注册标准和生产工艺进行生产，按照规定提交并持续更新场地管理文件，对质量体系运行过程进行风险评估和持续改进，保证药品生产全过程持续符合法定要求。

从事药品生产活动，应当对使用的原料药、辅料、直接接触药品的包装材料和容器等相关物料供应商或者生产企业进行审核，保证购进、使用符合法规要求。生产药品所需的原料、辅料，应当符合药用要求以及相应 GMP 的有关要求。直接接触药品的包装材料和容器，应当符合药用要求，符合保障人体健康、安全的标准。经批准或者通过关联审评审批的原料药、辅料、直接接触药品的包装材料和容器的生产企业，应当遵守国家药品监督管理局制定的质量管理规范以及关联审评审批有关要求，确保质量保证体系持续合规，接受持有人的质量审核，接受药品监督管理部门的监督检查或者延伸检查。

（二）药品上市许可持有人和药品生产企业的要求

持有人应当建立药品质量保证体系，配备专门人员独立负责药品质量管理，对受托药品生产企业、药品经营企业的质量管理体系进行定期审核，监督其持续具备质量保证和控制能力。疫苗上市许可持有人应当具备疫苗生产、检验必需的厂房设施设备，配备具有资质的管理人员，建立完善质量管理体系，具备生产出符合注册要求疫苗的能力，超出疫苗生产能力确需委托生产的，应当经国家药品监督管理局批准。

1. 持有人、药品生产企业应当每年对直接接触药品的工作人员进行健康检查并建立健康档案，避免患有传染病或者其他可能污染药品疾病的人员从事直接接触药品的生产活动。

2. 持有人和药品生产企业不得在药品生产厂房生产对药品质量有不利影响的其他产品。药品包装操作应当采取降低混淆和差错风险的措施，药品包装应当确保有效期内的药品储存运输过程中不受污染。药品说明书和标签中的表述应当科学、规范、准确，文字应当清晰易辨，不得以粘贴、剪切、涂改等方式进行修改或者补充。

3. 药品生产企业应当确定需进行的确认与验证，按照确认与验证计划实施。定期对设施、设备、生产工艺及清洁方法进行评估，确认其持续保持验证状态。应当采取防止污染、交叉污染、混淆和差错的控制措施，定期检查评估控制措施的适用性和有效性，以确保药品达到规定的国家药品标准和药品注册标准，并符合 GMP 要求。

4. 药品生产企业应当建立药品出厂放行规程，明确出厂放行的标准、条件，并对药品质量检验结果、关键生产记录和偏差控制情况进行审核，对药品进行质量检验。符合标准、条件的，经质量受权人签字后方可出厂放行。持有人应当建立药品上市放行规程，对药品生产企业出厂放行的药品检验结果和放行文件进行审核，经质量受权人签字后方可上市放行。中药饮片符合国家药品标准或者省级药品监督管理部门制定的炮制规范的，方可出厂、销售。

5. 持有人应当建立年度报告制度，按照国家药品监督管理局规定每年向省级药品监督管理部门报告药品生产销售、上市后研究、风险管理等情况。建立药物警戒体系，按照国家药品监督管理局制定的 GVP 开展药物警戒工作。持续开展药品风险获益评估和控制，制订上市后药品风险管理计划，主动开展上市后研究，对药品的安全性、有效性和质量可控性进行进一步确证，加强对已上市药品的持续管理。应当经常考察本单位的药品质量、疗效和不良反应。发现疑似不良反应的，应当及时按照要求报告。

6. 持有人、药品生产企业应当每年进行自检，监控 GMP 的实施情况，评估企业是否符合相关法规要求，并提出必要的纠正和预防措施。

（三）药品委托生产的要求

持有人委托符合条件的药品生产企业生产药品的，应当对受托方的质量保证能力和风险管理能力进行评估，并根据国家药品监督管理局制定的药品委托生产质量协议指南要求，与其签订质量协议以及委托协议，监督受托方履行有关协议约定的义务。受托方不得将接受委托生产的药品再次委托第三方生产。经批准或者通过关联审评审批的原料药应当自行生产，不得再行委托他人生产。

持有人和受托生产企业不在同一省、自治区、直辖市的，由持有人所在地省、自治区、直辖市药品监督管理部门负责对持有人的监督管理，受托生产企业所在地省、自治区、直辖市药品监督管理部门负责对受托生产企业的监督管理。省级药品监督管理部门应当加强监督检查信息互相通报，及时将监督检查信息更新到药品安全信用档案中，可以根据通报情况和药品安全信用档案中监管信息更新情况开展调查，对持有人或者受托生产企业依法作出行政处理，必要时可以开展联合检查。

三、药品生产监督检查

（一）药品生产监督检查内容

省级药品监督管理部门应当坚持风险管理、全程管控原则，根据风险研判情况，制订年度检查计划并开展监督检查。年度检查计划至少包括检查范围、内容、方式、重点、要求、时限、承担检查的机构等。药品生产监督检查的主要内容包括：

1. 持有人、药品生产企业执行有关法律、法规及实施 GMP、GVP 以及有关技术规范等情况。

2. 药品生产活动是否与药品品种档案载明的相关内容一致。

3. 疫苗储存、运输管理规范执行情况。

4. 药品委托生产质量协议及委托协议。

5. 风险管理计划实施情况。

6. 变更管理情况。

（二）药品生产监督检查频次

省级药品监督管理部门应当根据药品品种、剂型、管制类别等特点，结合国家药品安全总体情况、药品安全风险警示信息、重大药品安全事件及其调查处理信息等，以及既往检查、检验、不良反应监测、投诉举报等情况确定检查频次；省级药品监督管理部门可以结合本行政区域内药品生产监管工作实际情况，调整检查频次。省级药品监督管理部门开展生产监督检查频次要求见表5-1。

表5-1　省级药品监督管理部门药品生产检查频次要求

类别	频次
麻醉药品、第一类精神药品、药品类易制毒化学品生产企业	每季度检查不少于一次
疫苗、血液制品、放射性药品、医疗用毒性药品、无菌药品等高风险药品生产企业	每年不少于一次
上述产品之外的药品生产企业	每年抽取一定比例开展监督检查，但应当在三年内对本行政区域内企业全部进行检查
原料、辅料、直接接触药品的包装材料和容器等供应商、生产企业	每年抽取一定比例开展监督检查，五年内对本行政区域内企业全部进行检查

第三节　药品生产质量管理规范

一、GMP 的概念与组成

（一）GMP 定义

GMP 是适用于药品生产全过程的一整套系统、科学的管理规范。其通过运用一整套科学、合理、规范的条件与方法，保证药品生产企业生产出符合预定用途与注册条件的合格药品，是药品生产与质量管理的基本准则，适用于药品制剂生产的全过程和原料药生产中影响成品质量的关键工序。

（二）GMP 的作用

大力推行 GMP，是为了最大限度地避免药品生产过程中的污染和交叉污染，降低各种差错的发生，是提高药品质量的重要措施。

（三）GMP 的组成

GMP 是世界各国对药品生产全过程监督管理普遍采用的措施。我国现行的 GMP，于 2011 年 1 月 17 日发布，自 2011 年 3 月 1 日起施行。此后，药品监督管理部门陆续发布了无菌药品、原料药、生物制品、血液制品、中药制剂、放射性药品、中药饮片、医用氧、取样等附录，作为《药品生产质量管理规范（2010 年修订）》配套文件。附录与 2010 年版药品 GMP 具有同等效力。2019 年起，国家取消了药品 GMP 认证，但并不等于取消药品 GMP 的执行，而是要求保证药品生产全过程持续符合和遵守 GMP，GMP 现场检查相关内容合并到生产许可证核发环节。

二、药品生产的质量管理

（一）质量管理

企业应当树立符合药品质量管理要求的质量目标，落实有关药品安全、有效、质量可控的各项要求。

质量管理主要包括质量保证、质量控制与质量风险管理。

1. 质量保证　企业应当建立质量保证系统，制定生产工艺、配备合理资源、制定准确易懂的操作规程、培训操作人员、记录生产过程，从而确保从设计、研发到生产、贮存、发运及随后的各个环节中的药品质量。

2. 质量控制　质量控制从设施、设备、仪器、人员、操作规程、规定的取样与检验方法、文件系统等方面提出要求，确保物料或药品在放行前完成必要检查，确保产品质量符合要求。

3. 质量风险管理　质量风险管理是在产品生命全周期中对其质量风险进行评估、控制、沟通、审核的系统过程，强调应运用科学知识及经验综合评估质量风险，以确保产品质量。

（二）机构与人员

企业应设立独立的质量管理部门承担质量保证与质量控制的相关职责，各级人员数量应足够且具备相应资质（学历、培训、实践经验），所有人员应明确、理解自身职责。

1. 机构　企业是药品生产与质量管理的组织保证。企业应当建立与药品生产相适应的管理机构，应设立独立的质量管理部门。质量管理部门应全面参与到与产品质量有关的活动中去，不可将职责委托给其他部门的人员。企业还应配备数量足够且具备适当资质的管理和操作人员，明确规定岗位职责。

2. 人员　人员是药品生产与质量管理的执行主体。GMP 指出，药品生产企业要做好与药品生产、质量管理有关人员的培训工作，建立人员卫生操作规程，对人员实施健康管理、建立健康档案，严格控制生产区和质量控制区人员卫生。

企业至少应当设有企业负责人、生产管理负责人（即生产负责人）、质量管理负责人（即质量负责人）和质量受权人等关键人员，且关键人员应为全职人员。其中，生产管理人和质量管理人不得由一人兼任，但质量负责人和质量受权人可以兼任。企业应当制定相应操作规程确保质量受权人可独立履行职责，不受企业负责人及其他人员的干扰，药品生产企业关键人员的资质与主要职责见表 5-2。

表 5-2　药品生产企业关键人员的资质与主要职责

关键人员	学历要求	培训情况要求	实践经历要求	职责
企业负责人	——			是药品质量的主要责任人，全面负责企业的日常管理，提供必要资源，合理计划、组织和协调，以保证质量管理部门可独立履行其职责，保证药品质量
生产负责人	至少是药学或相关专业本科学历（或具有中级专业技术职称或执业药师资格）	接受过与所生产的药品相关的专业知识培训	3 年及以上从事药品生产和质量管理的工作经验，1 年及以上的药品生产管理经验	保证药品生产及贮存按工艺规程进行、严格执行生产操作规程、文件管理、厂房与设备保养、检验、人员培训
质量负责人	至少是药学或相关专业本科学历（或具有中级专业技术职称或执业药师资格）	接受过与所生产的药品相关的专业知识培训	5 年及以上从事药品生产和质量管理的工作经验，1 年及以上的药品质量管理经验	确保全周期产品质量、审核批记录、检验、批准质量管理操作、审核和批准全部与质量有关的变更、确保及时调查并处理重大偏差和检验结果超标、批准并监督委托检验、监督厂房与设备维护、确保完成验证工作、确保自检、评估和批准物料供应商、确保及时调查和正确处理与产品质量有关的投诉、确保产品进行稳定性考察、确保完成产品质量回顾分析、确保人员培训

关键 人员	学历要求	培训情况 要求	实践经历要求	职责
质量受 权人	至少是药学或相关专业本科学历（或具有中级专业技术职称或执业药师资格）	具有必要的专业知识，接受过药品放行方面的有关培训	5年及以上从事药品生产和质量管理的工作经验，有药品生产过程控制和质量检验工作的经验	参与质量管理活动、承担产品放行职责、出具放行审核记录

（三）厂房与设施

1. 总体要求　企业的生产环境整洁，从选址到厂房的设计、布局、建造、改造、维护，各方面均应为"最大限度地降低物料或产品的污染风险"而服务。厂区的总体布局应当合理，厂房应有适当的温度、湿度、照明与通风，应能有效防止昆虫或其他动物进入，应有适当措施避免无关人员进入。生产区、仓储区、质量控制区与辅助区的设计、布局与使用应符合以下要求。

2. 生产区　厂房、生产设施和设备的设计、布局及使用应当适应于产品的生产特性、工艺流程及其洁净度等级要求。生产区和储存区应当有足够的空间，应具备保证通风、温度、湿度和空气净化的相应系统，应具备易于清洁和消毒、满足操作要求的各类管道、照明设施、风口及其他公用设施。不同药品的特性、工艺以及预定用途有所不同，因而不同药品的生产厂房、设施与设备的独立性要求也有所不同。如高致敏性药物和生物制品的生产必须有专用且独立的厂房、生产设施和设备；含 β - 内酰胺结构的药品、性激素类避孕药的生产则要求必须有专用设施和设备；而某些激素类、细胞毒性类和高活性化学药品则要求应当有专用设施和设备，但如采取了已验证的防护措施也可用阶段性生产方式共用生产设施和设备。阶段性生产方式即在一段时间内集中在共用生产区中生产某一产品，后对生产区、设施、设备、工器具等进行清洁，再生产另一种产品。

3. 仓储区　仓储区应确保有良好的仓储条件，应有足够的空间，应有通风与照明设施，应有满足物料或产品贮存的温湿度、避光条件等，应能保护物料和产品不受外界天气影响，应张贴醒目标识避免未经批准的人员进入存放待验物料的单独隔离区。

4. 质量控制区　质量控制实验室应与产品生产区分开，且不同类型的实验室之间也应彼此独立。实验室还应具备足够的区域用来处置样品、留样、存放稳定性考察样品和保存记录。

5. 辅助区　企业应设置不影响生产区、仓储区、质量管理区的休息室、更衣室和盥洗室，应尽可能在远离生产区的位置设置维修间。

（四）设备管理

设备应便于操作、清洁、维护，其设计、选型、安装、改造、维护应符合预定用途。企业应建立有关设备的操作规程并建立相关文件管理。

生产设备不得对所生产的药品质量产生任何不利的影响，应配备适当量程和精度的仪器仪表、衡器量具并定期校准检查，应对生产用模具自采购至报废的全过程制定相应操作规程、建立相关文件系统、设专人专柜保管。

设备的维护、维修不可影响产品质量，应制订预防性的维修计划并制定相应的操作规程。企业应对主要生产和检验设备建立明确的操作规程，生产设备的使用不应超过确认的参数范围。应对用于药品生产或检验的设备和仪器建立使用日志，生产设备和不合格设备应有明显状态标识。

制药用水应符合我国药典的质量标准，至少应为饮用水。纯化水与注射用水的制备、贮存及分配应可防止微生物的滋生。

（五）物料与产品

物料包括原料、辅料、包装材料等，产品包括药品中间产品、待包装产品和成品。此处的包装材料仅包括直接与药品接触的包材和容器、印刷包材，并不包括发运用的外包装材料。

药品原辅料与直接接触药品的包材应符合质量要求，进口原辅料应符合进口管理规定。企业应当建立产品与物料的操作规程，确保其正确接收、贮存、发放、使用与发运，防止其污染、交叉污染、混淆和差错，产品与物料的处理应有记录。此处的发放是指物料等在组织内部流转的一系列操作；而发运是指将产品发到经销商或用户的一系列操作。确定及变更物料供应商时应做质量评估，应经质量管理部门审批。物料接收与成品生产后应按待验管理，应有序分批贮存周转，遵守先进先出或近效先出原则。

1. 原辅料　企业应制定原辅料操作规程，对于仓储区的原辅料应有适当标识，内容包括物料名称、物料代码、批号、质量状态、有效期或复验期。原辅料应按批取样、检验、集中存放、放行，应按有效期或复验期贮存，此处"放行"指对物料进行质量评价后作出批准使用或投入市场等决定的操作。

2. 中间产品和待包装产品　中间产品和待包装产品应贮存于适当条件并做好明确标识，标识内容包括产品名称、产品代码、产品批号、数量或重量、生产工序、产品质量状态。

3. 包装材料　与药品直接接触的包材或印刷包材的管理与控制要求同原辅料。与药品直接接触的包材或印刷包材每批、每次发放时应有识别标识，标明产品名称和批号。

4. 成品　成品在放行前应待验贮存，贮存条件应符合药品注册批准要求。

5. 特殊管理的物料与产品　需特殊管理的物料与产品主要包括麻醉药品、精神药品、医疗用毒性药品、放射性药品、易制毒化学品和易燃、易爆及其他危险品（前四者常并称为"麻精毒放"），这类物品的验收、贮存、管理应符合国家有关规定。

6. 其他　不合格物料与各类产品应在每个包装容器上做上清晰、醒目的标志，于隔离区保存，其处理应当经质量管理负责人批准并做好记录。制剂产品不得重新加工，不合格制剂中间产品、待包装产品和成品一般不得返工。企业应建立药品退货操作规程，并做好记录，经检查、检验、调查，证明退货质量未受影响的才能重新包装、销售发运，对退货质量有怀疑的不得重新发运。

（六）确认与验证

企业应当确定需要进行的确认工作与验证工作，以证明有关操作的关键要素能够得到有效控制。确认范围包括厂房、设施、设备、检验仪器等，验证内容包括生产工艺、操作规程、检验方法、清洁方法等。影响产品的主要因素（如生产设备、环境、工艺、检验方法、原辅料、直接与药品接触的包材）变更时，应进行确认或验证。确认和验证均非一次性行为，而应根据产品质量进行回顾分析后再确认或再验证，关键的生产工艺与操作规程更是应该定期再验证。

（七）文件管理

文件是质量保证系统的基本要素，重要文件如质量标准、生产处方、工艺规程、操作规程及记录等必须保证内容正确、落实纸面。这里的"操作规程"与"工艺规程"应注意区分，操作规程是指导药品生产过程中各项活动的通用性文件，也称标准操作规程；而工艺规程是为生产特定数目的成品而制定的文件，包括生产处方、生产操作要求和包装操作要求。企业还应注意"痕迹"管理，生产中任何与 GMP 有关的活动均应及时做好文件记录。文件管理应制定操作规程，文件的一切处理（起草、修订、审核、批准、替换或撤销、复制、保管和销毁等）均应照章办事并有适当人员签名，并注明日期。文件主要包括两类：标准和记录。

1. 标准　标准包括质量标准、工艺规程和操作规程，是在药品生产质量管理活动中预先确定的书面要求。物料与成品均应有经批准的现行质量标准，当中间产品与待包装产品需外购或外销时也应有质量标准；成品的质量评价需用到中间产品检验结果的，中间产品也需有质量标准且与成品质量标准相对应。工艺规程是依据注册批准的工艺制定的，不得任意修改，其内容应包括：生产处方、生产操作要求、包装操作要求。操作规程内容主要包括题目、编号、版本号、颁发部门、生效日期、分发部门和制定人、审核人、批准人的签名并注明日期，标题、正文及变更历史。

2. 记录　记录主要包括批生产记录、批包装记录与操作规程记录。每批产品都应有批生产记录与批包装记录，生产与包装过程中的每项操作均应及时记录并有操作人员签字、日期。与药品生产有关的所有活动，包括投诉、药品召回和退货，操作过程与结果均应有记录。

（八）生产管理

1. 生产管理的总体原则　所有药品的生产与包装应当符合操作规程和工艺规程，并有相应的记录。企业应有划分生产批次、编制药品批号、确定生产日期的操作规程，应确保同一批次的产品质量与特性均一稳定。企业还应注意状态标识管理，不管是生产时用于盛装物料、中间产品、待包装产品的容器，还是生产设施、设备、操作室，均应有明确标识。一次生产结束后操作人员应及时清场，确定本次生产有关物料、产品与文件没有遗留，清场应有记录，下次生产前还应确认前次清场情况。

2. 防止生产过程中的污染与交叉污染　企业应尽量采取措施以避免在生产过程中出现污染与交叉污染，并定期检查措施的适用性和有效性。

3. 生产操作　生产前应检查设备、工作场所清场与清洁情况、核对物料或中间产品的关键信息；生产进行当中的中间控制与必要的环境监测应有记录；生产完成后应及时清场、做好清场记录，并纳入批生产记录。

4. 包装操作　包装操作应制定包装操作规程，制定措施尽量减少污染、交叉污染、混淆和差错。包装开始前应检查工作场所、生产线、印刷机和其他设施的清场与清洁情况并进行记录，还应核查所用包材是否正确。包装期间应有中间控制检查，检查包装外观、产品与包装材料、打印信息、在线监控装置功能等。

（九）质量控制与质量保证

1. 质量控制实验室管理　质量控制实验室的人员、设施、设备应与产品性质、生产规模相适应。人员方面，质量控制负责人应具备足够的管理实验室的资质与经验，实验室检验人员应有相关专业中专或高中以上学历且已接受实践培训、通过考核。实验室文件管理、取样、物料及各阶段产品检验（包括检验结果超标调查）、留样管理应符合相关要求及操作规程，试剂、试液、培养基、检定菌和标准品、对照品也应按要求管理。

2. 物料和产品放行　企业应对物料与产品的批准放行分别建立相关操作规程，落实批准放行标准、职责，并做好相应记录。物料与产品放行前均应经质量评价，明确产品放行结论并有指定人员（质量受权人）签名放行。

3. 持续稳定性考察　质量管理部门应对药品进行持续稳定性考察，其目的主要是在有效期内监测药品质量，从而发现其与生产相关的稳定性问题，并确定药品在所标识的贮存条件下可符合质量管理的各项要求。企业应制定出持续稳定性考察的相关考察方案，结果应出具报告，质量受权人及企业其他关键人员应对其结果有所了解。

4. 变更控制　企业应有变更控制系统，对所有影响产品质量的变更进行评估和管理。

5. 偏差处理　企业应有偏差处理的相关操作规程，规定偏差的报告、记录、调查、处理以及所采取的纠正措施，并有相关记录。

6. 纠正措施和预防措施　企业应建立实施纠正措施和预防措施的操作规程，应对投诉、召回、偏差、自检或外部调查结果、工艺性能、质量监测趋势等展开调查，实施纠正与预防并进行文件记录，交由质量管理部门保存。

7. 其他　除上述几个方面以外，质量管理部门还应对供应商的评估和批准、产品质量回顾分析、投诉与不良反应报告等建立相关操作规程与管理制度，工作时应严格遵守规程与要求，并做好相关记录。

（十）委托生产与委托检验

委托生产、委托检验双方应当签订书面合同，明确双方职责、委托内容及相关技术事项。委托方应当现场考核、评估受托方的条件、技术水平、质量管理情况等，以确认其有完成受托工作的能力，并对整个生产、检验过程进行监督；受托方应有足够的厂房、设备、人员，满足委托方生产或检验工作需要。

（十一）产品发运与召回

企业应建立产品召回系统，应记录每批产品的发运，制定召回操作规程，必要时能快速、有效地从市场召回任何一批产品。召回产品有安全隐患的，应向当地药品监督管理部门报告。召回的产品应有标识，独立、妥善贮存，召回进展应有记录，并最终形成报告。

（十二）自检

质量管理部门应制订计划，定期对企业关于本节上述相关要求的落实情况进行检查，并做好记录，出具自检报告。自检可由企业指定人员独立、系统、全面进行，也可由外部人员或专家来进行独立质量审计。

（十三）其他

附则主要对正文中的一些术语的含义进行了明确，比如包装材料、操作规程、发放、发运、放行、工艺规程、阶段性生产方式等，本书已在前文进行阐述。附则还交代了对于特殊药品或生产质量管理活动的特殊要求将以附录的方式制定，明确了规范自 2011 年 3 月 11 日起实施。

三、GMP 符合性检查

（一）GMP 符合性检查

GMP 符合性检查指药品监管部门依据法律法规及有关规定，对持有人、药品生产企业和药品品种实施 GMP 情况开展的监督检查。《药品生产监督管理办法》中引入了药品 GMP 符合性检查，旨在保障药品生产活动全过程持续合规、提升药品生产和上市环节的整体质量，使得药品生产质量方面的管理更具科学性、更加严格。

（二）开展 GMP 符合性检查情形

省级药品监督管理部门根据监管需要，对持有药品生产许可证的药品上市许可申请人及其受托生产企业，按以下要求进行上市前的 GMP 符合性检查：

1. 未通过与生产该药品的生产条件相适应的 GMP 符合性检查的品种，应当进行上市前的 GMP 符合性检查。其中，拟生产药品需要进行药品注册现场核查的，国家药品监督管理局药品审评中心通知核查中心，告知相关省级药品监督管理部门和申请人，同步开展药品注册现场核查和上市前的 GMP 符合性检查。

2. 拟生产药品不需要进行药品注册现场核查的，国家药品监督管理局药品审评中心告知生产场地所在地省级药品监督管理部门和申请人，相关省级药品监督管理部门自行开展上市前的 GMP 符合性检查。

3. 已通过与生产该药品的生产条件相适应的 GMP 符合性检查的品种，相关省级药品监督管理部门根据风险管理原则决定是否开展上市前的 GMP 符合性检查。

关于药品生产企业变更药品生产许可证生产地址，原址或者异地新建、改建、扩建车间或者生产线的，应当报经所在地省级药品监督管理部门进行 GMP 符合性检查。

第四节　药品召回管理

一、药品召回的概念

药品召回是指持有人按规定的程序收回已上市的存在质量问题或其他安全隐患的药品，并采取相应措施，及时控制风险、消除隐患的活动。此处的质量问题或者其他安全隐患系指由于研制、生产、储运、标识等原因导致药品不符合法定要求，或者其他可能导致药品危及人体健康和生命安全的不合理危险。

为加强药品质量的监管，保障公众用药安全，我国自 2007 年起颁布了《药品召回管理办法》。2022 年 10 月 26 日，国家药品监督管理局发布了新版《药品召回管理办法》，并于 2022 年 11 月 1 日起施行。新版《药品召回管理办法》共 5 章 33 条，内容包括总则、调查与评估、主动召回、责令召回与附则。

二、药品召回的类型和级别

（一）药品召回的类型

药品召回可分为两类：主动召回和责令召回。

1. 主动召回　经上市许可持有人调查评估后，确定药品存有质量问题或其他安全隐患的，应立即决定、实施召回。

2. 责令召回　经药品监督管理部门评估后，认为上市许可持有人应当召回药品而未召回的；或药品监督管理部门对上市许可持有人的主动召回结果进行审查后，认为持有人实施药品召回不彻底的，省级药品监管部门应当责令持有人召回。

（二）药品召回的级别

药品召回级别按照药品质量或其他安全隐患的严重程度可分为以下三级：

1. 一级召回　使用该药品可能或已经造成严重健康危害的。

2. 二级召回　使用该药品可能或已经造成暂时性的或可逆的健康危害的。

3. 三级召回　使用该药品一般不会造成健康危害，但由于其他原因需要召回的。

三、药品召回的监督管理与实施

（一）药品召回的责任主体

持有人是控制风险、消除隐患的责任主体，是药品召回的主体。持有人应建立健全药品召回的相关制度，收集有关药品质量与安全的相关信息，调查、评估药品可能存在的质量问题或其他安全隐患，及时收回存在质量问题或其他安全隐患的药品。

（二）药品召回的协助机构

药品生产企业、经营企业、使用单位等：①应积极协助持有人调查、评估可能存在质量问题或其他安全隐患的药品，主动配合持有人履行药品召回义务；②如发现其生产、经营、使用的药品可能存在质量问题或其他安全隐患，应及时通知持有人，暂停生产、放行、销售、使用，并向省级药品监管部门报告；③应与持有人一道，按照相关规定建立健全、实施药品追溯制度，保证上市药品可追根溯源。

（三）药品召回的监管机构

国家药品监督管理局负责指导全国的药品召回管理工作；省级药品监管部门负责做好行政区域内的药品召回监管工作；市县级药品监管部门负责配合、协助药品召回的有关工作，负责对行政区域内药品经营企业及药品使用单位协助召回工作情况进行监管。

（四）主动召回的实施

经持有人确定药品存在质量问题或其他安全隐患决定实施召回的，应向社会发布召回信息，向药品生产企业、经营企业、使用单位等发布召回通知，向省级药品监督管理部门备案调查评估报告、召回计划和召回通知，并按规定频次向省级药品监管部门报告药品召回进展。对于召回的药品，持有人应明确其标识与存放要求，防止与正常药品混淆、差错。当召回药品需要销毁时，应当在持有人、药品生产企业或者召回药品储存地所在地县级以上药品监管部门或者公证机构监督下销毁。在召回完成后 10 个工作日内，持有人应按规定向所在地省级药品监管部门、卫生健康主管部门报告药品召回及处理情况。

（五）责令召回的实施

省级药品监管部门作出责令召回决定后，应向该药品的上市许可持有人送达责令召回通知书，并向社会公布责令召回药品的有关信息。责令召回通知书的内容应包括：召回药品的基本信息、实施召回的原因、审查评价和（或）调查评估结果、召回等级、召回要求等。持有人在收到责令召回通知书后，应按规定通知该药品的药品生产企业、经营企业与使用单位，及时制定、备案、组织实施召回计划。在实施召回过程中，持有人应按规定向省级药品监管部门报告药品召回进展，并在完成药品召回和处理后 10 个工作日内向所在地省级药品监管部门和卫生健康主管部门提交药品召回总结报告。省级药品监管部门应对总结报告进行审查，评价其召回效果，认为本次召回未有效控制风险或未消除安全隐患的，应采取书面的方式要求持有人重新召回。如持有人违反相关规定，收到责令召回通知书后拒不召回的，或药品生产企业、经营企业、使用单位不配合召回的，相应省级药品监管部门应对其依法进行查处。

习题

一、最佳选择题（下列每小题的备选项中，只有一项最符合题目要求，请将其选出）

1. 根据《中华人民共和国药品管理法》，以下不可以申请成为药品上市许可持有人的是
    A. 医院药学部
    B. 中成药生产企业
    C. 药品研制机构
    D. 疫苗生产企业

2. 根据《药品生产质量管理规范》，关于药品生产企业关键人员说法，正确的是
    A. 企业的关键人员可以为兼职人员
    B. 生产管理负责人和质量管理负责人可以为同一人
    C. 质量管理负责人和质量受权人不可兼任
    D. 质量受权人必须独立履行职责

3. 省级药监部门对麻醉药品生产企业，进行药品生产质量管理规范符合性检查的频次是
    A. 每季度检查不少于一次
    B. 每年检查不少于一次
    C. 抽取一定比例开展监督检查，但在三年内对行政区域内企业全部检查
    D. 抽取一定比例开展监督检查，但在五年内对行政区域内企业全部检查

4. 对于医疗机构和零售企业上报其不良反应，药品监督管理部门评估确实存在安全隐患、责令召回的药品，承担该药品召回的责任主体是
    A. 药品上市许可持有人
    B. 医疗机构
    C. 零售企业
    D. 药品监督管理部门

二、配伍选择题（题目分为若干组，每组题目对应同一组备选项，备选项可重复选用，也可不选用。每题只有 1 个备选项最符合题目要求）

【1～2】
    A. 企业负责人
    B. 生产负责人

  C. 质量负责人   D. 质量受权人

根据《药品生产质量管理规范》

1. 对药品生产企业的药品质量全面负责的岗位是

2. 参与质量管理活动、承担产品放行职责、出具放行审核记录的岗位是

三、综合分析选择题（题目分为若干组，每组题目基于同一个临床情景、病例、实例或案例的背景信息逐题展开。每题的备选项中，只有 1 项最符合题目要求）

2021 年，我国甲药物研究所研发出了一种新型化学药品，并依法取得了药品注册证书，成为了药品上市许可持有人。因甲药物研究所无法满足药品生产需要，故委托乙药品生产企业生产药品，同时委托丙药品经营企业销售药品。

1. 关于甲药物研究所的说法，错误的是

  A. 甲药物研究所应当对药品的非临床研究、临床试验、生产经营、上市后研究、不良反应监测及报告与处理等承担责任

  B. 甲药物研究所应对乙药品生产企业展开技术审查和评定、现场检查，经审查符合规定，颁发此化学药品的生产许可证

  C. 甲药物研究所应当建立药品上市放行规程，对药品生产企业出厂放行的药品进行审核，经质量受权人签字后方可放行

  D. 甲药物研究所仍是委托生产药品的药品上市许可持有人，不得随意转让

2. 丙药品经营企业在药品销售的过程中发现了该药可能存在质量问题，丙药品经营企业应

  A. 主动召回药品

  B. 销毁尚未销售的药品

  C. 通知药品上市许可持有人甲，并向所在地省级药品监督管理部门报告

  D. 通知药品生产企业乙，并向所在地省级药品监督管理部门报告

3. 甲药品研究所如果决定新设企业自行生产该药品，自建厂房，搭建生产车间、流水线，负责批准的管理部门是

  A. 国家药品监督管理局

  B. 所在地省级药品监督管理部门

  C. 所在地县级药品监督管理部门

  D. 国家卫生健康委员会

四、多项选择题（每题的备选项中，有 2 个或 2 个以上符合题目要求，错选、少选均不得分）

1. 关于《药品生产许可证》说法，正确的有

  A.《药品生产许可证》有正本与副本之分，正本供药品生产企业放在其醒目位置，副本主要记载药品生产企业相关事项变更及接受监督检查的记录

  B. 从事原料药、制剂、中药饮片生产活动的，申请人应当按照规定的申报要求向所在地县级及以上药品监督管理部门提出申请

  C. 药品生产许可证有效期届满，需要继续生产药品的，应在有效期满前 3 个月，向原发证机关申请重新发放药品生产许可证

D. 营业执照依法被吊销或者撤销的,《药品生产许可证》也应由原发证机关注销并予以公告

2. 根据《药品管理法》,关于药品上市许可持有人的说法,正确的有

A. 药品上市许可持有人可以自行生产药品,也可以委托药品生产企业生产

B. 药品上市许可持有人可以自行销售其取得药品注册证书的药品,也可以委托药品经营企业销售

C. 当药品上市许可持有人委托其他药品生产企业生产药品时,药品生产企业应对药品承担责任,药品上市许可持有人不需承担相应责任

D. 药品上市许可持有人应当建立药品质量保证体系,配备专门人员独立负责药品质量管理

3. 开办药品生产企业必须具备的条件包括

A. 有依法经过资格认定的药学技术人员

B. 有与药品生产相适应的厂房与设施

C. 有能满足企业新药研发需求的人员及必要的仪器设备

D. 有保证药品质量的规章制度

4. 根据《药品生产质量管理规范》,生产时必须有专用且独立的厂房、生产设施和设备的药品包括

A. 高致敏性药物   B. 细胞毒性类药品

C. 生物制品   D. 性激素类避孕药

在线答题

第六章 药品经营管理

药品经营，是通过对药品信息流、物流、资金流等的有效控制，将药品或药品服务提供给药品供应链中各个环节的参与方，并完成药品信息化追溯的过程。国家对药品经营活动实施严格的监督管理，制定法律、法规和标准对药品经营行为和质量控制过程进行规范。

第一节 药品经营许可管理

一、药品经营许可

（一）基本概念

1. **药品经营企业** 药品经营企业是指经营药品的专营企业或者兼营企业。

2. **药品经营方式** 药品经营方式分为药品批发和药品零售，划分依据是药品销售对象，与药品具体销售数量多少无关。未经药品监督管理部门审核同意，药品经营企业不得改变经营方式。

药品批发是指将药品销售给符合购进药品资质的持有人、药品生产企业、药品经营企业和药品使用单位的药品经营方式。药品零售连锁企业总部的管理应当符合药品批发企业相关规定。

药品零售是指将药品直接销售给个人消费者的药品经营方式。药品零售连锁企业门店的管理应当符合药品零售企业相关规定。

3. **药品经营范围** 药品经营企业应当按照《药品经营许可证》许可的经营范围经营药品。具体包括：麻醉药品、第一类精神药品、第二类精神药品、药品类易制毒化学品、医疗用毒性药品、生物制品、体外诊断试剂（药品）、中药材、中药饮片、中成药、化学原料药及其制剂等。其中，麻醉药品、第一类精神药品、药品类易制毒化学品、蛋白同化制剂、肽类激素（胰岛素除外）、化学原料药等不得零售。

申请从事药品零售的，应先核定经营类别，确定申办人经营处方药或甲类非处方药、乙类非处方药的资格，并在经营范围中予以明确，再核定具体经营范围。放射性药品、终止妊娠药品、疫苗以及我国法律法规规定的其他药品不得经营。

（二）药品经营许可的监督管理部门及职责

国家药品监督管理局主管全国药品经营许可的监督管理工作。

省级药品监督管理部门负责本辖区内药品批发企业（含零售连锁企业总部）《药品经营许可证》发证、换证、变更和日常监督管理工作，并指导和监督下级药品监督管理部门开展《药品经营许可证》的监督管理工作。

县级以上药品监督管理部门负责本辖区内药品零售企业（含零售连锁门店）《药品经营许可证》发证、换证、变更和日常监督管理等工作。

（三）开办药品经营企业的条件

1. 开办药品经营企业的统一要求　从事药品经营活动应当具备以下条件：

（1）有依法经过资格认定的药师或者其他药学技术人员。

（2）有与所经营药品相适应的营业场所、设备、仓储设施和卫生环境。

（3）有与所经营药品相适应的质量管理机构或者人员。

（4）有保证药品质量的规章制度，并符合国家药品监督管理局制定的 GSP 要求。

此外，还应当遵循方便群众购药的原则。

2. 开办药品批发企业的专门条件　开办药品批发企业（含药品零售连锁企业总部）除应具备从事药品经营活动必须具备的条件外，还应当具备以下条件：

（1）企业质量负责人具有大学本科以上学历，质量负责人、质量管理部门负责人应当是执业药师；企业法定代表人、主要负责人、质量负责人、质量管理部门负责人无《药品管理法》规定的禁止从事药品经营活动的情形。

（2）具有能够保证药品储存质量、与其经营品种和规模相适应的仓库，仓库中配备适合药品储存的专用货架和设施设备。

（3）具有独立的计算机管理信息系统，能覆盖企业药品经营和质量控制全过程，并实现药品信息化追溯。

3. 开办药品零售企业的专门条件　开办药品零售企业（含药品零售连锁门店）除应具备从事药品经营活动必须具备的条件外，还应当具备以下条件：

（1）经营处方药、甲类非处方药的，应当按规定配备执业药师或者其他依法经过资格认定的药学技术人员；经营乙类非处方药的，应当根据省级药品监督管理部门的规定配备药学技术人员；企业法定代表人、主要负责人、质量负责人无《药品管理法》规定的禁止从事药品经营活动的情形。

（2）具有与所经营药品相适应的营业场所、设备、计算机系统、陈列（仓储）设施设备以及卫生环境；在超市等其他场所从事药品零售活动的，应当具有独立的经营区域。

（3）具有独立的计算机管理信息系统，能覆盖企业药品经营和质量控制全过程，并实现药品信息化追溯。

（四）《药品经营许可证》的申请与审批

1. 药品批发企业《药品经营许可证》的申请与审批

（1）提交申请：申办人向拟办企业所在地的省级药品监督管理部门提出申请，并提交以下材料：①拟办企业法定代表人、企业负责人、质量负责人学历证明原件、复印件及个人简历；②执业药师执业证书原件、复印件；③拟经营药品的范围；④拟设营业场所、设备、仓储设施及周边卫生环境等情况；⑤药品经营许可证申请表；⑥企业营业执照；⑦拟办企业组织机构情况；⑧营业场所、仓库平面布置图及房屋产权或使用权证明；⑨依法经过资格认定的药学专业技术人员资格证书及聘书；⑩拟办企业质量管理文件及仓储设施、设备目录。

（2）受理：药品监督管理部门对申办人提出的申请，应当根据下列情况分别作出处理：①申请事项不属于本部门职权范围的，应当即时作出不予受理的决定，发给《不予受理通知书》，并告知申办人向有关药品监督管理部门申请。②申请材料存在可以当场更正错误的，应当允许申办人当场更正。③申请材料不齐或者不符合法定形式的，应当当场或者在5日内发给申办人《补正材料通知书》，一次性告知需要补正的全部内容。逾期不告知的，自收到申请材料之日起即为受理。④申请事项属于本部门职权范围，材料齐全、符合法定形式，或者申办人按要求提交全部补正材料的，发给申办人《受理通知书》。

（3）审批发证：药品监督管理部门自受理申请之日起30个工作日内，对申请资料进行审查，并按照GSP及现场检查指导原则等有关要求，对申办企业组织现场检查。符合要求的，发给药品经营许可证；不符合要求的，应当书面通知申办人并说明理由，同时告知申办人享有依法申请行政复议或提起行政诉讼的权利。

2. 药品零售企业《药品经营许可证》的申请与审批

（1）提交申请：申办人向拟办企业所在地县级以上药品监督管理部门提出申请，并提交以下材料：①拟办企业法定代表人、企业负责人、质量负责人的学历、执业资格或职称证明原件、复印件及个人简历及专业技术人员资格证书、聘书；②拟经营药品的范围；③拟设营业场所、仓储设施、设备情况；④药品经营许可证申请表；⑤企业营业执照；⑥营业场所、仓库平面布置图及房屋产权或使用权证明；⑦依法经过资格认定的药学专业技术人员资格证书及聘书；⑧拟办企业质量管理文件及主要设施、设备目录。

（2）许可受理：具体程序和要求同药品批发企业。

（3）审批发证：药品监督管理部门自受理申请之日起15个工作日内，对申请资料进行审查，并按照GSP及现场检查指导原则等有关要求，对申办企业组织现场检查。符合要求的，发给药品经营许可证。不符合条件的，应当书面通知申办人并说明理由，同时告知申办人享有依法申请行政复议或提起行政诉讼的权利。

根据《国务院办公厅关于印发全国深化"放管服"改革优化营商环境电视电话会议重点任务分工方案的通知》的规定，在全国范围内对申请开办只经营乙类非处方药的药品零售企业的审批实行告知承诺制。

3. 信息公开　药品监督管理部门应当将已经颁发的《药品经营许可证》的有关信息予以公开，公众有权进行查阅。对公开信息后发现企业在申领《药品经营许可证》过程中，有提供虚假文件、数据或其他欺骗行为的，应依法予以处理。

二、《药品经营许可证》的管理

（一）《药品经营许可证》的效力

根据《药品经营许可证管理办法》，《药品经营许可证》是药品经营企业有权经营药品的法定资格证明。《药品经营许可证》包括正本和副本。正本、副本具有同等法律效力，正本应置于企业经营场所的醒目位置。

（二）《药品经营许可证》的变更

《药品经营许可证》变更分为许可事项变更和登记事项变更。许可事项变更是指经营方式、经营范围、注册地址、仓库地址（包括增减仓库）、企业法定代表人或负责人以及质量负责人的变更。登记事项变更是指上述事项以外的其他事项的变更。

1. 变更许可事项的申请与审批　药品经营企业变更《药品经营许可证》许可事项的，应当在原许可事项发生变更30日前，向原发证机关申请《药品经营许可证》变更登记。未经批准，不得变更许可事项。原发证机关应当自收到企业变更申请和变更申请资料之日起15个工作日内作出准予变更或不予变更的决定。申请许可事项变更的，由原发证部门按照本办法规定的条件验收合格后，方可办理变更手续。

2. 变更登记事项的申请与审批　药品经营企业变更《药品经营许可证》的登记事项的，应在市场监督管理部门核准变更后30日内，向原发证机关申请《药品经营许可证》变更登记。原发证机关应当自收到企业变更申请和变更申请资料之日起15个工作日内为其办理变更手续。

《药品经营许可证》登记事项变更后，应由原发证机关在《药品经营许可证》副本上记录变更的内容和时间，并按变更后的内容重新核发《药品经营许可证》正本，收回原《药品经营许可证》正本。变更后的《药品经营许可证》有效期不变。

（三）《药品经营许可证》的换发

《药品经营许可证》有效期为5年。有效期届满，需要继续经营药品的，持证企业应在有效期届满前6个月内，向原发证机关申请换发《药品经营许可证》。原发证机关按照换证工作程序和开办有关要求进行审查，符合GSP和换发要求的，收回原证，换发新证。不符合条件的，可限期3个月进行整改，整改后仍不符合条件的，注销原《药品经营许可证》。

（四）《药品经营许可证》的注销

有下列情形之一的，《药品经营许可证》由原发证机关注销：

（1）《药品经营许可证》有效期届满未换证的；

（2）药品经营企业终止经营药品或者关闭的；

（3）《药品经营许可证》被依法撤销、撤回、吊销、收回、缴销或者宣布无效的；

（4）不可抗力导致《药品经营许可证》的许可事项无法实施的；

（5）法律、法规规定的应当注销行政许可的其他情形。

药品监督管理部门注销《药品经营许可证》的，应当自注销之日起5个工作日内通知有关市场监督管理部门。

（五）《药品经营许可证》的缴销

企业终止经营药品或者关闭的，《药品经营许可证》由原发证机关缴销。

发证机关吊销或者注销、缴销《药品经营许可证》的，应当及时通知市场监督管理部门，并向社会公布。

（六）《药品经营许可证》的补发

企业遗失《药品经营许可证》，应立即向发证机关报告，并在发证机关指定的媒体上登载遗失声明。发证机关在企业登载遗失声明之日起满 1 个月后，按原核准事项补发《药品经营许可证》。

（七）禁止性规定

《药品经营许可证》是企业从事药品经营活动的法定凭证，任何单位和个人不得伪造、变造、买卖、出租和出借。

第二节　药品经营质量管理规范

一、GSP 的建立与实施

GSP 的目的是通过药品流通的全过程质量管理，规范药品经营行为，保障人体用药安全、有效。2000 年 4 月 30 日，国家药品监督管理局发布首部法定 GSP；2012 年 11 月 6 日进行第一次修订；2015 年 5 月 18 日进行第二次修订；2016 年 6 月 30 日再次修正。现行有效版本为 2016 年版 GSP。

从事药品经营活动，应当遵守 GSP，建立健全药品经营质量管理体系，保证药品经营全过程持续符合法定要求。目前，我国已经取消了 GSP 认证，而是在审查药品经营企业开办条件的过程中，进行药品 GSP 检查；符合开办条件的，发放《药品经营许可证》。

GSP 是药品经营管理和质量控制的基本准则。企业应当在药品采购、储存、销售、运输等环节采取有效的质量控制措施，确保药品质量，并按照国家有关要求建立药品追溯系统，实现药品可追溯。药品经营企业应当严格执行 GSP。药品生产企业销售药品、药品流通过程中其他涉及储存与运输药品的，也应当符合 GSP 相关要求。药品经营企业应当坚持诚实守信，依法经营。禁止任何虚假、欺骗行为。

药品零售连锁企业总部的管理应当符合 GSP 药品批发企业相关规定，门店的管理应当符合 GSP 药品零售企业相关规定。药品经营企业违反 GSP 的，由药品监督管理部门按照《药品管理法》相关的规定给予处罚。

二、药品批发的质量管理

（一）质量管理体系

1. 建立质量管理体系，确定质量方针　企业应当依据有关法律法规及 GSP 的要求建立质量管理体系，确定质量方针，制定质量管理体系文件，开展质量策划、质量控制、质量保证、质量改进和质量风险管理等活动。

2. 质量管理体系的构成　企业质量管理体系应当与其经营范围和规模相适应，包括组织机构、人员、设施设备、质量管理体系文件及相应的计算机系统等。

3. 内审　企业应当定期以及在质量管理体系关键要素发生重大变化时，组织开展内审。应当对内审的情况进行分析，依据分析结论制定相应的质量管理体系改进措施，不断提高质量控制水平，保证质量管理体系持续有效运行。

4. 质量风险管理　企业应当采用前瞻或者回顾的方式，对药品流通过程中的质量风险进行评估、控制、沟通和审核。

5. 外审　企业应当对药品供货单位、购货单位的质量管理体系进行评价，确认其质量保证能力和质量信誉，必要时进行实地考察。

6. 全员质量管理　企业应当全员参与质量管理。各部门、岗位人员应当正确理解并履行职责，承担相应质量责任。

（二）组织机构与质量管理职责

企业应当设立与其经营活动和质量管理相适应的组织机构或者岗位，明确规定其职责、权限及相互关系。

1. 质量管理人员及职责　企业负责人是药品质量的主要责任人，全面负责企业日常管理，负责提供必要的条件，保证质量管理部门和质量管理人员有效履行职责，确保企业实现质量目标并按照 GSP 要求经营药品。

企业质量负责人应当由高层管理人员担任，全面负责药品质量管理工作，独立履行职责，在企业内部对药品质量管理具有裁决权。

2. 质量管理部门及职责　企业应当设立质量管理部门，有效开展质量管理工作。质量管理部门的职责不得由其他部门及人员履行。质量管理部门应当履行以下职责：①督促相关部门和岗位人员执行药品管理的法律法规及 GSP；②组织制定质量管理体系文件，并指导、监督文件的执行；③负责对供货单位和购货单位的合法性、购进药品的合法性以及供货单位销售人员、购货单位采购人员的合法资格进行审核，并根据审核内容的变化进行动态管理；④负责质量信息的收集和管理，并建立药品质量档案；⑤负责药品的验收，指导并监督药品采购、储存、养护、销售、退货、运输等环节的质量管理工作；⑥负责不合格药品的确认，对不合格药品的处理过程实施监督；⑦负责药品质量投诉和质量事故的调查、处理及报告；等等。

（三）人员与培训

企业从事药品经营和质量管理工作的人员，应当符合有关法律法规及 GSP 规定的资格要求，不得有相关法律法规禁止从业的情形。

1. 质量管理人员资质要求　企业负责人应当具有大学专科以上学历或者中级以上专业技术职称，经过基本的药学专业知识培训，熟悉有关药品管理的法律法规及 GSP。

企业质量负责人应当具有大学本科以上学历、执业药师资格和 3 年以上药品经营质量管理工作经历，在质量管理工作中具备正确判断和保障实施的能力。

企业质量管理部门负责人应当具有执业药师资格和 3 年以上药品经营质量管理工作经历，能独立解决经营过程中的质量问题。

企业应当配备符合 GSP 资格要求的质量管理、验收、养护、采购等岗位人员，从事质量管理、验收工作的人员应当在职在岗，不得兼职其他业务工作。

2. 人员培训要求　企业应当对各岗位人员进行与其职责和工作内容相关的岗前培训和继续教育，以符合 GSP 要求。培训内容应当包括相关法律法规、药品专业知识及技能、质量管理制度、职责及岗位操作规程等。

3. 人员健康要求　质量管理、验收、养护、储存等直接接触药品岗位的人员应当进行岗前及年度健康检查，并建立健康档案。患有传染病或者其他可能污染药品的疾病的，不得从事直接接触药品的工作。身体条件不符合相应岗位特定要求的，不得从事相关工作。

（四）质量管理体系文件

1. 质量管理体系文件的制定与修订　企业制定质量管理体系文件应当符合企业实际。内容包括质量管理制度、部门及岗位职责、操作规程、档案、报告、记录和凭证等。文件的起草、修订、审核、批准、分发、保管，以及修改、撤销、替换、销毁等应当按照文件管理操作规程进行，并保存相关记录。

企业应当定期审核、修订文件，使用的文件应当为现行有效的文本，已废止或者失效的文件除留档备查外，不得在工作现场出现。

2. 制定各环节质量管理操作规程　企业应当制定药品采购、收货、验收、储存、养护、销售、出库复核、运输等环节及计算机系统的操作规程。通过计算机系统记录数据时，有关人员应当按照操作规程，通过授权及密码登录后方可进行数据的录入或者复核；数据的更改应当经质量管理部门审核并在其监督下进行，更改过程应当留有记录。

3. 做好质量管理文件记录　企业应当建立药品采购、验收、养护、销售、出库复核、销后退回和购进退出、运输、储运温湿度监测、不合格药品处理等相关记录，做到真实、完整、准确、有效和可追溯。书面记录及凭证应当及时填写，并做到字迹清晰，不得随意涂改，不得撕毁。更改记录的，应当注明理由、日期并签名，保持原有信息清晰可辨。记录及凭证应当至少保存 5 年。疫苗等特殊管理的药品的记录及凭证按相关规定保存。

（五）设施与设备

1. 经营场所与库房的管理　企业应当具有与其药品经营范围、经营规模相适应的经营场所和库房。库房的选址、设计、布局、建造、改造和维护应当符合药品储存的要求，防止药品的污染、交叉污染、混淆和差错。药品储存作业区、辅助作业区应当与办公区和生活区分开一定距离或者有隔离措施。

库房的规模及条件应当满足药品的合理、安全储存，并达到以下要求，便于开展储存作业：①库房内外环境整洁，无污染源，库区地面硬化或者绿化；②库房内墙、顶光洁，地面平整，门窗结构严密；③库房有可靠的安全防护措施，能够对无关人员进入实行可控管理，防止药品被盗、替换或者混入假药；④有防止室外装卸、搬运、接收、发运等作业受异常天气影响的措施。

库房应当配备符合 GSP 要求的各类设施设备。经营中药材、中药饮片的，应当有专用的库房和养护工作场所，直接收购地产中药材的应当设置中药样品室（柜）。

2. 冷藏、冷冻药品的储存与运输　储存、运输冷藏、冷冻药品的，应当配备以下设施设备：①与其经营规模和品种相适应的冷库，储存疫苗的应当配备两个以上独立冷库；②用于冷库温度自动监测、显示、记录、调控、报警的设备；③冷库制冷设备的备用发电机组或者双回路供电系统；④对有特殊低温要求的药品，应当配备符合其储存要求的设施设备；⑤冷藏车及车载冷藏箱或者保温箱等设备。

运输药品应当使用封闭式货物运输工具。储存、运输设施设备的定期检查、清洁和维护应当由专人负责，并建立记录和档案。

（六）校准与验证

企业应当按照国家有关规定，对计量器具、温湿度监测设备等定期进行校准或者检定。企业应当对冷库、储运温湿度监测系统以及冷藏运输等设施设备进行使用前验证、定期验证及停用时间超过规定时限的验证。

（七）计算机系统

企业应当建立能够符合经营全过程管理及质量控制要求的计算机系统，实现药品可追溯。计算机系统应当符合GSP的有关要求。各类数据的录入、修改、保存等操作应当符合授权范围、操作规程和管理制度的要求，保证数据原始、真实、准确、安全和可追溯。

计算机系统运行中涉及企业经营和管理的数据应当采用安全、可靠的方式储存并按日备份，备份数据应当存放在安全场所，记录类数据的保存时限应当符合GSP的要求。

（八）采购

1. 采购管理总体要求 企业的采购活动应当符合以下要求：①确定供货单位的合法资格；②确定所购入药品的合法性；③核实供货单位销售人员的合法资格；④与供货单位签订质量保证协议。

采购中涉及的首营企业、首营品种，采购部门应当填写相关申请表格，经过质量管理部门和企业质量负责人的审核批准。必要时应当组织实地考察，对供货单位质量管理体系进行评价。

2. 首营企业的审核 对首营企业的审核，应当查验加盖其公章原印章的相关资质证明文件，确认真实、有效。采购首营品种应当审核药品的合法性，索取加盖供货单位公章原印章的药品生产或者进口批准证明文件复印件并予以审核，审核无误的方可采购。以上资料应当归入药品质量档案。

企业应当核实、留存供货单位销售人员以下资料：①加盖供货单位公章原印章的销售人员身份证复印件；②加盖供货单位公章原印章和法定代表人印章或者签名的授权书，授权书应当载明被授权人姓名、身份证号码，以及授权销售的品种、地域、期限；③供货单位及供货品种相关资料。

3. 购货发票管理 采购药品时，企业应当向供货单位索取发票。发票应当列明药品的通用名称、规格、单位、数量、单价、金额等；不能全部列明的，应当附《销售货物或者提供应税劳务清单》，并加盖供货单位发票专用章原印章、注明税票号码。发票按有关规定保存。

4. 建立采购记录 采购药品应当建立采购记录。采购记录应当有药品的通用名称、剂型、规格、生产厂商、供货单位、数量、价格、购货日期等内容，采购中药材、中药饮片的还应当标明产地。

5. 药品直调管理 发生灾情、疫情、突发事件或者临床紧急救治等特殊情况，以及其他符合国家有关规定的情形，企业可采用直调方式购销药品，即已采购的药品不入本企业仓库，直接从供货单位发送到购货单位，并建立专门的采购记录，保证有效的质量跟踪和追溯。

（九）收货与验收

1. 收货的管理 企业应当按照规定的程序和要求对到货药品逐批进行收货、验收，防止不合格药品入库。药品到货时，收货人员应当核实运输方式是否符合要求，并对照随货同行单（票）和采购记录核对药品，做到票、账、货相符。冷藏、冷冻药品到货时，应当对其运输方式及运输过程的温度记录、运输时间等质量控制状况进行重点检查并记录。不符合温度要求的应当拒收。

收货人员对符合收货要求的药品，应当按品种特性要求放于相应待验区域，或者设置状态标志，通知验收。冷藏、冷冻药品应当在冷库内待验。

2. **验收的管理**　验收药品应当按照药品批号查验同批号的检验报告书。企业应当按照验收规定，对每次到货药品进行逐批抽样验收，抽取的样品应当具有代表性：①同一批号的药品应当至少检查一个最小包装，但生产企业有特殊质量控制要求或者打开最小包装可能影响药品质量的，可不打开最小包装；②破损、污染、渗液、封条损坏等包装异常以及零货、拼箱的，应当开箱检查至最小包装；③外包装及封签完整的原料药、实施批签发管理的生物制品，可不开箱检查。特殊管理的药品应当按照相关规定在专库或者专区内验收。

验收药品应当做好验收记录，包括药品的通用名称、剂型、规格、批准文号、批号、生产日期、有效期、生产厂商、供货单位、到货数量、到货日期、验收合格数量、验收结果等内容。验收不合格的还应当注明不合格事项及处置措施。

3. **库存记录的管理**　企业应当建立库存记录，验收合格的药品应当及时入库登记；验收不合格的，不得入库，并由质量管理部门处理。

4. **直调药品的验收**　企业按GSP规定进行药品直调的，可委托购货单位进行药品验收。购货单位应当严格按照GSP的要求验收药品，并建立专门的直调药品验收记录。验收当日应当将验收记录相关信息传递给直调企业。

（十）储存与养护

1. **药品储存的管理**　企业应当根据药品的质量特性对药品进行合理储存，并符合以下要求：①按包装标示的温度要求储存药品，包装上没有标示具体温度的，按照《药典》规定的贮藏要求进行储存；②储存药品相对湿度为35%~75%；③在人工作业的库房储存药品，按质量状态实行色标管理，合格药品为绿色，不合格药品为红色，待确定药品为黄色；④储存药品应当按照要求采取避光、遮光、通风、防潮、防虫、防鼠等措施；⑤搬运和堆码药品应当严格按照外包装标示要求规范操作，堆码高度符合包装图示要求，避免损坏药品包装；⑥药品按批号堆码，不同批号的药品不得混垛，垛间距不小于5厘米，与库房内墙、顶、温度调控设备及管道等设施间距不小于30厘米，与地面间距不小于10厘米；⑦药品与非药品、外用药与其他药品分开存放，中药材和中药饮片分库存放；⑧特殊管理的药品应当按照国家有关规定储存；⑨拆除外包装的零货药品应当集中存放；⑩储存药品的货架、托盘等设施设备应当保持清洁，无破损和杂物堆放；⑪未经批准的人员不得进入储存作业区，储存作业区内的人员不得有影响药品质量和安全的行为；⑫药品储存作业区内不得存放与储存管理无关的物品。

2. **药品养护的管理**　养护人员应当根据库房条件、外部环境、药品质量特性等对药品进行养护，主要内容是：①指导和督促储存人员对药品进行合理储存与作业。②检查并改善储存条件、防护措施、卫生环境。③对库房温湿度进行有效监测、调控。④按照养护计划对库存药品的外观、包装等质量状况进行检查，并建立养护记录；对储存条件有特殊要求的或者有效期较短的品种应当进行重点养护。⑤发现有问题的药品应当及时在计算机系统中锁定和记录，并通知质量管理部门处理。⑥对中药材和中药饮片应当按其特性采取有效方法进行养护并记录，所采取的养护方法不得对药品造成污染。⑦定期汇总、分析养护信息。

3. 效期管理　企业应当采用计算机系统对库存药品的有效期进行自动跟踪和控制，采取近效期预警及超过有效期自动锁定等措施，防止过期药品销售。

4. 异常情况的处理　药品因破损而导致液体、气体、粉末泄漏时，应当迅速采取安全处理措施，防止对储存环境和其他药品造成污染。

对质量可疑的药品应当立即采取停售措施，并在计算机系统中锁定，同时报告质量管理部门确认。对存在质量问题的药品应当采取以下措施：①存放于标志明显的专用场所，并有效隔离，不得销售；②怀疑为假药的，及时报告药品监督管理部门；③属于特殊管理的药品，按照国家有关规定处理；④不合格药品的处理过程应当有完整的手续和记录；⑤对不合格药品应当查明并分析原因，及时采取预防措施。

（十一）销售

1. 购货单位的管理　企业应当将药品销售给合法的购货单位，并对购货单位的证明文件、采购人员及提货人员的身份证明进行核实，保证药品销售流向真实、合法。企业应当严格审核购货单位的生产范围、经营范围或者诊疗范围，并按照相应的范围销售药品。企业销售药品，应当如实开具发票，做到票、账、货、款一致。

2. 销售记录的管理　企业应当做好药品销售记录。销售记录应当包括药品的通用名称、规格、剂型、批号、有效期、生产厂商、购货单位、销售数量、单价、金额、销售日期等内容。进行药品直调的，应当建立专门的销售记录。

中药材销售记录应当包括品名、规格、产地、购货单位、销售数量、单价、金额、销售日期等内容；中药饮片销售记录应当包括品名、规格、批号、产地、生产厂商、购货单位、销售数量、单价、金额、销售日期等内容。

（十二）出库

1. 出库的复核与管理　出库时应当对照销售记录进行复核。发现以下情况不得出库，并报告质量管理部门处理：①药品包装出现破损、污染、封口不牢、衬垫不实、封条损坏等问题；②包装内有异常响动或者液体渗漏；③标签脱落、字迹模糊不清或者标识内容与实物不符；④药品已超过有效期；⑤其他异常情况的药品。

药品出库复核应当建立记录，包括购货单位、药品的通用名称、剂型、规格、数量、批号、有效期、生产厂商、出库日期、质量状况和复核人员等内容。药品出库时，应当附加盖企业药品出库专用章原印章的随货同行单（票）。

2. 冷藏、冷冻药品的出库　冷藏、冷冻药品的装箱、装车等项作业，应当由专人负责并符合以下要求：①车载冷藏箱或者保温箱在使用前应当达到相应的温度要求；②应当在冷藏环境下完成冷藏、冷冻药品的装箱、封箱工作；③装车前应当检查冷藏车辆的启动、运行状态，达到规定温度后方可装车；④启运时应当做好运输记录，内容包括运输工具和启运时间等。

（十三）运输与配送

1. 运输管理的总体要求　企业应当按照质量管理制度的要求，严格执行运输操作规程，并采取有效措施保证运输过程中的药品质量与安全。运输药品，应当根据药品的包装、质量特性并针对车况、道路、天气等因素，选用适宜的运输工具，采取相应措施防止出现破损、污染等问题。

发运药品时，应当检查运输工具，发现运输条件不符合规定的，不得发运。运输药品过程中，运载工具应当保持密闭。企业应当严格按照外包装标示的要求搬运、装卸药品。

2. 冷藏、冷冻药品的运输　企业应当根据药品的温度控制要求，在运输过程中采取必要的保温或者冷藏、冷冻措施。运输过程中，药品不得直接接触冰袋、冰排等蓄冷剂，防止对药品质量造成影响。

冷藏、冷冻药品运输途中，应当实时监测并记录冷藏车、冷藏箱或者保温箱内的温度数据。企业应当制定冷藏、冷冻药品运输应急预案，对运输途中可能发生的设备故障、异常天气影响、交通拥堵等突发事件，能够采取相应的应对措施。

3. 委托运输的管理　企业委托其他单位运输药品的，应当对承运方运输药品的质量保障能力进行审计，索取运输车辆的相关资料，符合 GSP 运输设施设备条件和要求的方可委托。企业委托运输药品应当与承运方签订运输协议，明确药品质量责任、遵守运输操作规程和在途时限等内容。企业委托运输药品应当有记录，实现运输过程的质量追溯。记录应当至少保存 5 年。

4. 运输过程的安全管理措施　企业应当采取运输安全管理措施，防止在运输过程中发生药品盗抢、遗失、调换等事故。特殊管理的药品的运输应当符合国家有关规定。

（十四）售后管理

1. 退货的管理　企业应当加强对退货的管理，保证退货环节药品的质量和安全，防止混入假冒药品。

2. 投诉的管理　企业应当按照质量管理制度的要求，制定投诉管理操作规程，内容包括投诉渠道及方式、档案记录、调查与评估、处理措施、反馈和事后跟踪等。企业应当配备专职或者兼职人员负责售后投诉管理，对投诉的质量问题查明原因，采取有效措施及时处理和反馈，并做好记录，必要时应当通知供货单位及药品生产企业。企业应当及时将投诉及处理结果等信息记入档案，以便查询和跟踪。

3. 药品质量问题的处理　企业发现已售出药品有严重质量问题，应当立即通知购货单位停售、追回并做好记录，同时向药品监督管理部门报告。

企业应当协助持有人履行召回义务，按照召回计划的要求及时传达、反馈药品召回信息，控制和收回存在安全隐患的药品，并建立药品召回记录。

4. 药品不良反应监测　企业质量管理部门应当配备专职或者兼职人员，按照国家有关规定承担药品不良反应监测和报告工作。

三、药品零售的质量管理

（一）质量管理与职责

企业应当按照有关法律法规及 GSP 的要求制定质量管理文件，开展质量管理活动，确保药品质量。

企业负责人是药品质量的主要责任人，负责企业日常管理，负责提供必要的条件，保证质量管理部门和质量管理人员有效履行职责，确保企业按照 GSP 要求经营药品。企业应当设置质量管理部门或者配备质量管理人员，履行 GSP 规定的职责，如督促相关部门和岗位人员执行药品管理的法律法规及 GSP，组织制订质量管理文件，并指导、监督文件的执行，负责对供货单位及其销售人员资格证明的审核，负责对所采购药品合法性的审核，负责药品的验收，指导并监督药品采购、储存、陈列、销售等环节的质量管理工作，等等。

（二）人员管理

企业从事药品经营和质量管理工作的人员，应当符合有关法律法规及 GSP 规定的资格要求，不得有相关法律法规禁止从业的情形。

1. 人员资质要求　企业法定代表人或者企业负责人应当具备执业药师资格。企业应当按照国家有关规定配备执业药师，负责处方审核，指导合理用药。

质量管理、验收、采购人员应当具有药学或者医学、生物、化学等相关专业学历或者具有药学专业技术职称。从事中药饮片质量管理、验收、采购人员应当具有中药学中专以上学历或者具有中药学专业初级以上专业技术职称。

营业员应当具有高中以上文化水平或者符合省级药品监督管理部门规定的条件。中药饮片调剂人员应当具有中药学中专以上学历或者具备中药调剂员资格。

2. 培训管理　企业各岗位人员应当接受相关法律法规及药品专业知识与技能的岗前培训和继续教育，以符合 GSP 要求。企业应当按照培训管理制度制订年度培训计划并开展培训，使相关人员能正确理解并履行职责。培训工作应当做好记录并建立档案。企业应当为销售特殊管理的药品、国家有专门管理要求的药品、冷藏药品的人员接受相应培训提供条件，使其掌握相关法律法规和专业知识。

3. 人员卫生及健康要求　在营业场所内，企业工作人员应当穿着整洁、卫生的工作服。企业应当对直接接触药品岗位的人员进行岗前及年度健康检查，并建立健康档案。患有传染病或者其他可能污染药品的疾病的，不得从事直接接触药品的工作。

（三）文件

1. 质量管理文件　企业应当按照有关法律法规及 GSP 规定，制定符合企业实际的质量管理文件。内容包括质量管理制度、岗位职责、操作规程、档案、记录和凭证等，并对质量管理文件定期审核、及时修订。企业应当采取措施确保各岗位人员正确理解质量管理文件的内容，保证质量管理文件有效执行。企业还应该制定符合 GSP 要求的质量管理制度以及药品零售操作规程。

2. 明确岗位职责　企业应当明确企业负责人、质量管理、采购、验收、营业员以及处方审核、调配等岗位的职责，设置库房的还应当包括储存、养护等岗位职责。质量管理岗位、处方审核岗位的职责不得由其他岗位人员代为履行。

3. 记录的管理　企业应当建立药品采购、验收、销售、陈列检查、温湿度监测、不合格药品处理等相关记录，做到真实、完整、准确、有效和可追溯。记录及相关凭证应当至少保存 5 年。特殊管理的药品的记录及凭证按相关规定保存。通过计算机系统记录数据时，相关岗位人员应当按照操作规程，通过授权及密码登录计算机系统，进行数据的录入，保证数据原始、真实、准确、安全和可追溯。电子记录数据应当以安全、可靠方式定期备份。

（四）设施与设备

企业的营业场所应当与其药品经营范围、经营规模相适应，并与药品储存、办公、生活辅助及其他区域分开。

1. 营业场所设施和设备要求　营业场所应当具有相应设施或者采取其他有效措施，避免药品受室外环境的影响，并做到宽敞、明亮、整洁、卫生。营业场所应当有以下营业设备：①货架和柜台；②监测、调控温度的设备；③经营中药饮片的，有存放饮片和处方调配的设备；④经营冷藏药品的，有专用冷藏设备；⑤经营第二类精神药品、毒性中药品种和罂粟壳的，有符合安全规定的专用存放设备；⑥药品拆零销售所需的调配工具、包装用品。企业应当建立能够符合经营和质量管理要求的计算机系统，并满足药品追溯的要求。

2. 库房的设施和设备要求　企业设置库房的，应当做到库房内墙、顶光洁，地面平整，门窗结构严密；有可靠的安全防护、防盗等措施。仓库应当有符合GSP要求的设施设备，如将药品与地面之间有效隔离的设备，避光、通风、防潮、防虫、防鼠等设备，有效监测和调控温湿度的设备，等等。储存中药饮片应当设立专用库房。

（五）采购与验收

企业采购药品，应当符合GSP的相关规定。药品到货时，收货人员应当按采购记录，对照供货单位的随货同行单（票）核实药品实物，做到票、账、货相符。企业应当按规定的程序和要求对到货药品逐批进行验收，并按照GSP规定做好验收记录。验收抽取的样品应当具有代表性。验收药品应当按照GSP规定查验药品检验报告书。验收合格的药品应当及时入库或者上架，验收不合格的，不得入库或者上架，并报告质量管理人员处理。

（六）陈列与储存

药品的陈列应当符合以下要求：①按剂型、用途以及储存要求分类陈列，并设置醒目标志，类别标签字迹清晰、放置准确；②药品放置于货架（柜），摆放整齐有序，避免阳光直射；③处方药、非处方药分区陈列，并有处方药、非处方药专用标识；④处方药不得采用开架自选的方式陈列和销售；⑤外用药与其他药品分开摆放；⑥拆零销售的药品集中存放于拆零专柜或者专区；⑦第二类精神药品、毒性中药品种和罂粟壳不得陈列；等等。

企业应当定期对陈列、存放的药品进行检查，重点检查拆零药品和易变质、近效期、摆放时间较长的药品以及中药饮片。发现有质量疑问的药品应当及时撤柜，停止销售，由质量管理人员确认和处理，并保留相关记录。企业应当对药品的有效期进行跟踪管理，防止近效期药品售出后可能发生的过期使用。

（七）销售管理

1. 证件管理要求　企业应当在营业场所的显著位置悬挂《药品经营许可证》、营业执照、执业药师注册证等。营业人员应当佩戴有照片、姓名、岗位等内容的工作牌，是执业药师和药学技术人员的，工作牌还应当标明执业资格或者药学专业技术职称。在岗执业的执业药师应当挂牌明示。

2. 药品销售管理要求 销售药品应当符合以下要求：①处方经执业药师审核后方可调配；对处方所列药品不得擅自更改或者代用，对有配伍禁忌或者超剂量的处方，应当拒绝调配，但经处方医师更正或者重新签字确认的，可以调配；调配处方后经过核对方可销售。②处方审核、调配、核对人员应当在处方上签字或者盖章，并按照有关规定保存处方或者其复印件。③销售近效期药品应当向顾客告知有效期。④销售中药饮片做到计量准确，并告知煎服方法及注意事项；提供中药饮片代煎服务，应当符合国家有关规定。

企业销售药品应当开具销售凭证，内容包括药品名称、生产厂商、数量、价格、批号、规格等，并做好销售记录。

（八）售后管理

除药品质量原因外，药品一经售出，不得退换。企业应当在营业场所公布药品监督管理部门的监督电话，设置顾客意见簿，及时处理顾客对药品质量的投诉。企业应当按照国家有关药品不良反应报告制度的规定，收集、报告药品不良反应信息。企业发现已售出药品有严重质量问题，应当及时采取措施追回药品并做好记录，同时向药品监督管理部门报告。企业应当协助持有人履行召回义务，控制和收回存在安全隐患的药品，并建立药品召回记录。

第三节 药品网络销售监督管理

为进一步规范药品网络销售行为，保障网络销售药品质量安全，确保人民群众用药可及，切实维护人民群众生命安全和身体健康，《药品网络销售监督管理办法》于2022年9月1日公布，自2022年12月1日起施行。

一、药品网络销售监督管理历程

2005年9月，《互联网药品交易服务审批暂行规定》发布，规定提供互联网药品交易服务需要经过审批取得许可。其中平台服务商需取得A证，可以为药品生产、经营企业和医疗机构提供服务，批发企业需要取得B证，药品零售企业需取得C证后方可提供网络零售非处方药服务。2019年，《药品管理法》在法律层面对药品网络销售作出明确规定，网络销售药品要遵守药品经营的有关规定，除了几类特殊管理药品不能网上销售，处方药和非处方药都可以在网络销售。

二、药品网络销售监管原则与监管主体

（一）药品网络销售监管范围
药品网络销售监管范围包括在我国境内从事药品网络销售、提供药品网络交易平台服务及其监督管理等相关活动。

（二）药品网络销售监管原则
药品监督管理部门应当依照《药品管理法》《药品网络销售监督管理办法》等的规定，

按照职责分工对第三方平台和药品网络销售企业实施监督检查。同时，药品监督管理部门也应当与相关部门加强协作，充分发挥行业组织等机构的作用，推进信用体系建设，促进社会共治。

（三）药品网络销售监管机构

国家药品监督管理局主管全国药品网络销售的监督管理工作。

省级药品监督管理部门负责本行政区域内药品网络销售的监督管理工作，负责监督管理药品网络交易第三方平台以及持有人、药品批发企业通过网络销售药品的活动。

设区的市级、县级药品监督管理部门负责本行政区域内药品网络销售的监督管理工作，负责监督管理药品零售企业通过网络销售药品的活动。

三、药品网络销售管理具体要求

（一）从事药品网络销售的条件

从事药品网络销售的，应当是具备保证网络销售药品安全能力的持有人或者药品经营企业。

中药饮片生产企业销售其生产的中药饮片，应当履行持有人相关义务。

（二）药品网络销售的经营方式与经营范围

药品网络销售企业应当按照经过批准的经营方式和经营范围经营。药品网络销售企业为持有人的，仅能销售其取得药品注册证书的药品。未取得药品零售资质的，不得向个人销售药品。

疫苗、血液制品、麻醉药品、精神药品、医疗用毒性药品、放射性药品、药品类易制毒化学品等国家实行特殊管理的药品不得在网络上销售，具体目录见国家药品监督管理局组织制定的《药品网络销售禁止清单》。

药品网络零售企业不得违反规定以买药品赠药品、买商品赠药品等方式向个人赠送处方药、甲类非处方药。

（三）网络销售处方药的管理要求

通过网络向个人销售处方药的，最重要的是要确保处方来源真实、可靠，避免处方重复使用，并实行实名制。因此，药品网络零售企业应当与电子处方提供单位签订协议，并严格按照有关规定进行处方审核调配，对已经使用的电子处方进行标记，避免处方重复使用。第三方平台承接电子处方的，应当对电子处方提供单位的情况进行核实，并签订协议。药品网络零售企业接收的处方为纸质处方影印版本的，应当采取有效措施避免处方重复使用。

（四）制定药品网络销售管理制度

药品网络销售企业应当建立并实施药品质量安全管理、风险控制、药品追溯、储存配送管理、不良反应报告、投诉举报处理等制度。药品网络零售企业还应当建立在线药学服务制度，由依法经过资格认定的药师（即执业药师）或者其他药学技术人员〔包括卫生（药）系列职称（含药士、药师、主管药师、副主任药师、主任药师）、从业药师等〕开展处方审核调配、指导合理用药等工作，人员数量应当与经营规模相适应。

（五）网络销售药品信息公示

见表 6-1 所示。

表 6-1　药品网络销售信息公示内容及具体要求

分类	公示信息	管理要求
所有药品网络销售企业	在网站首页或者经营活动的主页面显著位置，持续公示：1. 药品生产或者经营许可证信息；2. 药师或者其他药学技术人员的资格认定等信息	1. 展示的药品相关信息应当真实、准确、合法； 2. 将处方药与非处方药区分展示，并在相关网页上显著标示处方药、非处方药
从事处方药网络销售的药品零售企业	在每个药品展示页面下突出显示"处方药须凭处方在药师指导下购买和使用"等风险警示信息	1. 处方药销售前，应当向消费者充分告知相关风险警示信息，并经消费者确认知情； 2. 在处方药销售主页面、首页面不得直接公开展示处方药包装、标签等信息； 3. 通过处方审核前，不得展示说明书等信息，不得提供处方药购买的相关服务
对存在质量问题或者安全隐患的药品	及时在网站首页或者经营活动主页面公开相应信息	依法采取相应的风险控制措施，如暂停销售、使用、问题药品召回等

（六）药品配送的质量与安全管理

药品网络零售企业应当对药品配送的质量与安全负责。配送药品，应当根据药品数量、运输距离、运输时间、温湿度要求等情况，选择适宜的运输工具和设施设备，配送的药品应当放置在独立空间并做明显标识，确保符合要求、全程可追溯。

药品网络零售企业委托配送的，应当对受托企业的质量管理体系进行审核，与受托企业签订质量协议，约定药品质量责任、操作规程等内容，并对受托方进行监督。

（七）相关凭证和记录的管理

销售凭证和销售记录管理。通过网络向个人销售药品的，应当按照规定出具销售凭证。销售凭证可以以电子形式出具，药品最小销售单元的销售记录应当清晰留存，确保可追溯。

相关文件和记录管理。药品网络销售企业应当完整保存供货企业资质文件、电子交易等记录。销售处方药的药品网络零售企业还应当保存处方、在线药学服务等记录。相关记录保存期限不少于 5 年，且不少于药品有效期满后 1 年。

四、药品网络交易平台管理

（一）入驻网络销售企业审核

第三方平台应当对申请入驻的药品网络销售企业资质、质量安全保证能力等进行审核，对药品网络销售企业建立登记档案，至少每 6 个月核验更新一次，确保入驻的药品网络销售企业符合法定要求。第三方平台应当与药品网络销售企业签订协议，明确双方药品质量安全责任。

（二）网络销售药品信息管理要求

第三方平台应当保存药品展示、交易记录与投诉举报等信息。保存期限不少于 5 年，且不少于药品有效期满后 1 年。第三方平台应当确保有关资料、信息和数据的真实、完整，并为入驻的药品网络销售企业自行保存数据提供便利。

第三方平台应当加强检查，对入驻平台的药品网络销售企业的药品信息展示、处方审核、药品销售和配送等行为进行管理，督促其严格履行法定义务。第三方平台应当对药品网络销售活动建立检查监控制度。发现入驻的药品网络销售企业有违法行为的，应当及时制止并立即向所在地县级药品监督管理部门报告。

（三）药品网络交易第三方平台的备案管理

第三方平台应当将企业名称、法定代表人、统一社会信用代码、网站名称以及域名等信息向平台所在地省级药品监督管理部门备案。省级药品监督管理部门应当将平台备案信息公示。备案后，第三方平台应当在其网站首页或者从事药品经营活动的主页面显著位置，持续公示营业执照、相关行政许可和备案、联系方式、投诉举报方式等信息或者上述信息的链接标识。

第三方平台应当建立药品质量安全管理机构，配备药学技术人员承担药品质量安全管理工作，建立并实施药品质量安全、药品信息展示、处方审核、处方药实名购买、药品配送、交易记录保存、不良反应报告、投诉举报处理等管理制度。

五、药品网络销售监督检查

（一）职责分工

药品监督管理部门应当依照法律、法规、规章等规定，按照职责分工对第三方平台和药品网络销售企业实施监督检查，见表6-2所示。

表6-2　药品网络销售监督检查与处理

违法主体	违法行为	监督检查机构	违法行为查处机构
第三方平台、持有人、药品批发企业	通过网络销售药品违法行为	省级药品监督管理部门	1. 主要由违法行为发生地的药品监督管理部门负责查处；
药品网络零售企业	通过网络销售药品违法行为	市县级药品监督管理部门	2. 引发药品安全事件或者有证据证明可能危害人体健康的，也可以由违法行为结果地的药品监督管理部门负责

（二）问题处理

对有证据证明可能存在安全隐患的，药品监督管理部门应当根据监督检查情况，对药品网络销售企业或者第三方平台等采取告诫、约谈、限期整改以及暂停生产、销售、使用、进口等措施，并及时公布检查处理结果。

（三）保密规定

药品监督管理部门应当对药品网络销售企业或者第三方平台提供的个人信息和商业秘密严格保密，不得泄露、出售或者非法向他人提供。

第四节 药品进出口管理

我国进出口药品管理实行分类和目录管理，即将药品分为进出口麻醉药品、进出口精神药品、进出口蛋白同化制剂和肽类激素、进出口一般药品。国家药品监督管理局会同国务院对外贸易主管部门对上述药品依法制定并调整管理目录，以签发许可证件的形式对其进出口加以管制。

一、药品进口管理

（一）药品进口管理历程

1984 年我国颁布了首部《药品管理法》，为配套该法对进口药品加强管理。1987 年，卫生部颁布《关于对进口药品实施"许可证"的通知》，我国开始对进口药品施行审批的许可证制度。1991 年，我国首部《进口药品管理办法》开始施行，2003 年发布了《药品进口管理办法》，2012 年卫生部、海关总署发布《关于修改〈药品进口管理办法〉的决定》，对《药品进口管理办法》进行修正。

2005 年，国家食品药品监督管理局针对进口药材的特殊性，出台《进口药材管理办法（试行）》。2019 年 5 月修订了《进口药材管理办法》，2020 年 1 月 1 日起施行。2022 年，国家卫生健康委员会、国家药品监督管理局制定了《临床急需药品临时进口工作方案》和《氯巴占临时进口工作方案》，以进一步完善药品供应保障政策，满足人民群众特定临床紧急用药需求。

（二）药品进口管理有关规定

我国药品进口管理主要包括进口注册、进口备案、口岸检验三个环节。

1. 基本要求　药品进口应当进行进口药品注册，经审批取得国家药品监督管理局核发的药品注册证书，只能从允许药品进口的口岸进口，并由进口药品的企业向口岸所在地药品监督管理部门备案，准予备案后获得《进口药品通关单》。

口岸所在地药品监督管理部门应当通知药品检验机构按照国家药品监督管理局的规定对进口药品进行抽查检验，检验合格的，方能进口。

禁止进口疗效不确切、不良反应大或者因其他原因危害人体健康的药品。

2. 管理机构　进口药品的监管机构主要包括国家级和省级药品监督管理部门，以及口岸药品监督管理局和口岸药品检验机构，具体职责如下：

（1）国家药品监督管理局药品审评中心负责进口药品注册的技术审评，国家药品监督管理局负责进口药品注册的行政审批，审核通过的发放药品注册证书。

（2）省级药品监督管理部门依法对进口药材进行监督管理，并在委托范围内以国家药品监督管理局的名义实施首次进口药材审批。

（3）口岸药品监督管理局负责进口药品（含进口药材）的备案和监督管理工作。口岸药品检验机构负责对到岸货物实施现场核验、核查出厂检验报告书和原产地证明原件、按照规定进行抽样、对进口药品（含进口药材）实施口岸检验等。

3. 进口药品注册

（1）常规注册：绝大多数进口药品都按照《药品注册管理办法》管理，由境外持有人的国内代理人提出申请（按照药品的细化分类和相应的申报资料要求执行），经审批取得国家药品监督管理局核发的药品注册证书，方可办理进口备案和口岸检验手续。

境外生产药品的药品注册检验由中检院组织口岸药品检验机构实施，注册申请人还应当按规定要求抽取样品，并将样品、检验所需资料及标准物质等送至中检院。

境外申请人应当指定中国境内的企业法人办理相关药品注册事项。

（2）简易审批：医疗机构因临床急需进口少量药品的，经国家药品监督管理局或者国务院授权的省级人民政府批准，可以进口。进口的药品应当在指定医疗机构内用于特定医疗目的。

对于国内无注册上市、无企业生产或短时期内无法恢复生产的境外已上市临床急需少量药品，可由医疗机构提出临时进口申请，经国家药品监督管理局和国家卫生健康委员会审查批准。进口药品若属于麻醉药品和国家规定范围内的精神药品，还需要向国家药品监督管理局申请进口准许证。此类进口药品，无需进行口岸检验。使用临时进口药品的医疗机构应按照规定，做好药品的使用管理工作。

进出境人员随身携带的个人自用的少量药品，应当以自用、合理数量为限，并接受海关监管。在个人药品进出境过程中，应尽量携带好正规医疗机构出具的医疗诊断书，以证明其确因身体需要携带，方便海关凭医师有效处方原件确定携带药品的合理数量。

根据《药品管理法》的规定，未经批准进口少量境外已合法上市的药品，且情节较轻的，可以依法减轻或免于处罚。

4. 进口药品备案

（1）普通药品的进口备案（先备案后检验）

普通药品进口备案，应当向货物到岸地口岸药品监督管理局提出申请，并由负责本口岸药品检验的口岸药品检验所进行检验。口岸药品监督管理局审查全部资料无误后，准予进口备案，发出《进口药品通关单》。同时向负责检验的口岸药品检验所发出《进口药品口岸检验通知书》。

对麻醉药品和精神药品，口岸药品监督管理局审查全部资料无误后，应当只向负责检验的口岸药品检验所发出《进口药品口岸检验通知书》，无需办理《进口药品通关单》。

口岸药品检验所应当到《进口药品口岸检验通知书》规定的抽样地点抽取样品，进行质量检验，并将检验结果送交所在地口岸药品监督管理局。对检验不符合标准规定的药品，由口岸药品监督管理局依照《药品管理法》及有关规定处理。

（2）指定检验药品的进口备案（先检验后备案）

符合下列情形的进口药品，必须经口岸药品检验所检验符合标准规定后，方可办理进口备案手续：①国家药品监督管理局规定的生物制品；②首次在中国境内销售的药品；③国务院规定的其他药品。检验不符合标准规定的，口岸药品监督管理局不予进口备案。

口岸药品监督管理局审查全部资料无误后，应当向负责检验的口岸药品检验所发出《进口药品口岸检验通知书》，同时向海关发出《进口药品抽样通知书》。口岸药品检验所按照《进口药品口岸检验通知书》规定的抽样地点，抽取检验样品，进行质量检验，并将检验结果送交所在地口岸药品监督管理局。检验符合标准规定的，准予进口备案，由口岸药品监督管理局发出《进口药品通关单》；不符合标准规定的，不予进口备案，由口岸药品监督管理局发出《药品不予进口备案通知书》。

5. 口岸检验　口岸药品检验所应当按照药品注册证明文件载明的注册标准对进口药品进行现场抽样、检验。抽样完成后，口岸药品检验所应当在进口单位持有的《进口药品通关单》原件上注明"已抽样"的字样，并加盖抽样单位的公章。对麻醉药品和精神药品，抽样完成后，应当在《进口准许证》原件上注明"已抽样"的字样，并加盖抽样单位的公章。

口岸药品检验所应当及时对所抽取的样品进行检验，并在抽样后 20 日内，完成检验工作，出具《进口药品检验报告书》，上面应当明确标有"符合标准规定"或者"不符合标准规定"的检验结论。

国家药品监督管理局规定批签发的生物制品，口岸检验符合标准规定，审核符合要求的，应当同时发放生物制品批签发证明。

6. 进口药材管理　药材应当从国务院批准的允许药品进口的口岸或者允许药材进口的边境口岸进口。

首次进口药材是指非同一国家（地区）、非同一申请人、非同一药材基原的进口药材，需经省级药品监督管理局审批，取得一次性进口药材批件后，向口岸药品监督管理局办理备案。非首次进口药材，应当按照规定直接向口岸药品监督管理局办理备案。

进口的药材应当符合国家药品标准。中国药典现行版未收载的品种，应当执行进口药材标准；中国药典现行版、进口药材标准均未收载的品种，应当执行其他的国家药品标准。少数民族地区进口当地习用的少数民族药药材，尚无国家药品标准的，应当符合相应的省级药材标准。

二、药品出口管理

按照国际惯例，在药品进出口贸易中，应进口国药品监督管理部门要求，出口国药品监督管理部门为本国药品出口型企业出具产品资信证明（即药品出口销售证明）。根据《药品管理法》的规定，对于短缺药品，国务院可以限制或禁止出口。为进一步规范《药品出口销售证明》的办理，为我国药品出口提供便利和服务，国家药品监督管理局制定了《药品出口销售证明管理规定》，自 2018 年 11 月 13 日施行。

三、进出口准许证管理

我国对麻醉药品、精神药品、蛋白同化制剂、肽类激素实行进出口准许证管理。

（一）麻醉药品和精神药品进出口准许证管理

根据《国家药监局、海关总署关于麻醉药品和精神药品进出口管理有关事宜的公告》规定，任何单位以任何贸易方式进（出）口麻醉药品和精神药品（包括麻醉药品、精神药品标准品及对照品），不论用于何种用途，均需取得国家药品监督管理局核发的《进（出）口准许证》，方可向海关办理进（出）口手续。

申请人在国家药品监督管理局网上办事大厅注册并实名认证后，按照有关规定在网上申请进出口准许证。国家药品监督管理局同步发放进出口电子准许证和纸质证件，电子证件和纸质证件具有同等法律效力。

海关通过联网核查验核准许证电子证件，不再进行纸面签注。海关总署及时将进出口准许证使用情况，药品名称、包装规格和进出口数量、进出口日期等核销数据反馈国家药品监督管理局。

《进口准许证》有效期1年，可以跨自然年使用；《出口准许证》有效期不超过3个月，有效期时限不跨自然年。进出口准许证实行"一证一关"（仅能在证面载明的口岸办理通关验放手续），且只能在有效期内一次性使用。

医务人员为医疗需要携带少量麻醉药品和精神药品出入境的，应当持所在地省级药品监管部门发放的携带麻醉药品和精神药品证明。海关凭携带麻醉药品和精神药品证明放行。

（二）蛋白同化制剂、肽类激素进出口准许证管理

根据《蛋白同化制剂和肽类激素进出口管理办法》有关规定，国家对蛋白同化制剂、肽类激素实行进出口准许证管理，具体要求如下：

1.《进口准许证》管理　进口蛋白同化制剂、肽类激素，应当向所在地省级药品监督管理部门提出申请，报送相关资料。

省级药品监督管理部门收到进口申请及有关资料后，应当于15个工作日内作出是否同意进口的决定；对同意进口的，发给药品《进口准许证》；对不同意进口的，应当书面说明理由。

进口蛋白同化制剂、肽类激素必须经由国务院批准的允许药品进口的口岸进口。进口单位持省级药品监督管理部门核发的药品《进口准许证》向海关办理报关手续。进口蛋白同化制剂、肽类激素无需办理《进口药品通关单》。

进口的蛋白同化制剂、肽类激素经口岸药品检验所检验不符合标准规定的，进口单位应当在收到《进口药品检验报告书》后2日内，将全部进口药品流通、使用的详细情况，报告所在地口岸药品监督管理部门。口岸药品监督管理部门收到《进口药品检验报告书》后，应当及时采取对全部药品予以查封、扣押的行政强制措施，并在7日内作出是否立案的决定。

2.《出口准许证》管理　出口蛋白同化制剂、肽类激素，出口单位应当向所在地省级药品监督管理部门提出申请。

省级药品监督管理部门收到出口申请及有关资料后，应当于15个工作日内作出是否同意出口的决定；对同意出口的，发给药品《出口准许证》；对不同意出口的，应当书面说明理由。出口单位持药品《出口准许证》向海关办理报关手续。

3. 进出口准许证有效期　药品《进口准许证》有效期1年，药品《出口准许证》有效期不超过3个月（有效期时限不跨年度）。

药品《进口准许证》《出口准许证》实行"一证一关"，只能在有效期内一次性使用，证面内容不得更改。因故延期进出口的，可以持原进出口准许证办理一次延期换证手续。

第五节　处方药与非处方药分类管理

处方药与非处方药分类管理是指依照药品安全性和使用便利性等特点，将药品划分为处方药和非处方药两类分别管理的制度。

为保障人民用药安全有效、使用方便，借鉴国际经验，国家药品监督管理局于1999年6月18日发布《处方药与非处方药分类管理办法》（试行），自2000年1月1日起施行。其中规定，根据药品品种、规格、适应证、剂量及给药途径不同，对药品分别按处方药与非处方药进行管理。

一、药品分类管理规定

（一）相关概念

1. 处方药　处方药是指凭执业医师和执业助理医师处方方可购买、调配和使用的药品。

2. 非处方药　非处方药是指由国家药品监督管理局公布的，不需要凭执业医师和执业助理医师处方，消费者可以自行判断、购买和使用的药品。

3. "双跨"药品　同一种药品根据其适应证、剂量和疗程的不同，分别作为处方药管理和非处方药管理，这种具有双重身份的药品就称之为"双跨"药品。

这类药品的部分适应证适合自我判断和自我药疗，于是在"限适应证、限剂量、限疗程"的规定下，将此部分适应证作为非处方药管理；而患者难以判断的适应证部分仍作为处方药管理。大部分消化系统用药、解热镇痛类药物都是"双跨"药品。

（二）管理机构

《药品管理法》规定国家对药品实行处方药与非处方药分类管理制度，具体办法由国家药品监督管理局会同国家卫生健康委员会制定。国家药品监督管理局组织制定分类管理制度，并监督实施。各级药品监督管理部门负责辖区内处方药与非处方药分类管理的组织实施和监督管理。

（三）管理要求

1. 生产管理　处方药、非处方药生产企业必须具有《药品生产许可证》，其生产品种必须取得药品批准文号，生产过程必须严格遵守GMP。持有人应在处方药和非处方药的包装或说明书上醒目地印刷相应的警示语或忠告语。其中处方药警示语为：凭医师处方销售、购买和使用！非处方药警示语为：请仔细阅读药品使用说明书并按说明使用或在药师指导下购买和使用！

2. 标签和说明书管理　非处方药标签和说明书除符合规定外，用语应当科学、易懂，便于消费者自行判断、选择和使用。非处方药的标签和说明书必须经国家药品监督管理局批准。

处方药和非处方药每个销售基本单元包装必须附有标签和说明书。

分别按处方药和非处方药管理的双跨品种，须分别使用处方药和非处方药两种标签、说明书，其处方药和非处方药的包装颜色应当有明显区别。"双跨"药品不管是作为处方药还是非处方药管理，应当具有相同的商品名，并且其商品名称不得扩大或暗示药品作为处方药、非处方药的疗效。

3. 非处方药的分类　根据药品的安全性，非处方药分为甲、乙两类，其中乙类非处方药相对更安全。

4. 非处方药专有标识管理　根据《非处方药专有标识管理规定》，非处方药专有标识是用于已列入《国家非处方药目录》，并通过药品监督管理部门审核登记的非处方药药品标签、使用说明书、内包装、外包装的专有标识，也可用作经营非处方药药品的企业指南性标志。

非处方药的包装必须印有国家指定的非处方药专有标识，图案分为红色和绿色，红色专有标识用于甲类非处方药，绿色专有标识用于乙类非处方药和用作指南性标志，见下图 6-1。

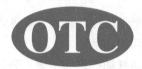
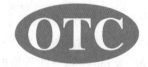

图 6-1　非处方药专有标识

使用非处方药专有标识时，药品的使用说明书和大包装可以单色印刷，标签和其他包装必须按照国家药品监督管理局公布的色标要求印刷。单色印刷时，非处方药专有标识下方必须标示"甲类"或"乙类"字样。

非处方药专有标识应与药品标签、使用说明书、内包装、外包装一体化印刷，其大小可根据实际需要设定，但必须醒目、清晰，并按照国家药品监督管理局公布的坐标比例使用。非处方药药品标签、使用说明书和每个销售基本单元包装印有中文药品通用名称（商品名称）的一面（侧），其右上角是非处方药专有标识的固定位置。

5. 销售管理　销售处方药、甲类非处方药的批发企业和零售企业必须具有《药品经营许可证》。

消费者有权自主选购非处方药，并须按非处方药标签和说明书所示内容使用。

"双跨"药品在作为处方药时，必须凭执业医师或执业助理医师开具的处方经药师审核后才能购买；而作为非处方药时，患者可以仔细阅读说明书并按说明使用或在药师指导下购买和使用。

6. 广告管理　处方药经审批只准在专业性医药报刊进行广告宣传，非处方药经审批后，可以在大众传播媒介进行广告宣传。

"双跨"药品作为"处方药"时不得在大众媒介上发布广告或者以其他方式进行以公众为对象的广告宣传，作为"非处方药"则可以在大众媒介上进行广告宣传。

二、非处方药注册和转换制度

处方药和非处方药实行分类注册和转换管理。药品审评中心根据非处方药的特点，制定非处方药上市注册相关技术指导原则和程序，并向社会公布。药品评价中心制定处方药和非处方药上市后转换相关技术要求和程序，并向社会公布。

（一）非处方药注册

根据《药品注册管理办法》，符合以下情形之一的，可以直接提出非处方药上市许可申请：①境内已有相同活性成分、适应证（或者功能主治）、剂型、规格的非处方药上市的药品；②经国家药品监督管理局确定的非处方药改变剂型或者规格，但不改变适应证（或者功能主治）、给药剂量以及给药途径的药品；③使用国家药品监督管理局确定的非处方药的活性成分组成的新的复方制剂；④其他直接申报非处方药上市许可的情形。

药品审评中心组织药学、医学和其他技术人员，按要求对已受理的药品上市许可申请进行审评。审评过程中基于风险启动药品注册核查、检验，相关技术机构应当在规定时限内完成核查、检验工作。

药品审评中心根据药品注册申报资料、核查结果、检验结果等，对药品的安全性、有效性和质量可控性等进行综合审评，非处方药还应当转药品评价中心进行非处方药适宜性审查（30 个工作日）。

综合审评结论通过的，批准药品上市，发给药品注册证书。综合审评结论不通过的，作出不予批准决定。药品注册证书载明药品批准文号、持有人、药品生产企业等信息。非处方药的药品注册证书还应当注明非处方药类别。

（二）处方药与非处方药的转换与评价

根据药品分类管理工作的整体部署和安排，国家药品监督管理局在国家药品标准药品中进行了非处方药的遴选，初步对上市药品进行了处方药与非处方药的分类。2004 年 4 月 7 日，国家食品药品监督管理局发布《关于开展处方药与非处方药转换评价工作的通知》，正式启动处方药与非处方药转换评价工作，并对非处方药目录实行动态管理。

1. 处方药转换评价为非处方药

（1）申请范围：除以下规定情况外，持有人可提出处方药转换评价为非处方药的申请：①用于急救和其他患者不宜自我治疗的疾病的药品，如用于肿瘤、青光眼、消化道溃疡、精神病、糖尿病、肝病、肾病、前列腺疾病、免疫性疾病、心脑血管疾病、性传播疾病等的治疗药品；②消费者不便自我使用的药物剂型，如注射剂、埋植剂等；③用药期间需要专业人员进行医学监护和指导的药品；④需要在特殊条件下保存的药品；⑤作用于全身的抗菌药、激素（避孕药除外）；⑥含毒性中药材，且不能证明其安全性的药品；⑦原料药、药用辅料、中药材、中药饮片；⑧国家规定的医疗用毒性药品、麻醉药品、精神药品和放射性药品，以及其他特殊管理的药品；⑨其他不符合非处方药要求的药品。

（2）工作程序：国家药品监督管理局组织遴选并公布非处方药药品目录，根据持有人的申请和建议，组织进行处方药与非处方药的转换评价。

持有人按照相关文件要求提出处方药转换为非处方药的申请或建议，相关资料直接报送国家药品监督管理局药品评价中心。

国家药品监督管理局药品评价中心依据相关技术原则和要求组织开展技术评价，通过技术评价并拟予转换的品种，将在药品评价中心网站进行为期 1 个月的公示。国家药品监督管理局根据药品评价中心技术评价意见，审核公布转换为非处方药的药品名单及非处方药说明书范本。

持有人应按照《药品注册管理办法》及相关规定，参照国家药品监督管理局公布的非处方药说明书范本，规范非处方药说明书和标签，并及时向所在地省级药品监督管理局提出补充申请，经核准后使用。

2. 非处方药转换评价为处方药　国家药品监督管理局组织对已批准为非处方药的品种进行监测和评价工作，对存在安全隐患或不适宜按非处方药管理的品种将及时转换为处方药，按处方药管理。

各省级药品监督管理局及时收集并汇总对非处方药品种的意见，特别是药品安全性的情况，及时向国家药品监督管理局药品安全监管司反馈。

持有人，生产、经营、使用、监管单位认为其生产、经营、使用、管理的非处方药存在安全隐患或不适宜按非处方药管理，可填写《非处方药转换为处方药意见表》，或向所在地省级药品监督管理局提出转换的申请或意见。

（三）国家非处方药目录

根据《处方药与非处方药分类管理办法》（试行），国家药品监督管理局组织中、西医药学专家，按照"安全有效、慎重从严、结合国情、中西药并重"的指导思想和"应用安全、疗效确切、质量稳定、使用方便"的原则，进行反复遴选、审评并确定国家非处方药药品目录。1999 年 6 月 11 日，国家药品监督管理局公布第一批国家非处方药（西药、中成药）目录。目录含西药 165 个品种、中成药 160 个品种，每个品种含有不同剂型。迄今共发布六批国家非处方药目录，包含 4326 个非处方药制剂品种。

三、处方药与非处方药的经营管理

（一）持有人、生产和批发企业销售处方药与非处方药的要求

处方药、非处方药的生产销售、批发销售业务，可由持有人销售且无需取得《药品经营许可证》；也可由具有《药品经营许可证》的药品批发企业经营。

持有人、药品批发企业销售药品时，应当严格审核购药药品零售企业或药品零售连锁企业的经营类别，不得超经营类别向药品零售企业或药品零售连锁企业销售药品，并按有关药品监督管理规定保存销售记录备查。

未依法获取《药品经营许可证（零售）》的持有人、药品批发企业不得直接向患者推荐、销售处方药、非处方药。

（二）药品零售企业销售处方药与非处方药的要求

1. 总体要求　药品零售企业可以向持有人、药品生产企业、药品批发企业采购处方药和非处方药，并按有关药品监督管理规定保存采购记录备查。药品零售企业销售处方药、非处方药应当分柜摆放。处方药不得采用开架自选销售方式。处方药、甲类非处方药不得采用有奖销售、附赠药品或礼品销售等销售方式。非人工自助售药设备不得销售除乙类非处方药外的其他药品。

　　2. 药品零售企业销售处方药的要求　处方经执业药师审核后方可调配；对处方所列药品不得擅自更改或者代用，对有配伍禁忌或者超剂量的处方，应当拒绝调配，但经处方医师更正或者重新签字确认的，可以调配；调配处方后经过核对方可销售。处方审核、调配、核对人员应当在处方上签字或者盖章，并按照有关规定保存处方或者其复印件至少5年。

　　注射剂、医疗用毒性药品、第二类精神药品、除不得经营以外的其他按兴奋剂管理的药品、精神障碍治疗药（抗精神病、抗焦虑、抗躁狂、抗抑郁药）、抗病毒药（逆转录酶抑制剂和蛋白酶抑制剂）、肿瘤治疗药、含麻醉药品的复方口服溶液和曲马多制剂、未列入非处方药目录的抗菌药和激素，以及国家药品监督管理局公布的其他必须凭处方销售的药品，在全国范围内做到凭处方销售。

　　药品零售企业对疑似假冒或不合法处方，除拒绝调配外，还应当向所在地药品监督管理部门报告。

　　3. 药品零售企业销售非处方药的要求　非处方药可不凭医师处方销售、购买和使用，但患者可以要求在执业药师或药师的指导下进行购买和使用。执业药师或药师应对病患者选购非处方药提供用药指导或提出寻求医师治疗的建议。

　　4. 药品零售企业不得经营的药品　麻醉药品、放射性药品、一类精神药品、终止妊娠药品、蛋白同化制剂、肽类激素（胰岛素除外）、药品类易制毒化学品、疫苗，以及我国法律法规规定的其他零售企业不得经营的药品，在全国范围内药品零售企业不得经营。

 习题

一、最佳选择题（下列每小题的备选项中，只有一项最符合题目要求，请将其选出）

1. 使用非处方药专有标识时可以单色印刷的位置是
　　A. 标签和大包装　　　　　　　　B. 标签和内包装
　　C. 药品说明书和内包装　　　　　D. 药品说明书和大包装

2. 根据《处方药与非处方药分类管理办法（试行）》，关于药品按处方药与非处方药分类管理的说法，正确的是
　　A. 按照药品品种、规格、给药途径及疗效的不同进行分类
　　B. 按照药品类别、规格、适应证、成本效益比的不同进行分类
　　C. 按照药物经济学评价指标中的风险效益比和成本效益比的不同进行分类
　　D. 按照药品品种、规格、适应证、剂量及给药途径的不同进行分类

3. 根据《非处方药专有标识管理规定（暂行）》，用作经营非处方药药品的企业指南性标志应为
　　A. 红色专有标识　　　　　　　　B. 绿色专有标识
　　C. 单色专有标识　　　　　　　　D. 黄色专有标识

4. 非处方药分为甲乙两类的依据是
　　A. 按照药品给药途径　　　　　　B. 按照药品的剂型

C. 按照药品的价格 D. 按照药品的安全性

5. 进口药品到达允许药品进口的口岸后，进口药品企业首先需要办理的事项是

    A. 向国家药品监督管理部门申请《进口药品注册证》

    B. 向口岸所在地药品监督管理部门登记备案

    C. 向海关申请通关

    D. 向口岸药检所申请检验

6. 关于非处方药专有标识管理的说法，错误的是

    A. 甲类非处方药的专有标识为红色

    B. 乙类非处方药的专有标识为绿色

    C. 非处方药标签上专有标识可单色印刷

    D. 非处方药说明书上专有标识可单色印刷

7. 根据《处方药与非处方药分类管理办法（试行）》，关于药品分类的说法，正确的是

    A. 医疗机构不能推荐使用非处方药

    B. 根据药品的给药途径不同，非处方药分甲乙两类

    C. 非处方药说明书由省级药品监督管理部门批准

    D. 每个销售基本单元包装必须附有标签和说明书

8. 开办药品批发企业，质量负责人的条件是

    A. 具有大学以上学历，且必须具有药师以上职称

    B. 具有本科以上学历，且必须具有药师以上职称

    C. 具有本科以上学历、执业药师资格和 3 年以上药品经营质量管理工作经历

    D. 具有中专以上学历，且必须是执业药师或从业药师

9. 药品网络销售企业应当完整保存供货企业资质文件、电子交易等记录，相关记录保存期限不少于

    A. 2 年   B. 3 年

    C. 4 年   D. 5 年

10. 不属于禁止进口药品的情形是

    A. 疗效不确切的   B. 不良反应大的

    C. 经济性差的   D. 其他原因危害人体健康的

二、配伍选择题（题目分为若干组，每组题目对应同一组备选项，备选项可重复选用，也可不选用。每题只有 1 个备选项最符合题目要求）

【1～3】

    A. 抗生素类处方药   B. 麻醉药品

    C. 保健食品   D. 非处方药

1. 《广告法》规定不得作广告的是

2. 只能在专业期刊进行广告宣传的是

3. 可以在大众传播媒介进行药品广告宣传的是

【4～7】
A. 质量负责人　　　　　　　　B. 质量管理部门工作人员
C. 质量管理部门负责人　　　　D. 企业负责人

4. 作为企业药品质量的主要责任人，全面负责企业日常管理的是

5. 药品批发企业全面负责药品质量管理工作的是

6. 在药品批发企业内部对药品质量具有裁决权的是

7. 药品批发企业中资质要求应当具有执业药师资格和 3 年以上药品经营质量管理工作经历的是

【8～9】
A. 非处方药　　　　　　　　　B. 乙类非处方药
C. 甲类非处方药　　　　　　　D. 处方药

8. 根据药品的安全性分为甲、乙两类的是

9. 只能在专业期刊进行广告宣传的药品是

三、多项选择题（每题的备选项中，有 2 个或 2 个以上符合题目要求，错选、少选均不得分）

1. 不得在药品零售企业零售的药品有
A. 麻醉药品　　　　　　　　　B. 第一类精神药品
C. 第二类精神药品　　　　　　D. 药品类易制毒化学品

2. 负责本行政区域内的药品零售企业（含零售连锁门店）《药品经营许可证》发证、换证、变更和日常监督管理等工作的机构有
A. 国家药品监督管理局　　　　B. 省级药品监督管理部门
C. 设区的市级药品监督管理部门　D. 县级药品监督管理部门

3. 不能通过网络销售的药品有
A. 疫苗　　　　　　　　　　　B. 血液制品
C. 麻醉药品　　　　　　　　　D. 处方药

4. 药品网络零售企业不得违反规定以买药品赠药品、买商品赠药品等方式向个人赠送
A. 处方药　　　　　　　　　　B. 甲类非处方药
C. 乙类非处方药　　　　　　　D. 保健食品

5. 药品网络零售企业应当建立在线药学服务制度。能在线开展处方审核调配、指导合理用药等工作的人员有
A. 药品信息员
B. 药品配送员
C. 依法经过资格认定的药师
D. 依法经过资格认定的其他药学技术人员

在线答题

第七章　医疗机构药事管理

医疗机构是从事疾病诊断、治疗活动的机构和场所。药学部门是医疗机构保证合理用药的药学专业技术服务部门。加强医疗机构药事管理，实现医疗机构药品品种遴选、采购、供应、储存、临床使用、临床应用评价等全流程规范管理，保障医疗质量和安全，促进合理用药，是药学部门的主要功能。

第一节　医疗机构药事管理和药学服务

一、医疗机构药事管理概述

（一）医疗机构药事管理概念

1. 根据《医疗机构药事管理规定》，医疗机构药事管理是指医疗机构以患者为中心，以临床药学为基础，通过多学科多部门合作对临床用药全过程进行有效的组织实施与管理，促进临床科学、合理用药的药学专业技术服务和相关的药品管理工作。医疗机构药事管理是医疗管理的重要内容，以促进合理用药、提高医疗质量为目标。

2. 医疗机构药事管理主要内容包括三方面：①医疗机构药品的质量管理、临床应用、经济核算、信息化管理、临床药学、药学教育、科研、监督管理等；②医疗机构药学部门内部的组织机构、人员配备、设施设备、规章制度及应急流程等；③医疗机构药学部门与外部的沟通联系、信息交流等事项。

（二）医疗机构药事管理的依法属性

医疗机构药事管理是各种法规、政策在医疗机构药事活动中的实际运用。如《药品管理法》及其实施条例、《麻醉药品和精神药品管理条例》中有关医院药学管理及药品使用的规定，《医疗机构药事管理规定》《处方管理办法》《医疗机构制剂质量配制管理规范》《药品类易制毒化学品管理办法》《药品不良反应报告和监测管理办法》《二、三级综合医院药学部门基本标准（试行）》《医院处方点评管理规范（试行）》《抗菌药物临床应用管理办法》《医疗机构处方审核规范》《抗肿瘤药物临床应用管理办法（试行）》等管理法规是医疗机构药事工作必须严格遵守和认真执行的行为规范。

（三）医疗机构药事管理在医院的作用和地位

1. 医疗机构药事管理是医疗管理的重要组成部分　医疗机构药事管理和药学工作是

医疗管理的重要组成部分，是与临床医疗工作相互依存、缺一不可的管理和业务系统。

2. 医疗机构药事管理工作是医院服务的重要窗口　医疗机构药事管理工作关系到医院所有部门和医务人员，既与临床科室、护理部门打交道，也直接服务于门诊和住院的患者。

3. 医疗机构药事管理工作是医疗质量的重要保证　医疗机构药事管理工作包括监督、协调、指导本医疗机构科学管理药品和合理用药，为诊疗服务提供安全、有效、价格合理的药品和医院制剂。

二、医疗机构药事的组织管理

（一）医疗机构药事管理的组织架构

1. 医疗机构药事管理的主管部门　国家卫生健康委员会负责制定医疗机构和医疗服务全行业管理办法并监督实施。国家卫生健康委员会、国家中医药管理局负责全国医疗机构药事管理工作的监督管理。县级以上地方卫生健康主管部门、中医药行政部门负责本行政区域内医疗机构药事管理工作的监督管理。《医疗机构药事管理规定》中规定，二级以上医院应当设立药事管理与药物治疗学委员会；其他医疗机构应当成立药事管理与药物治疗学组。

2. 医疗机构药学部门设置　《医疗机构药事管理规定》中规定，医疗机构应当根据本机构功能、任务、规模设置相应的药学部门，配备和提供与药学部门工作任务相适应的专业技术人员、设备和设施。其中三级医院设置药学部，并可根据实际情况设置二级科室；二级医院设置药剂科；其他医疗机构设置药房。

（二）药事管理与药物治疗学委员会的组成及职责

1. 药事管理与药物治疗学委员会组成　《医疗机构药事管理规定》中规定，二级以上医疗机构药事管理与药物治疗学委员会委员由具有高级技术职务任职资格的药学、临床医学、护理和医院感染管理、医疗行政管理等人员组成。其他医疗机构的药事管理与药物治疗学组由药学、医务、护理、医院感染、临床科室等部门负责人和具有药师、医师以上专业技术职务任职资格人员组成。药学部（科）是药事管理与药物治疗学委员会的常设机构，负责药事管理与药物治疗学委员会的日常工作。医疗机构负责人任药事管理与药物治疗学委员会（组）主任委员，药学和医务部门负责人任药事管理与药物治疗学委员会（组）副主任委员。

医疗机构可在药事管理与药物治疗学委员会下设立相应的管理小组，承担相关的职责，如抗菌药物管理小组，抗肿瘤药物管理小组，静脉输液管理小组，处方点评专家组和工作组，制剂质量管理小组，麻醉药品、精神药品管理小组，药品不良反应报告和监测管理小组等。

2. 药事管理与药物治疗学委员会的工作职责　贯彻执行医疗卫生及药事管理等有关法律、法规、规章，审核制定本机构药事管理和药学工作规章制度，并监督实施；制定本机构药品处方集和基本用药供应目录；推动药物治疗相关临床诊疗指南和药物临床应用指导原则的制定与实施；监测、评估本机构药物使用情况，提出干预和改进措施，指导临床合理用药；分析、评估用药风险和药品不良反应、药品损害事件，并提供咨询与指导；建立药品遴选制度，审核本机构临床科室申请的新购入药品、调整药品品种或者供应企业和申报医院制剂等事宜；监督、指导麻醉药品、精神药品、医疗用毒性药品及放射性药品的临床使用与规范化管理；对医务人员进行有关药事管理法律法规、规章制度和合理用药知识教育培训；向公众宣传安全用药知识。

三、医疗机构药学部门的组织机构和工作职责

（一）医疗机构药学部门的组织机构

按照《医疗机构药事管理规定》，三级医院设置药学部，并可根据实际情况设置二级科室；二级医院设置药剂科，下设工作室（组）；其他医疗机构根据实际需要设置药房。

通常三级医院药学部设置的二级科室主要包括：

1. 药品科　负责药品采购、验收、养护、库存管理、药品价格管理、医保药品信息匹配以及医疗机构药品网络信息管理工作。

2. 调剂科　下设门诊药房（中药房、西药房、急诊药房）和住院药房，可根据医院的需求设立麻醉药房、儿科药房、发热门诊药房等；负责门诊患者、住院患者的用药调配工作，提供药学咨询和其他药学技术服务。

3. 临床药学科　开展临床药学工作，承担药学查房、审核处方和用药医嘱适宜性、药师门诊、个体化用药方案设计、参加院内疑难重症会诊和危重患者的救治、药品不良反应报告与监测、临床用药评价、治疗药物浓度监测、药讯编辑，为临床医师、护士提供合理用药培训和咨询，对患者进行用药教育，指导安全用药等工作，承担进修人员及实习人员的教学指导工作。

4. 制剂科　部分医疗机构设立制剂科，下设制剂室、药检室，负责本医疗机构制剂的生产、检验、质量监督、制剂开发研究等。

5. 静脉药物配置中心　负责全院全静脉营养、危害药物和抗菌药物等静脉药物的集中配置等。

6. 办公室　负责贯彻执行国家药事管理法律法规、部门规章，起草本机构药事管理规章制度、工作计划，并监督医疗机构各项药事管理制度的实施和执行；协调药学部各个部门工作及与医院其他部门的工作；组织对药学部人员进行绩效考评和人员培训等。

（二）医疗机构药学部门的工作职责

负责本机构药事管理的日常工作；开展药学专业服务工作，并承担监督与推进相关药事法规落实的职责；贯彻执行医疗卫生及药事管理等有关法律、法规、规章，制定本机构药事管理和药学工作规章制度并组织实施；负责日常和突发事件的药品供应保障工作，对本机构药品采购、存储、转运、使用过程中的质量与安全进行管理；承担药品调剂分发、静脉用药集中调配和医疗机构制剂配制工作；组织实施处方审核、处方点评、用药监测，对本机构合理用药进行评价与管理等。

（三）医疗机构药学专业技术人员配置及管理

《药品管理法》中第六十九条明确规定，医疗机构应当配备依法经过资格认定的药师或者其他药学技术人员，负责本单位的药品管理、处方审核和调配、合理用药指导等工作。非药学技术人员不得直接从事药剂技术工作。

1. 医疗机构药学技术人员的要求　医疗机构药学专业技术人员是指取得药学类中等专业以上学历，具有药学专业知识，经卫生行政部门评审取得卫生系列药学技术职称，在医疗机构从事药品供应、调剂、制备、检定和临床药学等工作的技术人员。我国医疗机构药学技术职称分为初级职称（药士、药师）、中级职称（主管药师）和高级职称（副主任药师、主任药师）。

2. 医疗机构药学专业技术人员配置要求　2010 年，卫生部组织制定了《二、三级综合医院药学部门基本标准（试行）》，要求加强对药学部门的建设，逐步建立标准化、规范化的医院药学部门。药学专业技术人员数量不得少于医院卫生专业技术人员总数的 8%。药学人员中具有高等医药院校临床药学专业或者药学专业全日制本科毕业以上学历的，三级医院应当不低于药学专业技术人员的 30%，二级医院应当不低于药学专业技术人员总数的 20%。药学专业技术人员中具有副高级以上药学专业技术职务任职资格的，三级医院应当不低于 13%，三级医院中的教学医院应当不低于 15%，二级医院应当不低于 6%。医疗机构应当根据本机构性质、任务、规模配备适当数量临床药师，三级医院临床药师不少于 5 名，二级医院及专科医院临床药师不少于 3 名；在此基础上逐步增加临床药师的人员。直接从事中药饮片技术工作的，应当是中药学专业技术人员。中药专业技术人员占药学专业技术人员比例至少达到 20%，中医医院中药专业技术人员占药学专业技术人员比例至少达到 60%。三级医院具有大专以上学历的中药人员不低于 50%，二级医院不低于 40%。

四、医疗机构药学服务

（一）医疗机构药学服务的概念

医疗机构药学服务是指药师应用药学专业知识向公众（包括医护人员、患者及家属）提供直接的、负责任的、与药物使用有关的服务，旨在发现和解决与患者用药相关的问题；提高药物治疗的安全性、有效性、经济性和适宜性；改善和提高人类的健康及生活水平。药学服务管理工作应在医疗机构药事管理与药物治疗学委员会（组）指导下，由医疗机构药学部门负责实施并管理。

随着社会进步、科技发展、生活水平提升、保健意识增强和药品种类增多，医师使用药物的难度越来越大，表现出合理用药知识的不足，公众自我保护的意识不断增强，对药物相关知识的要求越来越高。这要求推进药学服务从"以药品为中心"转变为"以患者为中心"，从"以保障药品供应为中心"转变为"在保障药品供应的基础上，以重点加强药学专业技术服务、参与临床用药为中心"。

（二）医疗机构药学服务范围和工作内容

医疗机构要围绕患者需求和临床治疗特点，加强药学服务，拓展药学服务范围，发展居家社区药学服务，规范"互联网＋药学服务"。

1. 药学门诊　是指医疗机构药师在门诊为患者提供了解患者信息、评估患者用药情况、提供用药咨询、开展用药教育、提出用药方案调整建议等一系列专业化药学服务。

2. 处方审核　是指药学专业技术人员运用专业知识与实践技能，根据相关法律法规规章制度与技术规范等，对医师在诊疗活动中为患者开具的处方，进行合法性、规范性和适宜性审核，并作出是否同意调配发药决定的药学技术服务。

3. 药物重整　是指药师在住院患者入院、转科或出院等重要环节，通过与患者沟通、查看相关资料等方式，了解患者用药情况，比较目前正在使用的所有药物与用药医嘱是否合理一致，给出用药方案调整建议，并与医疗团队共同对不适宜用药进行调整的过程。药物重整服务主要包括入院患者药物重整服务和转科、出院患者药物重整服务。

4. 用药教育　是指药师对患者提供合理用药指导、普及合理用药知识等药学服务的过程，以提高患者用药知识水平，提高用药依从性，降低用药错误发生率，保障医疗质量和医疗安全。

5. 药学监护　是指药师应用药学专业知识为住院患者提供直接的、与药物使用相关的药学服务，以提高药物治疗的安全性、有效性与经济性。住院患者药学监护服务应贯穿于患者药物治疗的全过程。药学监护服务内容包括用药方案合理性的评估、用药方案疗效监护、药品不良反应监护、药物治疗过程监护、患者依从性监护、药物基因检测与治疗药物监测等结果的解读等。

6. 居家药学服务　是指药师为居家药物治疗患者上门提供普及健康知识，开展用药评估和用药教育，指导贮存和使用药品，进行家庭药箱管理，提高患者用药依从性等个体化、全程、连续的药学服务。服务内容至少包括评估居家患者药物治疗需求、用药清单的整理和制作、用药咨询、用药教育、整理家庭药箱、药品不良反应筛查、药物相互作用筛查、用药方案调整建议。

7. 药学会诊　是指药师应临床科室或医务部门的邀请，出于诊疗需要对患者的药物治疗方案进行优化和药学监护的药学服务。会诊意见可包括提供适合患者个体化用药需求的用药方案建议和制订药学监护计划。

8. 药学病例讨论　是指由临床药师发起的关于患者疾病药物治疗方案和相关问题的讨论，以培养合理用药思维、提高药师药学服务能力和发现并解决临床药物治疗问题。

9. 治疗药物监测　是指通过测定患者体内的药物暴露、药理标志物或药效指标，利用定量药理模型，以药物治疗窗为基准，制订适合患者的个体化给药方案。其核心是个体化药物治疗。具体服务包括药物浓度监测、基因检测、药学监护、随访及管理等方面的内容。

10. 药学科普　是指以健康科普的方式将药学领域的科学知识、科学方法、科学思想和科学精神传播给公众的，以培养提高公众用药相关健康素养为目的的活动。药学科普应包括药品研发、生产、流通、使用、监管等各环节的与健康素养相关的科学知识。

11. 互联网＋药学服务　是指互联网诊疗和远程医疗服务过程中，以实体医疗机构药师为主体，提供在线药学咨询、电子处方审核、药品配送、指导患者合理用药、用药知识宣教等服务。

第二节　医疗机构药品配备、购进、储存管理

一、医疗机构药品的配备

医疗机构药品的配备主要通过制定用药供应目录来实现。《基本用药供应目录》是医

疗机构按照防治必需、安全有效、价格合理、使用方便、临床首选的原则，结合本机构的诊疗科目、用药特点，合理确定基本用药供应目录中药品品种、剂型和数量，做到品种齐全、比例恰当。医疗机构应当建立完善的基本用药供应目录管理制度，依据安全、有效、经济的用药原则和本机构疾病治疗特点，对目录内药品进行周期性调整，不断优化用药结构。基本用药供应目录包括临床配备使用的全部西药和中成药，可细分为抗菌药物、抗肿瘤药物、国家谈判药品、罕见病用药、中药饮片等子目录。

医疗机构优先配备使用国家基本药物（具体内容请见第一章）。除基本药物外，优先选择国家医保谈判协议期内药品、国家集采和省集采协议期内药品、国家医保目录药品以及国家卫生健康委员会公布的临床诊疗规范、诊疗指南、临床路径涉及的药品。优先保障儿童、孕产妇、老年、罕见病患者等特殊人群用药需求。在药品配备品规方面，医疗机构基本用药供应目录的品规数应控制在合理范围，同一通用名称药品的品种，注射剂型和口服剂型各不得超过 2 种，处方组成类同的复方制剂 1 ~ 2 种。

二、医疗机构药品购进及验收

药品采购管理是医疗机构药事管理的重要部分，是医疗机构保证用药质量的首要环节，具有采购的药品种类多、剂型多、品种多、规格多，药品的供应渠道多，单一药品品种数量少、批次多、周期短等特点。

（一）药品采购的质量管理

医疗机构药品采购活动过程中要求：确定供货单位的合法资格；确定所购入药品的合法性；核实供货单位销售（业务）人员的合法资格；与供货单位签订购销合同和质量保证协议。

1. 供货企业的审核　①审核供货企业的合法性与质量管理体系情况；②定期对供货企业开展评估及审计，评价结果可作为医疗机构遴选供货企业时的参考内容。

2. 首营品种的审核　①审核首营品种的合法性，包括药品生产或进口批准证明文件，生物制品批签发合格证等；②评价购进后临床应用的质量表现、使用效果、药品不良反应、使用安全性、质量稳定性、质量检查验收的合格率等情况；③开展质量检查验收与质量管理控制工作。

3. 供货企业销售（业务）人员的核实　核实供货企业销售（业务）人员的合法资格，向供货企业索取加盖供货企业公章原印章的销售（业务）人员身份证复印件、企业授权书等。

4. 签订购销合同和质量保证协议　与供货单位签订采购购销合同和质量保证协议。购销合同应当明确采购品种、剂型、规格、价格、数量、配送批量和时限、结算方式等内容；质量保证协议内容应至少包括明确双方质量责任，药品质量符合药品标准等有关要求。

5. 建立质量管理文件　①制定首营企业质量审核管理制度；②制定首营品种质量审核管理制度；③制定规范的进货质量检查验收制度；④明确质量要求，在购销合同、质量保证协议等相关文件中有专门、规范的质量要求陈述；⑤设计并建立药品购进记录、进货检查验收记录；⑥定期对药品采购供应的整体情况进行综合质量评审，建立药品质量评审和供货单位质量档案，并进行动态跟踪管理。

（二）药品采购计划的制订及审批

合理地制订采购计划是药品采购管理的一项重要基础工作，主要包括药品采购计划的制订与审批。

1. 药品采购计划的制订　以本医疗机构的《基本用药供应目录》为制订计划的根本，以各药房定期上报的药品请领计划为主要依据，由药库管理人员或采购人员合理制订采购计划。此外，制订计划时需要充分考虑到应对突发事件和临床急、抢救及特殊治疗需要的准备。

2. 药品采购计划的内容　①采购品种的内容：药品类别、品名、剂型、规格、供货企业及采购平台等。②采购数量的内容：包装规格与包装数量。③采购价格的内容：最小包装单位价格与所购数量的金额。④采购时间和送货地址的内容：到货时间、送货地址及配套安排。⑤质量要求的内容：进货品种执行的标准和购销合同或质量保证协议规定的质量要求。

3. 药品采购计划的审批　为提高药品使用周转率，减少药品积压，保证药品供应，医疗机构药库管理人员根据药品库存和使用情况每周两至三次定期制订采购计划。因个别患者特殊治疗用药所需时，可由临床科室申请，启动临时采购程序，临购药品按照规定程序审批后采购。特殊管理药品的采购，严格按照国家有关规定进行。

（三）药品验收管理

药品的验收应由药学部门规定的验收人员在规定场所、规定时间进行验收。

1. 药品验收内容和要求　药品到货时，验收人员应核实运输方式是否符合要求，并对照随货同行单（票）和采购计划单核对药品信息，做到票、账、货相符。随货同行单（票）应当包括供货企业、生产厂商、药品的通用名称、剂型、规格、批号、数量、收货单位、收货地址、发货日期等内容，并加盖供货企业药品出库专用原印章。

冷藏、冷冻药品验收时应对其运输方式及运输过程的温度记录、运输时间等质量控制状态进行重点检查并记录，不符合温度要求的应当拒收。验收药品应当按照药品批号查验同批号的检验报告书，生物制品加验《生物制品批签发合格证》，检验报告书应加盖供货企业质量管理专用原印章。

特殊管理药品按照相关规定在专库或专区内验收。验收不合格的应当注明不合格事项及处置措施。

2. 药品质量验收记录　药品验收要建立真实完整、准确规范的药品质量验收记录。验收记录的填写应及时进行，验收人员应当在验收记录上签署姓名和验收日期。验收记录必须保存至超过药品有效期1年，且不得少于3年。特殊管理药品的记录及凭证按相关规定保存。

三、药品储存及出入库管理

（一）药品的储存管理

药品验收入库后，按其质量特性、用途、管理规定、储存要求、剂型等因素进行分类储存，药库药品按质量状态实行色标管理，用不同颜色标识来区分不同性质的库区（货位）。绿色用于合格库区（货位）、发货库区（货位）、零货称取库区（货位），黄色用于待验库区（货位）、退货库区（货位），红色用于不合格库区（货位）。

此外，药品储存期间，药品货垛与仓间地面、墙壁、顶棚、散热器之间应有相应的间距或隔离措施。

（二）药品入库管理

1. 验收合格的药品办理入库手续　验收合格的药品由规定的管账人员对购进药品进行价格审核；对于价格发生变化的药品，应与药品采购人员联系，了解情况，及时进行处理。建立库存记录，及时登记入库，并在药库信息系统录入入库药品信息。

2. 质量验收不合格药品的登记与处置措施　不合格药品的验收登记：在质量验收结论明确后，应在验收记录登记拒收的原因，注明不合格事项；按医疗机构制定的相关管理规定要求进行报告并通知供货企业。

不合格药品的处置措施：验收不合格的药品不得入库；将不合格药品从待验区移至不合格区。对不合格药品标以醒目、清晰的标识（如挂上标有"不合格"字样的红色牌）。查明并分析原因，按照规定的程序及时处理。将该信息记录到药品采购质量管理资料中并作为供货企业评价内容之一。

（三）药品的出库管理

药库根据各领药部门的请领计划（领药单）制定出库单，出库单应有药品名称、规格、剂型、包装单位、数量、价格、收药部门等信息；按照出库单发放药品并检查复核。

药品的出库必须遵循先产先出（生产日期在先的批号先出）、近期先出（接近有效期截止日期的批号先出）、先进先出、易变先出（质量易于变化的药品，如中药饮片等按购进日期发药）、按批号发药的原则。

第三节　处方与调配管理

一、医疗机构处方管理

（一）处方的概念和标准

1. 处方的概念　处方是指由注册的执业医师和执业助理医师在诊疗活动中为患者开具的，由取得药学专业技术职务（卫生系列）任职资格的药学专业技术人员审核、调配、核对，并作为患者用药凭证的医疗文书。处方包括医疗机构病区用药医嘱单。

2. 处方的标准　根据《处方管理办法》，处方标准由国家卫生健康委员会统一规定，处方格式由省级卫生健康主管部门统一制定，处方由医疗机构按照规定的标准和格式印制。

（1）处方的内容：处方由前记、正文和后记三部分构成。

前记：包括医疗机构的单位名称，费用类别，患者姓名、性别和年龄，门诊或住院病历号，就诊科室或病区/床位号、临床诊断、开具日期等。

麻醉药品和第一类精神药品处方还应当包括患者身份证编号，代办人姓名、身份证编号。

正文：以 Rp 或 Rx（拉丁文 Recipe "请取" 的缩写）标示，分列药品名称、剂型、规格、数量和用法用量。

后记：医师签名或者加盖专用签章，药品金额，审核药师，调配药师/士，核对/发药药师签名或者加盖专用签章。

（2）处方的颜色：普通处方的颜色为白色。急诊处方的颜色为淡黄色，右上角标注"急诊"。儿科处方的颜色为淡绿色，右上角标注"儿科"。

麻醉药品和第一类精神药品处方的颜色为淡红色，右上角标注"麻、精一"。第二类精神药品处方的颜色为白色，右上角标注"精二"。

（二）处方管理相关规定

1. 处方权的获得

（1）一般处方权：经注册的执业医师在注册的执业地点可取得相应的处方权（西医、中医）。经注册的执业助理医师在注册的医疗机构开具的处方，须经所在执业医疗机构执业医师签名或加盖专用签章后方有效。经注册的执业助理医师在乡、民族乡、镇、村的医疗机构独立从事一般的执业活动，可以在注册的执业地点取得相应的处方权。试用期人员开具处方，应当经所在医疗机构有处方权的执业医师审核并签名或加盖专用签章后方有效。

（2）麻醉药品和第一类精神药品处方权：医疗机构应当按照有关规定，对本机构的执业医师进行麻醉药品和精神药品使用知识的培训、考核，经考核合格的方可授予麻醉药品和第一类精神药品的处方权；可在本机构开具麻醉药品和第一类精神药品处方，但不得为自己开具处方。

（3）抗菌药物处方权：二级以上医疗机构按年度对医师进行抗菌药物临床应用知识和规范化管理的培训，经考核合格的，按专业技术职称授予医师相应抗菌药物处方权；其他医疗机构依法享有处方权的医师、乡村医生，由县级以上地方卫生行政部门统一组织培训、考核，经考核成绩合格者，授予相应的抗菌药物处方权。

具有高级专业技术职务任职资格的医师，经考核成绩合格者，可授予特殊使用级、限制使用级、非限制使用级抗菌药物处方权；对于考核合格的感染性疾病科（或医院指定的其他相关专业）主治医师也可根据工作需要，授予特殊使用级抗菌药物处方权；具有中级以上专业技术职务任职资格的医师，经考核成绩合格者，可授予限制使用级、非限制使用级抗菌药物处方权；具有初级专业技术职务任职资格的医师，在乡、民族乡、镇、村的医疗机构独立从事一般执业活动的执业助理医师以及乡村医生，经考核成绩合格者，可授予非限制使用级抗菌药物处方权。

（4）抗肿瘤药物处方权：医疗机构应当加强对本机构医师抗肿瘤药药物处方权的授予、考核等管理，二级以上医疗机构应当定期对本机构抗肿瘤药物相关的医师、药师、护士进行抗肿瘤药物临床应用知识培训并进行考核。其他医疗机构的医师、药师、护士，由县级以上地方卫生健康主管部门或其指定的医疗机构组织相关培训并考核。由医疗机构明确经考核合格的医生开具限制使用级和普通使用级抗肿瘤药物处方应当满足的条件和权限，包括医师的专业、职称、培训及考核情况、技术水平和医疗质量等。

2. 处方权的限制与取消　对出现超常处方3次以上且无正当理由的医师，医疗机构应当提出警告，并限制其处方权；限制处方权后，仍连续 2 次以上出现超常处方且无正当理由的医师，医疗机构应取消其处方权。对出现超常使用抗菌药物、抗肿瘤药物处方 3 次以上且无正当理由的医师应提出警告，并限制其相应级别抗菌药物、抗肿瘤药物处方权；限制处方权后，仍出现超常使用抗菌药物、抗肿瘤药物处方且无正当理由的，取消其抗菌药物、抗肿瘤药物处方权，且 6 个月内不得恢复。

3. 处方书写规则　患者一般情况（姓名、性别、年龄等）、临床诊断应填写清晰、完整，并与病历记载相一致。字迹清楚，不得随意涂改；如需修改，处方医师应当在修改处签名并注明修改日期。患者年龄应当填写实足年龄，新生儿、婴幼儿须注明日龄、月龄，特殊患者和特殊用药还要注明体重。

化学药品和中成药可以开具一张处方，也可以分别开具处方；特殊管理药品、中药饮片、中药注射剂应当单独开具处方。开具化学药品、中成药处方，每一种药品应当单独一行，每张处方不得超过 5 种药品。

处方医师的签名和专用签章应当与注册执业医疗机构医务部、药学部等部门留样备查的式样相一致，不得任意改动，确实需要修改的应当重新登记并在医务部、药学部等部门留样备案。

4. 处方的限量　按照《处方管理办法》，处方开具当日有效，每张处方一般不得超过规定的限量。

（1）一般药品：药品用量应当按照批准的药品说明书规定的常规用量使用，特殊情况需要超剂量使用时，应当注明原因并再次签名和注明日期。急诊处方一般不得超过 3 日用量；一般处方不得超过 7 日用量。

（2）医疗用毒性药品和放射性药品：医疗用毒性药品每次处方剂量不得超过两日极量，放射性药品严格按照国家有关规定执行处方用量。

（3）麻醉药品和精神药品：①门（急）诊患者，麻醉药品和第一类精神药品注射剂，每张处方开具量限 1 次常用量；控释 / 缓释制剂，每张处方开具量不得超过 7 日常用量；其他剂型，每张处方开具量不得超过 3 日常用量。第二类精神药品每张处方开具量一般不得超过 7 日常用量；对于老年病、某些慢性病或特殊情况的患者，处方开具量可以适当延长，医师应当注明原因。②门（急）诊癌症疼痛患者和中、重度慢性疼痛患者，麻醉药品、第一类精神药品注射剂，每张处方开具量不得超过 3 日常用量；控释 / 缓释制剂，每张处方开具量不得超过 15 日常用量；其他剂型，每张处方开具量不得超过 7 日常用量。③住院患者，麻醉药品和第一类精神药品的处方应当逐日开具，每张处方开具量限 1 日常用量。镇痛泵给药，处方为患者所需 1 次装量，应注明用法用量和持续时间。

5. 处方保存　处方由调剂处方药品的医疗机构妥善保存。麻醉药品和第一类精神药品处方保存期限为 3 年，医疗用毒性药品、第二类精神药品处方保存期限为 2 年，普通处方、儿科处方、急诊处方保存期限为 1 年。

处方保存期达规定时限后，经医疗机构主要负责人批准、登记备案，方可销毁。

6. 长期处方管理　针对临床诊断明确、用药方案稳定、依从性良好、病情控制平稳、需长期药物治疗的慢性病患者，国家卫生健康委员会制定并发布《长期处方管理规范（试行）》，规定医疗机构可以在普通内科、老年医学、全科医学等科室，为患有多种疾病的老年患者提供"一站式"长期处方服务；根据患者诊疗需要，长期处方的处方量一般在 4 周内；根据慢性病特点，病情稳定的患者适当延长，最长不超过 12 周。超过 4 周的长期处方，医师应当严格评估，强化患者教育，并在病历中记录，患者通过签字等方式确认。

对于长期处方的开具，原则上首次长期处方应当由二级以上医疗机构具有与疾病相关专业的中级以上专业技术职务任职资格的医师开具，或由基层医疗卫生机构具有中级以上专业技术职务任职资格的医师开具。再次开具长期处方时，应当由二级以上医疗机构疾病相关专业医师，或基层医疗卫生机构医师开具。鼓励患者通过基层医疗卫生机构签约家庭医生开具长期处方。医疗用毒性药品、放射性药品、易制毒药品、麻醉药品、第一类和第二类精神药品、抗微生物药物（治疗结核等慢性细菌、真菌感染性疾病的药物除外），以及对储存条件有特殊要求的药品不得用于长期处方。

（三）处方审核

处方审核的定义见第七章医疗机构药事管理第一节医疗机构药事管理和药学服务四、医疗机构药学服务（二）医疗机构药学服务范围和工作内容。所有处方均应当经审核通过后方可进入划价收费和调配环节，未经审核通过的处方不得收费和调配。

1. 审核人员的要求　药师是处方审核工作的第一责任人。负责处方审核的人员应具有药师及以上药学专业技术职务任职资格；具有 3 年及以上门急诊或病区处方调剂工作经验，接受过处方审核相应岗位的专业知识培训并考核合格。

2. 审核的内容和流程　处方审核内容包括：合法性审核、规范性审核和适宜性审核。药师审核处方后，认为存在不适宜用药时，应当及时告知处方医师，请其确认或重新开具处方药品。

药师发现用药严重不合理或者用药错误，应当拒绝调剂，及时告知处方医师，并应当记录处方相关内容，按照有关规定报告。

药师对于不规范处方或者不能判定其合法性的处方，不得调剂。

（四）处方点评分析

《处方管理办法》规定，"医疗机构应当建立处方点评制度，填写处方评价表，对处方实施动态监测及超常预警，登记并通报不合理处方，对不合理用药及时予以干预"。卫生部 2010 年 2 月印发《医院处方点评管理规范（试行）》，对处方点评工作进行了详细的规定，主要对处方（手写或打印）的规范性（有无缺漏项等）及药物临床使用的适宜性（有无用药指征、药物品种选择、用药途径、使用剂量、药物相互作用、配伍禁忌等）进行评价，三级以上医疗机构应当逐步建立、完善专项处方点评制度。

专项处方点评是医疗机构针对药事管理和药物临床应用管理过程中发现问题，确定点评的范围和内容，对特定的药物或治疗某一疾病的药物（抗菌药物、激素类药物、血液制品、生物制品、中药注射剂、肠外营养制剂、辅助治疗药物、国家基本药物等临床使用及超说明书用药、肿瘤患者和围手术期用药等）使用情况进行的处方点评。

二、调剂工作管理

（一）调剂的概念

调剂是指审核处方、配药、核对、发药，又称为调配处方。药品调剂是专业性、技术性、管理性、法律性、事务性、经济性综合一体的活动，也是药师、医师、护士、患者协同活动、共同完成的过程。

（二）调剂的人员要求和流程

1. 调剂人员要求　从事处方调剂工作的人员须取得药学专业技术职务任职资格。未取得药学专业技术职务任职资格的人员不得从事处方调剂工作。

药师经医疗机构组织的麻醉药品和精神药品、抗菌药物、抗肿瘤药物临床使用和日常管理的规范化培训，考核合格者，方可分别授予麻醉药品和第一类精神药品、抗菌药物、抗肿瘤药物的处方调剂权。

药师以上专业技术职务任职资格的人员负责处方审核、核对、发药以及安全用药指导；药士及以上职称从事处方调配工作。

2. 调剂的流程

（1）调剂流程（图7-1）

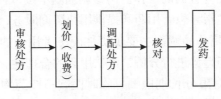

图7-1　调剂流程

（2）审核处方：随着医院信息系统的完善，大多医院引入了处方前置审核系统。在医师开具处方同时，系统会对处方用药的适宜性和规范性等进行审核，对于不合理的用药处方，系统会自动提示医师进行更改。虽然信息化程度越来越高，但人工审方仍是不可或缺的一环。调剂人员收方后，按处方审核的内容进行审核。

（3）划价（收费）：随着处方电子化和信息化的提升，医师开具处方同时，药价已由人工划价转变为自动生成。

（4）调配处方：若采用自动化调配，处方缴费后，处方信息自动传输到智能发药机。智能发药机接收到处方信息后，自动找药、取药，放入绑定的智能药筐并输送到指定发药窗口。如果医疗机构无法实现自动化调配，则采用人工调配，这也是目前调配的主要方式。

调配后贴的药品信息标签方面，用法、用量的语言书写应通俗、易懂，如"每天3次，每次2片"，不应写成"每天3次，每次30 mg"；可加贴特殊提示的标签，如"餐中服用""整粒服用""禁止饮酒""2～8℃冷藏保存"，见图7-2。

（5）发药

①核对：药师核对处方时必须按"四查十对"的要求对各项逐一进行核对：查处方，对科室、患者姓名和年龄；查药品，对药品名称、剂型、规格和数量；查配伍禁忌，对药品性状、用法用量；查用药合理性，对临床诊断。

②用药指导：药师交付药品给患者时，应按照处方用法或者药品说明书，进行用药指导，包括每种药品的用量、用法、注意事项等。

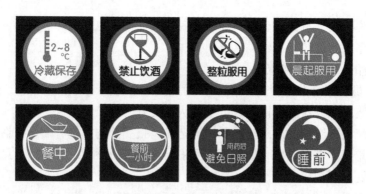

图 7-2　药品标签标示

药师在发药完成后，应当在处方上签名或者加盖专用签章。

3. 门诊药品调剂　门诊药品调剂主要负责门诊患者药品的发放，开展用药咨询、用药分析及药品不良反应监测等方面的工作。门诊调剂基本按每种药品单独包装，药师面对面提供药学服务以便更好地指导患者用药和提供用药咨询服务，促进合理用药。

4. 住院药品调剂　住院药品调剂主要负责住院患者用药的发放，开展药品不良反应监测工作，定期对病区用药趋势进行分析，评估用药的合理性。

住院用药按药物使用时限分长期医嘱、临时医嘱；按药物使用方式分口服药、外用药、针剂等。其中口服药根据医嘱，将患者服用的药物按每次剂量分装发放，实现按单次剂量发药。针剂按科室汇总发药，根据医嘱，以科室为单位，对患者用药中的针剂（药物名称、规格、数量）进行汇总，集中发放给科室，科室再根据医嘱明细给患者用药。建有静脉药物集中配置中心的医疗机构，静脉药物的配制集中由配置中心完成，并按批次发放给临床科室。

住院药房承担出院带药任务，一般是在出院前一天或当天调配好，由护士发放给患者。此外，住院药房还承担病区基数药品和抢救车药品管理。为方便患者用药，根据病区的专业特点和床位数，在病区贮备少量药品作为基数，如抢救药、止痛药、输液等。基数药品（药品目录和数量）由药学部、护理部和病区共同制订，实行动态调整，三方分别留存一份。抢救或夜间治疗需使用基数药品时，护士根据医嘱取药，用药后及时补录相关医嘱，药房根据医嘱补充使用的基数药品给病区。基数药品实行效期管理，药师定期检查病区基数药品（目录和数量），保证病区用药安全。

第四节　静脉用药调配管理

一、静脉用药调配中心

（一）静脉用药调配中心的定义

静脉用药调配中心（pharmacy intravenous admixture services，PIVAS）是指医疗机构药学部门根据医师处方或用药医嘱，经药师进行适宜性审核，由药学专业技术人员按照无菌操作要求，在洁净环境下对静脉用药物进行加药混合调配，使其成为可供临床直接静脉输注使用的成品输液的操作过程，是一种联合用（给）药的配制。

静脉用药集中调配是药品调剂的一部分，配制范围包括全静脉营养、细胞毒性药物和抗菌药物等，部分医疗机构对所有静脉输液进行集中配制。

（二）静脉药物集中调配的优点

改变了各种临床静脉输液加药混合配制的传统做法，过去这一做法主要在病房由护士完成，受病房环境因素影响，输液存在污染风险，影响患者安全用药。此外化疗药物若在病区开放性的环境中配制，会对病区环境造成一定的污染，并且对医务人员及患者的健康造成一定的损害。静脉用药调配中心因配置相应的硬件（洁净室、生物安全柜、洁净工作台等）和软件，能加强配制人员的职业防护，减少对配制人员的健康损害。静脉用药集中调配，能够发挥药学技术人员在合理用药中的作用，加强对医嘱或处方的审核，保证药物的合理使用。

二、静脉药物调配所需的条件

《静脉用药集中调配质量管理规范》对静脉药物集中调配所需的条件进行了明确的规定。

（一）硬件条件

静脉用药调配中心设置地点应远离各种污染源，禁止设置于地下室或半地下室，保证周围的环境、路面、植被等不会对静脉用药调配过程造成污染。总体区域设计布局、功能室的设置和面积应当与工作量相适应。静脉用药调配中心洁净区应当设有温度、湿度、气压等监测设备和通风换气设施，保持静脉用药调配室温度在 18～26℃，相对湿度在40%～65%，保持一定量新风的送入。

此外，静脉用药调配中心洁净区的洁净标准应当符合国家相关规定，经第三方检测部门检测合格后方可投入使用。淋浴室及卫生间应当在中心外单独设置，不得设置在静脉药物配置中心内。

（二）软件条件

静脉药物配置中心应当制定各项管理制度及操作规程，并加强培训。静脉用药调配中心应当保存各项记录，包括自检、抽检及监督检查管理记录；处方医师与静脉用药调配相关药学专业技术人员签名记录文件；调配、质量管理的相关制度与记录文件。静脉用药调配中心应当建立用药医嘱电子信息系统，实现用药医嘱录入、药师审核、标签打印以及药品管理等信息化管理，各道工序操作人员应当有身份标识和识别手段，操作人员对本人身份标识的使用负责。

医师应当按照《处方管理办法》有关规定开具静脉用药处方或医嘱；药师应当按《处方管理办法》有关规定和《静脉用药集中调配操作规程》，审核用药医嘱所列静脉用药情况，对不合理用药应当与医师沟通，提出调整建议。对于用药错误或不能保证成品输液质量的处方或用药医嘱，药师有权拒绝调配，并做记录与签名。

三、静脉用药调配中心工作流程

静脉用药调配中心的人员职责与工作流程图如图 7-3 所示。

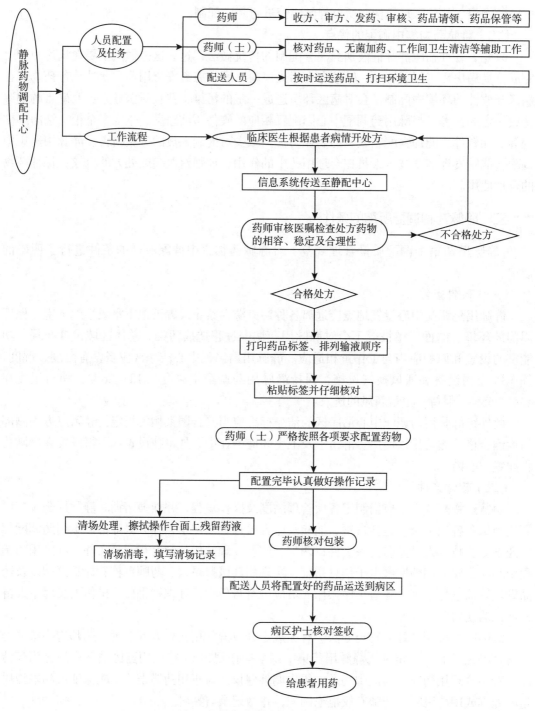

图 7-3 静脉用药调配中心流程图

第五节　医疗机构制剂管理

医疗机构制剂属于药品的一种，市场上没有供应，多数是临床用量少、有效期短、稳定性差、价格低廉、疗效确切的品种，在满足临床对药品的多样化需求方面发挥了重要的作用。《药品管理法》及其实施条例在医疗机构药事管理中对医疗机构制剂管理做出了具体规定。另外，为规范医疗机构制剂室的设立和制剂配制，国家药品监管部门专门出台了《医疗机构制剂配制质量管理规范（试行）》《医疗机构制剂配制监督管理办法（试行）》《医疗机构制剂注册管理办法（试行）》等文件，加强医疗机构制剂配制和质量管理。

一、医疗机构制剂的概念和特点

（一）医疗机构制剂的概念

医疗机构制剂，是指医疗机构根据本单位临床需要经批准而配制、自用的固定处方制剂。所谓"固定处方制剂"，是指制剂处方固定不变、配制工艺成熟，并且可以在临床长期使用于某一病症的制剂。

（二）医疗机构制剂的特点

1. 生产特点　医疗机构制剂作为临床用药的补充，配制必须经过省级药品监督管理部门的批准。受配制规模限制，工作人员分工职责较模糊，一人可从事多个岗位的生产工作，且制剂室生产以人力为主，机械化程度低，制剂产量少，效率低。

2. 供应特点　制剂室与临床科室的联系较为密切。部分无法从市场采购到的药品及科研用药、协定处方等，都需要由制剂室配制，且临床信息的反馈利于制剂产品的及时供应和改进。

3. 科研特点　医疗机构中药制剂具有疗效确切、方便患者服用的特点，同时中药制剂的研制对提高药学科研水平具有重要意义。一方面药剂人员在对根据需要开发为制剂的中药处方进行分析，选定发挥药效的提取方法、最适宜的剂型及用量的过程中都需要进行大量的科研实验；另一方面制剂室也会根据药品生产工艺及剂型的发展不断进行改进，使制剂疗效更加确切、使用更加方便。

4. 经济特点　受生产特点及使用范围的影响，医疗机构制剂室具有高投入、低产出、低利润的特点。且制剂品种多、批量小、生产机械化程度低，导致医疗机构制剂的生产成本高于药品生产企业。

二、医疗机构制剂室设立条件和制剂配制管理要求

（一）医疗机构制剂室设立条件与许可

医疗机构配制制剂，应当有能够保证制剂质量的设施、管理制度、检验仪器和卫生环境，并向所在地省级药品监督管理部门提出申请，经所在地省级药品监督管理部门批准，取得《医疗机构制剂许可证》。无《医疗机构制剂许可证》的，不得配制制剂。

《医疗机构制剂许可证》有效期为 5 年。《医疗机构制剂许可证》格式由国家药品监督

管理局统一规定，载明许可证号、医疗机构名称、医疗机构类别、法定代表人、制剂室负责人、配制范围、注册地址、配制地址、有效期限等项目。

（二）医疗机构制剂配制管理要求

医疗机构配制制剂，应当遵守《医疗机构制剂配制质量管理规范（试行）》的规定，具有能够保证制剂质量的人员、设施、检验仪器、卫生条件和管理制度，建立健全医疗机构制剂配制质量管理体系，保证制剂配制全过程持续符合法定要求。

1. 机构与人员管理　医疗机构应设立制剂质量管理组织（组成人员包括主管院长、药学部门及制剂室、药检室相关负责人），负责制剂质量管理的一切工作。制剂室和药检室的负责人应具有大专以上药学或相关专业学历，具有相应管理的实践经验，同时制剂室和药检室的负责人不得互相兼任。药学技术人员在制剂室所占比例不得低于50%。

2. 房屋与设施　制剂室的设立应远离各种污染源以保障制剂质量。制剂室的布局应满足所配制制剂的剂型和规模。根据剂型的生产流程，设置不同的工作间；制剂配制、灌装等要在洁净间进行，不同剂型的制剂有不同的洁净度要求。

3. 设备管理　制剂室的设备、衡器、量具等应能满足制剂生产和检验的需求，保证制剂质量。用于制剂配制和检验的仪器、仪表、量具、衡器等应定期校验（一般至少一年一次），并有合格标志。

4. 物料管理　制剂配制所用的原料、辅料应为药用级，所有原辅料在有效期内使用。制剂的标签、使用说明书必须按照省级药品监督管理部门批准的内容、式样、文字内容印制及使用，标签、说明书内容更改应经药品监督管理部门批准，不得自行更改。

5. 卫生管理　制剂室应有防止污染的卫生措施和卫生管理制度，并由专人负责。进入洁净间的工作人员不得化妆和佩戴饰物，不得裸手直接接触制剂。配制人员应有健康档案，并每年至少体检一次，传染病、皮肤病患者和体表有伤口者不得从事制剂配制工作。

6. 配制管理　制剂配制应严格按照省级药品监督管理部门批准的工艺进行配制，不得擅自更改。每批制剂均应有一份能反映配制各个环节的完整记录。操作人员应及时填写记录，填写字迹清晰、内容真实、数据完整，并由操作人、复核人及清场人签字。

7. 使用管理　制剂使用前必须有制剂质量负责人（或授权人）签署的放行单或放行条。制剂在使用过程中出现质量问题时，制剂质量管理组织应及时进行处理，出现质量问题的制剂应立即收回，并填写收回记录。

三、医疗机构制剂配制和使用管理

（一）医疗机构制剂批准文号、备案号管理

1. 制剂批准文号管理　医疗机构配制的制剂，应当是本单位临床需要而市场上没有供应的品种，并应当经所在地省级药品监督管理部门批准（法律对配制中药制剂另有规定的除外）。如同每个上市药品都有批准文号一样，医疗机构制剂也实行批准文号管理。医疗机构按照《医疗机构制剂注册管理办法》的要求提交申请资料，省级药品监督管理部门进行审批，符合要求的发给制剂批准文号，有效期为3年。

医疗机构制剂规定的批准文号的格式为：

X 药制字 H（Z）＋4 位年号＋4 位流水号。

其中，X 为省（自治区、直辖市）的简称，H 为化学药制剂，Z 为中药制剂。

如广东省某医疗机构化学药制剂批准文号格式为：粤药制字 H20071004。

2. 中药制剂备案号管理 医疗机构配制的中药制剂品种，应当依法取得制剂批准文号。但是，仅应用传统工艺配制中药制剂品种，则无需进行制剂注册程序，不需要取得制剂批准文号，按照规定向医疗机构所在地省级药品监督管理部门提交资料进行备案，经所在地省级药品监督管理部门审核符合要求的，发给传统制剂备案号。

传统工艺配制是指由中药饮片经粉碎或仅经水提取制成的固体、半固体和液体传统剂型、颗粒剂以及由中药饮片经粉碎后制成的胶囊剂，也包括用传统方法提取制成的酒剂、酊剂。

（二）医疗机构制剂委托配制

《中华人民共和国中医药法》规定，医疗机构配制中药制剂，应当依照《药品管理法》的规定取得《医疗机构制剂许可证》，或者委托取得《药品生产许可证》的药品生产企业、取得《医疗机构制剂许可证》的其他医疗机构配制中药制剂。如果医疗机构无制剂室，或制剂室不具备某一制剂的配制条件，配制中药制剂可委托本省、自治区、直辖市内取得《医疗机构制剂许可证》的医疗机构或者取得《药品生产许可证》的药品生产企业配制。委托配制中药制剂，应当向委托方所在地省级药品监督管理部门备案。

（三）医疗机构制剂调剂使用

医疗机构制剂一般不得调剂使用。发生灾情、疫情、突发事件或者临床急需而市场没有供应时，需要调剂使用的，在某一省内调剂使用的，必须经所在地省级药品监督管理部门批准；如果制剂需要跨省调剂使用，国家药品监督管理局委托省级药品监督管理部门承担审批工作，由调剂双方所在地省级药品监督管理部门批准，并报国家药品监督管理局备案。医疗机构制剂的调剂使用必须严格按照药品监督管理部门批准的期限、品种和数量执行。

第六节　药物临床应用管理

药物临床应用管理是对医疗机构中用于诊断、预防和治疗疾病的药物实施全程监督管理。药物临床应用管理直接关系到医疗质量的水平，同时也关系到医疗资源的合理应用。医疗机构要遵循安全有效、经济合理的用药原则，尊重患者的用药知情权和隐私权，特别是加强药物治疗的质量管理和重点药品使用管理。

一、药物治疗的质量管理

药物治疗的质量管理是药学部门、药师为每位患者提供优化治疗结果、发现和解决与药物治疗有关的问题的服务过程。药学服务的根本任务是保证患者用药安全、有效，药物治疗质量管理是完成这一根本任务的重要保障。药物治疗的质量管理主要由调剂差错防范、病历分析与药历管理、药物相互作用三部分内容组成。

（一）调剂差错防范

医疗机构药房是药品消耗的重要终端，药品调剂质量直接关系到临床药物治疗的效果及患者的用药安全。做好药品调剂和管理工作，可提高医疗质量、保证患者用药安全。

药品调剂差错会使医师的诊疗措施无法取得预期效果甚至影响患者的用药安全。因此，加强药物治疗的质量管理，形成规范管理制度是非常必要的。只有建立规范化管理制度，形成调剂差错防范预警系统，才有可能对调剂差错进行防范、控制。

医疗机构的药师不但要具备良好的职业道德和责任感，而且要加强管理，建立健全各项规章制度和操作规程，药品调配严格执行"四查十对"；提高服务意识，加强与患者、医务人员的沟通交流；加强基本理论、基本知识、基本技能的训练，提高综合素质；改善优化服务流程，减少调剂差错；加强处方质量监管，提倡电子处方。药品调剂工作是药物用于临床治疗的重要环节，是一项专业性强、知识面广，复杂而细致的工作，药师必须耐心细致，精益求精，把好发药关，把药品准确无误地发至患者手中，才能保证患者用药安全有效。

（二）病历分析与药历管理

病历是医护人员在医疗工作中对患者病情、病程的全面记录和总结，患者治疗过程中所有信息都包含其中，其中患者药物治疗方案对药师而言非常重要。药师采用病历分析方法可分析临床用药的规律，并将临床相关用药情况作为评价医师合理用药的指标。评价指标既可用来评价一个病区、一个医院或更大范围内临床用药的合理性，也可用于判定单一病例药物治疗的合理性。

药历是药师在药学服务过程中，以合理用药为目的收集的临床资料，并通过整理、归纳、分析而成的完整记录，是施行个体化药物治疗的重要依据。药历的基本内容包括：患者的一般情况、既往用药史、药物过敏史、病例摘要、现用药物史、药师应用临床药学知识对药物治疗进行的用药评价等。药历内容应力求翔实、完备，包括药师参与的查房、会诊、抢救、体内药物浓度监测结果、合理用药指导以及制订个体化给药方案等内容，依实际情况按规范格式做出描述、总结和抄录，同时签字并随病历永久保留。药历是药师开展药学服务的必备资料，具有重要的临床意义。

（三）药物相互作用

药物相互作用是指两种或多种药物联合应用时所引起的药效或作用强度的异常改变。药物相互作用从临床的角度考虑，可以表现为作用加强或作用减弱。作用加强表现为疗效增强或毒性增强，作用减弱表现为疗效减弱或毒性减弱。

药物不良相互作用会造成药物治疗作用减弱，使毒副作用增加或治疗作用过度增强而危害机体，甚至导致治疗失败。因此，分析评价药物相互作用，避免药物合用时所产生的不良反应是药物治疗质量管理的重要工作。

二、重点药物临床应用管理

（一）抗菌药物的临床合理使用管理

为规范抗菌药物临床应用，保障用药安全及减少耐药性，提高细菌性感染的疗效，2004 年 8 月，卫生部、国家中医药管理局和总后勤部卫生部联合颁布了《抗菌药物临床应用指导原则》；2015 年 7 月又进行修订，形成了《抗菌药物临床应用指导原则（2015 年版）》；2012 年以卫生部令的形式发布了《抗菌药物临床应用管理办法》，抗菌药物临床应用管理迈入法制化、制度化轨道。

《抗菌药物临床应用指导原则》（2015 年版）针对最常见的细菌性感染，制定了抗菌药物治疗原则、抗菌药物治疗和预防应用指征、合理用药方案，旨在提高我国感染性疾病的治疗水平，延缓细菌耐药性发生，减少医疗费用。主要内容包括抗菌药物临床应用基本原则、抗菌药物临床应用管理。

1. 抗菌药物临床应用基本原则

（1）治疗性应用：根据患者临床表现、实验室检查和影像学结果，诊断为细菌、真菌感染者才能应用抗菌药物；结核 / 非结核分枝杆菌、衣原体、支原体、螺旋体、立克次体及部分原虫等引起感染者，也有抗菌药物应用指征。上述病原微生物感染证据不足或病毒性感染者，缺乏抗菌药物应用指征。

（2）预防性应用：主要是预防特定病原菌所致的或特定人群可能发生的感染，目的是防止手术部位感染，包括切口感染、器官 / 腔隙感染。预防应用应根据非手术患者、围手术期和侵入性诊疗操作患者的预防用药基本原则，选择药物和给药方法。

（3）特殊病理生理状况下抗菌药物应用：包括肝肾功能减退者、老年人、新生儿、儿童、孕妇及哺乳期妇女应选择合适的抗菌药物。

2. 抗菌药物的临床应用管理

（1）医疗机构建立抗菌药物临床应用管理体系：各级医疗机构要建立抗菌药物临床应用管理体系，制定抗菌药物合理应用管理制度。制度应明确医疗机构负责人和各临床科室负责人在抗菌药物临床应用管理的责任，并将其作为医院评审、科室管理和医疗质量评估的考核指标，确保抗菌药物临床应用管理得到有效的行政支持。

加强抗菌药物供应目录和处方集的管理，严格控制抗菌药物的品种、品规。抗菌药物购用品种遴选应以"优化结构、确保临床合理需要"为目标，保证抗菌药物满足临床诊疗需求。同时应建立对抗菌药物供应目录定期评估、调整制度，及时清退疗效不确定、存在安全隐患、耐药严重、性价比低、违规用药频发的抗菌药物品种或品规。

（2）抗菌药物临床应用实行分级管理：根据疗效、安全性、耐药性、价格等因素，抗菌药物分为非限制、限制和特殊使用级。①非限制使用级抗菌药物：安全、有效、价格较低，对病原菌耐药性影响较小。②限制使用级抗菌药物：安全、有效、价格较高，对病原菌耐药性影响较大。③特殊使用级抗菌药物：抗菌谱广、作用较强的新药，有明显或严重不良反应，价格昂贵，易诱导病原菌快速耐药，适应证、疗效或安全性方面需进一步论证。

（二）高警示药品临床使用管理

1. 高警示药品的概念 高警示药品，也称为高危药品，指使用不当或错误用药可能导致严重伤害或死亡的药品。

2. 高警示药品的推荐目录 2015 年 5 月，中国药学会医院药学专业委员会用药安全专家组通过对全国 23 家医疗机构医务人员的调研，获得并发布了《我国高警示药品推荐目录（2015 年版）》，该目录共包含 24 类、14 种药品。2018 年起，用药安全专家组根据所收到的反馈意见，结合我国用药错误报告情况，在 2019 年初形成《我国高警示药品推荐目录（2019 年版）》，将 22 个药品种类列入，包括口服降糖药、抗血栓药、浓氯化钠注射液、镇痛药 / 阿片类药物等。该目录在中国药学会医院药学专业委员会网站发布后，被全国各地医疗机构广泛采用。

3. 高警示药品的分级管理策略　高警示药品管理模式采用"金字塔式"分级管理，分为 A、B、C 三级。

（1）A 级高警示药品特点及管理措施：A 级高警示药品使用率高，错误用药所致的死亡风险最高，属于重点管理和监护药品。A 级高警示药品使用专用药柜或专区贮存，并设置显著的专用标识；病区药房应用高警示药品专用袋发放药品，专用领单上需要核发人、领用人签字；执行 A 级高警示药品医嘱时护师应注明高警示，需双人核对无误后才能给药；A 级高警示药品应严格遵循标准途径和浓度给药，超标准浓度给药医嘱须有医生签字；在处置 A 级高警示药品时，医师、护士和药师工作站应有明显警示信息。A 级高警示药品见表 7-1。

表 7-1　A 级高警示药品（供参考）

编号	药品种类	编号	药品种类
1	肾上腺素受体激动药，静脉注射（如肾上腺素）	8	硝普钠注射液
2	肾上腺素受体拮抗药，静脉注射（如普萘洛尔）	9	阿托品注射液（规格≥5 mg/ 支）
3	高渗葡萄糖注射液（20% 或以上）	10	麻醉药，普通、吸入或静脉用（如丙泊酚）
4	胰岛素，皮下或静脉用	11	强心药，静脉注射（如米力农）
5	硫酸镁注射液	12	抗心律失常药，静脉注射（如胺碘酮、利多卡因）
6	浓氯化钾注射液	13	氯化钠注射液（高渗，浓度>0.9%）
7	100 ml 或更大体积的灭菌注射用水（供注射、吸入或冲洗用）	14	阿片酊

（2）B 级高警示药品特点及管理措施：B 级高警示药品使用率较高，错误用药也会引起严重伤害，但伤害风险低于 A 级。B 级高警示药品在药库、药房和病区小药柜等药品储存处有明显专用标识；应按标准途径和浓度给药，超标准浓度给药医嘱须有医生签字；在处置 B 级高警示药品时，医师、护士和药师工作站应有明显警示信息。B 级高警示药品见表 7-2。

表 7-2　B 级高警示药品（供参考）

编号	药品种类	编号	药品种类
1	抗血栓药（包括抗凝药物、Xa 因子拮抗剂、直接凝血酶抑制剂和糖蛋白Ⅱb/Ⅲa 抑制剂）	2	硬膜外或鞘内注射药

续表

编号	药品种类	编号	药品种类
3	造影剂，静脉注射	9	注射用三氧化二砷
4	胃肠外营养制剂	10	催产素，静脉注射
5	异丙嗪，静脉注射	11	中度镇静药，静脉注射（如咪达唑仑）
6	加压素，静脉注射或骨髓腔内注射	12	小儿口服用中度镇静药（如水合氯醛）
7	茶碱类药物，静脉途径	13	镇痛药/阿片类药物，静脉注射，经皮及口服（包括液体浓缩物，速释和缓释制剂）
8	对育龄人群有生殖毒性的药品，如阿维A胶囊、异维A酸片	14	凝血酶冻干粉

（3）C级高警示药品特点及管理措施：C级高警示药品使用率较高，错误用药将引起伤害，但伤害风险低于B级。C级高警示药品核发时，药师应对治疗班护士作专门用药交代；在处置C级高警示药品时，医师、护士和药师工作站应有明显警示信息。C级高警示药品见表7-3。

表7-3　C级高警示药品（供参考）

编号	药品种类	编号	药品种类
1	口服降糖药	4	神经肌肉阻断剂（如琥珀酰胆碱、罗库溴铵、维库溴铵）
2	甲氨蝶呤片（口服，非肿瘤用途）	5	非肠道和口服化疗药
3	脂质体的药物（如两性霉素B脂质体）和传统的同类药物（例如两性霉素B去氧胆酸盐）	6	高锰酸钾外用制剂

（三）糖皮质激素类药物临床使用管理

糖皮质激素类药物（简称糖皮质激素）包括氢化可的松、强的松、强的松龙、地塞米松、倍他米松等，主要用于内分泌系统疾病、自身免疫性疾病、呼吸系统疾病、血液系统疾病、肾疾病、严重感染性疾病、异体器官移植、过敏性疾病、神经系统疾病等的治疗。2011年2月，卫生部颁布了《糖皮质激素类药物临床应用指导原则》。

1. 糖皮质激素临床应用基本原则　合理使用糖皮质激素需要严格掌握适应证，并选择恰当品种和给药方案。不同疾病采用不同疗程。

糖皮质激素常为综合治疗方案之一，需联用其他治疗方法。使用过程中需监测糖皮质激素的不良反应，同时注意停药反应和反跳现象。糖皮质激素减量应作个体化处理，避免出现停药反应和反跳现象。

2. 儿童、妊娠、哺乳期妇女应用糖皮质激素的基本原则

（1）根据患儿年龄、体重或体表面积、病情严重性和治疗反应，制定合适的糖皮质激素治疗方案。治疗期间需密切观察不良反应，特别是生长、发育情况。

（2）孕妇仅在特殊情况下酌情应用糖皮质激素，如慢性肾上腺皮质功能减退症、先天

性肾上腺皮质增生症、妊娠性类天疱疮、严重妊娠疱疹等。

（3）哺乳期妇女应用维持量糖皮质激素对婴儿一般无影响，但接受中剂量、中程治疗的哺乳期妇女需停止哺乳。

3. 糖皮质激素不良反应和用药注意事项

（1）不良反应：不良反应严重性与剂量、疗程有关，主要不良反应包括：医源性库欣综合征；诱发或加重细菌、病毒、真菌等病原菌感染；诱发或加剧消化性溃疡；诱发或加剧高血压、动脉粥样硬化、充血性心力衰竭、血栓形成；诱发或加剧高脂血症，特别是高甘油三酯血症；诱发或加剧肌无力、肌肉萎缩、伤口愈合迟缓；长期用药影响儿童生长发育等。

（2）用药注意事项：用药过程防止交叉过敏，对某一种糖皮质激素类药物过敏者也可能对其他糖皮质激素过敏。注意根据不同糖皮质激素的药代动力学特性和疾病具体情况合理选择糖皮质激素的品种和剂型。应注意糖皮质激素和其他药物之间的相互作用，近期使用巴比妥酸盐、卡马西平、苯妥英、扑米酮或利福平等药物，可能会增强代谢并降低全身性皮质激素的作用；相反，口服避孕药或利托那韦可以升高糖皮质激素的血药浓度，糖皮质激素与排钾利尿药（如噻嗪类或呋塞米）合用，可以造成过度失钾，糖皮质激素和非甾体类抗炎药物合用时，消化道出血和溃疡的发生率高。

（四）抗肿瘤药物临床使用管理

抗肿瘤药物临床应用广泛，鉴于部分抗肿瘤药物有明显毒副作用，2016年3月，国家卫生计生委办公厅、国家中医药管理局办公室联合印发了《关于加强肿瘤规范化诊疗管理工作的通知》，对加强肿瘤规范化诊疗管理提出了"提高肿瘤诊疗能力、规范肿瘤诊疗行为、优化肿瘤诊疗模式、建立科学管理方式"等4个方面的工作要求。2018年，国家卫生健康委建立全国抗肿瘤药物临床应用监测网，将登记肿瘤科的三级综合医院及肿瘤专科医院纳入监测范围。自2018年开始，国家卫生健康委员会每年均发布《新型抗肿瘤药物临床应用指导原则》，纳入的新型抗肿瘤药品逐年增加，2020年12月发布了《抗肿瘤药物临床应用管理办法（试行）》，加强医疗机构抗肿瘤药物临床应用管理，提高抗肿瘤药物临床应用水平，保障医疗质量和医疗安全。

1. 抗肿瘤药物临床应用的基本原则　抗肿瘤药物临床应用需考虑药物可及性、患者治疗意愿和疾病预后三大要素。基本原则包括：①病理组织学确诊后方可使用；②靶点检测后方可使用；③严格遵循适应证用药；④体现患者治疗价值；⑤特殊情况下的药物合理使用；⑥重视药物相关性不良反应。

2. 抗肿瘤药物临床应用的管理　医疗机构药事管理与药物治疗学委员会应根据抗肿瘤药物特性及实际用药情况，建立抗肿瘤药物遴选、配备、储存、保管、调配、运送、使用、处置等环节的管理制度，充分考虑药物临床治疗价值和可及性，合理应用抗肿瘤药物，从而保障安全、有效地使用和管理抗肿瘤药物，以达到治疗肿瘤、提高患者生存率、改善患者生存质量的目的。

（1）抗肿瘤药物分级管理：根据安全性、可及性、经济性等因素，将抗肿瘤药物分为限制使用级和普通使用级。

限制使用级抗肿瘤药物一般毒副作用大，适应证严格，禁忌证多，须由具有丰富临床经验的医务人员使用，使用不当可能对人体造成严重损害；此外，也包括上市时间短、用药经验少的新型抗肿瘤药物和价格昂贵、经济负担沉重的抗肿瘤药物。普通使用级抗肿瘤药物是指除限制使用级抗肿瘤药物外的其他抗肿瘤药物。抗肿瘤药物分级管理目录由医疗机构制定，并结合药品上市后评价工作，进行动态调整。

（2）调配管理：抗肿瘤药物处方应当由经过抗肿瘤药物临床应用知识培训并考核合格的药师审核和调配。抗肿瘤药物的调配应当设置专门区域，实行相对集中调配，并做好医务人员职业防护。设有静脉用药调配中心的医疗机构，应当按照《静脉用药集中调配质量管理规范》进行集中调配。

（3）监测管理：医疗机构应当充分利用信息化手段开展抗肿瘤药物临床应用监测工作，分析本机构和各临床科室抗肿瘤药物使用情况，评估抗肿瘤药物使用适宜性；对抗肿瘤药物使用趋势进行分析，并每半年至少开展一次专项处方点评，评价抗肿瘤药物处方的适宜性、合理性，对抗肿瘤药物不合理使用情况应当及时采取有效干预措施。

（五）超说明书用药管理

超说明书用药又称"药品说明书外用法""药品未注册用法"，是指药品使用的适应证、剂量、疗程、途径或人群等超出国家药品监督管理部门批准的药品说明书记载范围内的用药行为。目前，国内外研究表明超说明书用药的现象非常普遍，且存在合理性，而药品说明书的更新滞后于临床实践发展被认为是这一现象的根本原因。在司法实践中，药品说明书常作为判断合理用药的主要依据，国内已有多起超说明书用药所致的赔偿案例。2022年3月1日生效的《中华人民共和国医师法》第二十九条规定，"在尚无有效或者更好治疗手段等特殊情况下，医师取得患者明确知情同意后，可以采用药品说明书中未明确但具有循证医学证据的药品用法实施治疗"。从法律层面给予明确。

在临床实践中，超药品说明书用药难以避免。超说明书用药应满足以下5个条件：①在危及生命或严重影响生活质量情况下，无合适的替代药品；②用药目的不是试验研究；③具有合理的医学实践依据；④已获得医院药事管理与药物治疗学委员会及伦理委员会批准；⑤保护患者知情权。

 习题

一、最佳选择题（下列每小题的备选项中，只有一项最符合题目要求，请将其选出）

1. 根据《医疗机构药事管理规定》，医疗机构药事管理与药物治疗学委员会日常工作的负责部门是
　　A. 医务部门　　　　　　　　　　B. 医院办公室
　　C. 药学部门　　　　　　　　　　D. 质量管理办公室

2. 不属于我国医疗机构药学技术职称组成的是
　　A. 药士　　　　　　　　　　　　B. 副主任药师
　　C. 主管药师　　　　　　　　　　D. 临床药师

3. 根据《医疗机构药事管理规定》对药学专业技术人员配置要求，如果甲医疗机构有卫生专业技术人员100人，其中药学专业技术人员数量不得少于

A. 5 人   B. 8 人   C. 10 人   D. 15 人

4. 根据《处方管理办法》，医疗机构购进药品时，同一通用名称药品注射剂型和口服剂型的品规数量要求是

    A. 注射剂型和口服剂型各 1 种

    B. 注射剂型和口服剂型各不得超过 2 种

    C. 注射剂型和口服剂型总和不得超过 3 种

    D. 注射剂型或口服剂型不得超过 3 种

5. 根据《处方管理办法》，属于处方正文内容的是

    A. 患者姓名   B. 医师签名

    C. 药品金额   D. 药品名称

6. 根据《处方管理办法》对医疗机构药库药品色标管理规定，待验库区的颜色为

    A. 红色   B. 绿色   C. 黄色   D. 紫色

7. 根据《处方管理办法》，儿科处方的颜色为

    A. 白色   B. 淡黄色

    C. 淡绿色   D. 粉红色

8. 根据《处方管理办法》，负责在静脉用药集中调配中的医嘱或处方审核的是

    A. 药师   B. 护士   C. 医师   D. 患者

9. 根据《医疗机构制剂配制监督管理办法（试行）》，《医疗机构制剂许可证》的有效期为

    A. 2 年   B. 3 年   C. 5 年   D. 8 年

10. 不属于药物治疗的质量管理内容的是

    A. 调剂差错防范   B. 新药新剂型研究

    C. 药历管理   D. 药物相互作用研究

11. 根据《抗菌药物临床应用管理办法》，某新药具有抗菌谱广、作用强的特点，但有明显严重不良反应，价格昂贵，并且易诱导病原菌快速耐药，适应证、疗效或安全性方面需进一步论证，该抗菌药物属于

    A. 非限制使用级抗菌药物   B. 限制使用级抗菌药物

    C. 特殊使用级抗菌药物   D. 禁用的抗菌药物

二、配伍选择题（题目分为若干组，每组题目对应同一组备选项，备选项可重复选用，也可不选用。每题只有 1 个备选项最符合题目要求）

【1~3】

    A. 8%   B. 13%   C. 20%   D. 30%

根据《二、三级综合医院药学部门基本标准（试行）》对综合医院药剂科人员的标准

1. 三级医院药剂科药学人员中，具有高等医药院校临床药学专业或者药学专业全日制本科毕业及以上学历的，应当不低于药学专业技术人员的

2. 三级医院药学专业技术人员中，具有副高级及以上药学专业技术职务任职资格的，应当不低于

3. 综合性医疗机构，中药专业技术人员占药学专业技术人员比例至少达到

【4~6】

    A. 药学门诊   B. 精准用药   C. 药学监护   D. 居家药学服务

4. 医疗机构药师在门诊为患者提供的用药评估、用药咨询、用药教育、用药方案调整建议等一系列专业化药学服务的是

5. 药师应用药学专业知识为住院患者提供直接的、与药物使用相关的药学服务，以提高药物治疗的安全性、有效性与经济性的是

6. 药师为居家药物治疗患者上门提供普及健康知识，开展用药评估和用药教育，指导贮存和使用药品的是

【7~8】

    A. 安全性评价   B. 有效性评价

    C. 经济性评价   D. 创新性评价

7. 通过生存时长、生命质量类指标进行定量分析评价的是

8. 通过成本 - 效果分析、成本 - 效益分析、成本 - 效用分析等方法进行评价的是

三、综合分析选择题（题目分为若干组，每组题目基于同一个临床情景、病例、实例或案例的背景信息逐题展开。每题的备选项中，只有 1 项最符合题目要求）

患者，45 岁，因恶心、呕吐、腹痛、腹泻等急腹症到某综合医院急诊科就诊。经医师体征检查、实验室检查和影像学表现检查，诊断为细菌性感染的急性胃肠炎给予甲氧氯普胺片、蒙脱石散对症治疗和左氧氟沙星注射液抗感染治疗。

1. 医师对该患者开具的处方颜色为

    A. 白色   B. 淡黄色

    C. 淡绿色   D. 粉红色

2. 为该患者开具的药品的处方限量为

    A. 3 日用量   B. 7 日用量

    C. 一次常用量   D. 15 日常用量

3. 该处方在医院的保存期限为

    A. 1 年   B. 2 年

    C. 3 年   D. 4 年

四、多项选择题（每题的备选项中，有 2 个或 2 个以上符合题目要求，错选、少选均不得分）

1. 医疗机构药事管理涉及的法律法规和文件包括

    A.《药品管理法》   B.《处方管理办法》

    C.《医疗机构药事管理规定》   D.《抗菌药物临床应用管理办法》

2. 具备担任三甲医院药事管理与药物治疗学委员会委员资格的有

    A. 副高级职称的药学部门负责人

    B. 正高级职称的医务部负责人

    C. 副高级职称的护理部负责人

    D. 副主任医师职称的内科医师

3. 医疗机构药品采购活动过程中，需要确认和核实的事项包括

A. 供货单位的合法资格

B. 所购入药品的合法性

C. 供货单位销售（业务）人员的合法资格

D. 与供货单位签订购销合同

4. 根据安全性、可及性、经济性等因素，将抗肿瘤药物分为

A. 限制使用级   B. 普通使用级

C. 优先使用级   D. 特殊使用级

在线答题

第八章　国家基本医疗保险的药品管理和药品集中采购

医疗保险用药管理指医疗保险药品的准入和报销管理。医保准入直接关系到药品是否纳入基本医疗报销范围，影响患者用药可及性。药品集中采购不仅是药品价格形成的重要方式，也会影响医保基金的支付标准。此外，医疗保险药品管理还涉及定点医疗机构和定点零售药店管理。符合条件的医疗机构和零售药店可以通过申请签订医保协议纳入医保定点管理，为参保人员提供医疗服务和药品服务，满足参保人员的基本用药需求。

第一节　基本医疗保障制度简介

医疗保障制度是依据《中华人民共和国社会保险法》及《社会救助暂行办法》等国家法律法规和中共中央、国务院决策部署要求设立的、保障群众基本医疗需求的制度安排，是民生保障制度的重要组成部分，对促进人民身体健康、经济发展和社会进步有着重要的意义。根据《国家医保局财政部关于建立医疗保障待遇清单制度的意见》，国家医疗保障基本制度包括基本医疗保险、补充医疗保险和医疗救助制度。各地在基本制度框架之外不得新设制度，地方现有的其他形式制度安排要逐步清理，过渡到基本制度框架中。

一、基本医疗保险

基本医疗保险覆盖城乡全体就业和非就业人口，公平普惠保障人民群众基本医疗需求。制度安排有两种：①为职工提供基本医疗保障的城镇职工基本医疗保险，覆盖就业人口；②为未参加职工医保或其他医疗保障制度的全体城乡居民提供的城乡居民基本医疗保险。职工和城乡居民分类保障，待遇与缴费挂钩，基金分别建账、分账核算。

1. 城镇职工基本医疗保险　1998年，国务院颁布《关于建立城镇职工基本医疗保险制度的决定》，开始在全国建立城镇职工基本医疗保险制度。

2. 城乡居民基本医疗保险　2002年10月，《中共中央 国务院关于进一步加强农村卫生工作的决定》明确指出：要逐步建立以大病统筹为主的新型农村合作医疗制度，到2010年，新型农村合作医疗制度要基本覆盖农村居民。自2002年起，我国政府在广大农村地区推行新型农村合作医疗制度。2007年7月，《国务院关于开展城镇居民基本医疗保险试点的指导意见》提出，在有条件的省份选择 2～3 个城市启动城镇居民基本医疗保险试点；2008 年扩大试点城市，2010 年将所有在校大学生纳入参保范围，并在全国范围内推行，逐步覆盖全体城镇非农业居民。2016 年 1 月，《国务院关于整合城乡居民基本医疗保险制度的意见》要求整合城镇居民基本医疗保险和新型农村合作医疗两项制度，建立统一的城乡居民基本医疗保险制度，并提出了"六统一"要求：统一覆盖范围、统一筹资政策、统一保障待遇、统一医保目录、统一定点管理、统一基金管理。城乡居民医保制度覆盖范围包括城镇居民医保和新型农村合作医疗制度所有应参保人员，即覆盖除职工基本医疗保险应参保人员外的其他所有城乡居民。

二、补充医疗保险

补充医疗保险保障参保群众基本医疗保险之外个人负担的符合社会保险相关规定的医疗费用。制度安排有三种：①对居民医保参保者发生的符合规定的高额医疗费用给予进一步保障的城乡居民大病保险；②对参保职工发生的符合规定的高额医疗费用给予进一步保障的职工大额医疗费用补助；③公务员医疗补助。

三、医疗救助

医疗救助帮助困难群众获得基本医疗保险服务并减轻其医疗费用负担，主要包括对救助对象参加居民医保的个人缴费部分给予资助，以及对救助对象经过基本医疗保险、补充医疗保险支付后，个人及其家庭难以承受的符合规定的自付医疗费用给予救助。国家整合完善城乡医疗救助，不断加大财政投入力度，提高托底保障能力，制度受益逐步扩展，确保困难群众公平获得基本医疗服务。

2021 年 1 月 19 日，为做好重特大疾病医疗保障、进一步减轻困难群众和大病患者医疗费用负担、防范致贫返贫，国务院办公厅发布《关于健全重特大疾病医疗保险和救助制度的意见》，要求确保困难群众应保尽保，促进强化基本医保、大病保险、医疗救助三重制度互补衔接。

第二节　医疗保障定点管理

1998 年，国务院印发《关于建立城镇职工基本医疗保险制度的决定》，确定了基本医疗保险实行定点医疗机构和定点药店管理，由行政部门制定定点资格审定办法，经办机构负责确定定点医疗机构和定点药店，并同定点医疗机构和定点药店签订合同。1999 年，劳动和社会保障部、卫生部、国家中医药管理局三部门联合印发《城镇职工基本医疗保险定点医疗机构管理暂行办法》和《城镇职工基本医疗保险定点零售药店管理暂行办法》，确定了定点医疗机构、定点零售药店管理的基本框架。2015 年，国务院印发了《关于第一批取消 62 项中央指定地方实施行政审批事项的决定》，取消社会保险行政部门实施的"两定"（定点医疗机构和定点零售药店）资格审查。为落实"放管服"要求，人社部印发了《关于完善基本医疗保险定点医药机构协议管理的指导意见》，全面取消"两定"资格审查，完善协议管理。2020 年 12 月 30 日，国家医疗保障局印发了《医疗机构医疗保障定点管理暂行办法》和《零售药店医疗保障定点管理暂行办法》，明确定点医疗机构和定点零售药店的确定、运行管理、经办管理服务、动态管理和监督要求。

随着医药卫生体制不断深化，我国城乡基本医疗保险制度不断整合，医疗卫生服务体系发展迅速，医疗机构数量明显增加，特别是医养结合、"互联网＋医疗"等新的医疗服务需求的快速涌现，医疗保险用药管理面临着新形势、新环境。加强和规范医疗机构、零售药店医疗保障定点管理，有助于扩大医疗资源供给，为群众提供更加适宜的优质医疗和药品服务。

一、定点医疗机构管理

定点医疗机构是指自愿与统筹地区经办机构签订医保协议，为参保人员提供医疗服务的医疗机构。

（一）申请条件

取得医疗机构执业许可证或中医诊所备案证的医疗机构，以及经军队主管部门批准有为民服务资质的军队医疗机构可申请医保定点。互联网医院可依托其实体医疗机构申请签订补充协议，其提供的医疗服务所产生的符合医保支付范围的相关费用，由统筹地区经办机构与其所依托的实体医疗机构按规定进行结算。

根据《医疗机构医疗保障定点管理暂行办法》，在申请医保定点时，医疗机构还应同时具备以下条件：正式运营至少 3 个月；至少有 1 名取得医师执业证书、乡村医生执业证书或中医（专长）医师资格证书且第一注册地在该医疗机构的医师；主要负责人负责医保工作，配备专（兼）职医保管理人员；100 张床位以上的医疗机构应设内部医保管理部门，安排专职工作人员；具有符合医保协议管理要求的医保管理制度、财务制度、统计信息管理制度、医疗质量安全核心制度等；具有符合医保协议管理要求的医院信息系统技术和接口标准，实现与医保信息系统有效对接，按要求向医保信息系统传送全部就诊人员相关信息，为参保人员提供直接联网结算；设立医保药品、诊疗项目、医疗服务设施、医用耗材、疾病病种等基础数据库，按规定使用国家统一的医保编码；符合法律法规和省级及以上医疗保障行政部门规定的其他条件。

（二）申请程序

医疗机构提出定点申请，统筹地区经办机构应即时受理。申请材料内容不全的，经办机构自收到材料之日起 5 个工作日内一次性告知医疗机构补充。

统筹地区经办机构应组织评估小组或委托第三方机构，以书面、现场等形式开展评估。评估小组成员由医疗保障、医药卫生、财务管理、信息技术等专业人员构成。自受理申请材料之日起，评估时间不超过 3 个月，医疗机构补充材料时间不计入评估期限。

医疗保障定点医疗机构的评估内容包括：核查医疗机构执业许可证或中医诊所备案证或军队医疗机构为民服务许可证；核查医师、护士、药学及医技等专业技术人员执业信息和医师第一注册地信息；核查与服务功能相适应的诊断、治疗、手术、住院、药品贮存及发放、检查检验放射等基础设施和仪器设备；核查与医保政策对应的内部管理制度和财务制度，卫生健康主管部门医疗机构评审的结果；核查与医保有关的医疗机构信息系统是否具备开展直接联网结算的条件。

评估结果分为合格和不合格。统筹地区经办机构应将评估结果报同级医疗保障行政部门备案。对于评估合格的，应将其纳入拟签订协议医疗机构名单，并向社会公示。对于评估不合格的，应告知其理由，提出整改建议。自结果告知送达之日起，整改 3 个月后可再次组织评估，评估仍不合格的，1 年内不得再次申请。

统筹地区经办机构与评估合格的医疗机构协商谈判，达成一致的，双方自愿签订医保协议，期限一般为 1 年。

二、定点零售药店管理

定点零售药店是指自愿与统筹地区经办机构签订医保协议，为参保人员提供药品服务的实体零售药店。

（一）申请条件

根据《零售药店医疗保障定点管理暂行办法》，取得药品经营许可证，并同时符合以下条件的零售药店均可申请医疗保障定点：在注册地址正式经营至少 3 个月；至少有 1 名取得执业药师资格证书或具有药学、临床药学、中药学专业技术资格证书的药师，且注册地在该零售药店所在地，药师须签订 1 年以上劳动合同且在合同期内；至少有 2 名熟悉医疗保障法律法规和相关制度规定的专（兼）职医保管理人员负责管理医保费用，并签订 1 年以上劳动合同且在合同期内；按 GSP 要求，开展药品分类分区管理，并对所售药品设立明确的医保用药标识；具有符合医保协议管理要求的医保药品管理制度、财务管理制度、医保人员管理制度、统计信息管理制度和医保费用结算制度；具备符合医保协议管理要求的信息系统技术和接口标准，实现与医保信息系统有效对接，为参保人员提供直接联网结算，建立医保药品等基础数据库，按规定使用国家统一医保编码；符合法律法规和省级及以上医疗保障行政部门规定的其他条件。

（二）申请程序

零售药店提出定点申请，统筹地区经办机构应即时受理。对申请材料内容不全的，经办机构自收到材料之日起 5 个工作日内一次性告知零售药店补充。

统筹地区经办机构应组织评估小组或委托符合规定的第三方机构，以书面、现场等形式开展评估。评估小组成员由医疗保障、医药卫生、财务管理、信息技术等专业人员构成。自受理申请材料之日起，评估时间不超过 3 个月，零售药店补充材料时间不计入评估期限。

医疗保障定点零售药店的评估内容包括：核查药品经营许可证、营业执照和法定代表人、企业负责人或实际控制人身份证；核查执业药师资格证书或药学技术人员资格证书及劳动合同；核查医保专（兼）职管理人员的劳动合同；核查与医疗保障政策对应的内部管理制度和财务制度；核查与医保有关的信息系统是否具备开展直接联网结算的条件；核查医保药品标识。

评估结果包括合格和不合格。统筹地区经办机构应将评估结果报同级医疗保障行政部门备案。对于评估合格的，纳入拟签订医保协议的零售药店名单向社会公示。对于评估不合格的，应告知其理由，提出整改建议。自结果告知送达之日起，整改 3 个月后可再次组织评估，评估仍不合格的，1年内不得再次申请。

统筹地区经办机构与评估合格的零售药店协商谈判，达成一致的，双方自愿签订医保协议，期限一般为1年。

零售药店有下列情形之一的，不予受理定点申请：未依法履行行政处罚责任的；以弄虚作假等不正当手段申请定点，自发现之日起未满3年的；因违法违规被解除医保协议未满3年或已满3年但未完全履行行政处罚法律责任的；因严重违反医保协议约定而被解除医保协议未满1年或已满1年但未完全履行违约责任的；法定代表人、企业负责人或实际控制人曾因严重违法违规导致原定点零售药店被解除医保协议，未满5年的；法定代表人、企业负责人或实际控制人被列入失信人名单的；法律法规规定的其他不予受理的情形。

（三）运行管理

1. 提供药品服务　定点零售药店应当凭处方销售医保目录内处方药，药师应当对处方进行审核、签字后调剂配发药品。外配处方必须由定点医疗机构医师开具，有医师签章。定点零售药店可凭定点医疗机构开具的电子外配处方销售药品。同时，应核对参保人员有效身份证件，做到人证相符。特殊情况下为他人代购药品的应出示本人和被代购人身份证。为参保人员提供医保药品费用直接结算单据和相关资料，参保人员或购药人应在购药清单上签字确认。凭外配处方购药的，应核验处方使用人与参保人员身份是否一致。定点零售药店应将参保人员医保目录内药品外配处方、购药清单等保存2年，以备医疗保障部门核查。

2. 信息上报　定点零售药店应按要求及时、如实向统筹地区经办机构上传参保人员购买药品的品种、规格、价格及费用信息，定期向经办机构上报医保目录内药品的"进、销、存"数据，并对其真实性负责。

3. 配合监督检查　定点零售药店应当配合经办机构开展医保费用审核、稽核检查、绩效考核等工作，接受医疗保障行政部门的监督检查，并按规定提供相关材料。

4. 人员培训　定点零售药店应当组织医保管理人员参加由医疗保障行政部门或经办机构组织的宣传和培训；应当自行组织开展医疗保障基金相关制度、政策的培训，定期检查本单位医疗保障基金使用情况，及时纠正医疗保障基金使用不规范的行为。

5. 保障信息安全　定点零售药店应做好与医保有关的信息系统安全保障工作，遵守数据安全有关制度，保护参保人员隐私；重新安装信息系统时，应当保持信息系统技术接口标准与医保信息系统有效对接，并按规定及时、全面、准确地向医保信息系统传送医保结算和审核所需的有关数据。

第三节　基本医疗保险药品目录管理

基本医疗保险覆盖城乡全体就业和非就业人口，公平普惠保障人民群众基本医疗需求。医疗保险药品管理指基本医疗保险药品的准入和报销管理。基本医疗保险药品目录是指为适应基本医疗卫生需求，按照剂型适宜、价格合理、能保障供应、公众可公平获得的原则，制定出药品供应目录。进入目录的药品，可以作为医疗保险品种进入临床使用，并严格按照目录规定的指导价格纳入基本医疗、工伤保险和生育保险范围。将安全可靠、疗效确切、价格合理的药品纳入医疗保险报销范围，可减轻患者就医负担，促进患者用药可及性。

为明确基本医疗保险用药范围，规范管理由基本医疗保险基金支付的药品费用，2020年7月，国家医疗保障局审议通过《基本医疗保险用药管理暂行办法》，对基本医疗保险用药范围的制定、调整和使用予以规定，明确基本医疗保险用药范围通过制定《基本医疗保险药品目录》（以下简称《药品目录》）进行管理，符合《药品目录》的药品费用，由基本医疗保险基金按照国家规定支付。

一、《药品目录》分类

（一）目录构成

《药品目录》由凡例、西药、中成药、协议期内谈判药品和中药饮片五部分组成。其中，西药部分收载化学药品和生物制品；中成药部分收载中成药和民族药；协议期内谈判药品部分收载谈判协议有效期内的药品；中药饮片部分收载基本医疗保险基金予以支付的中药饮片，以及规定不得纳入基本医疗保险基金支付的中药饮片。

（二）药品分类

根据《基本医疗保险用药管理暂行办法》，国家《药品目录》中的西药和中成药分为"甲类药品"和"乙类药品"。

"甲类药品"是临床治疗必需、使用广泛、疗效确切、同类药品中价格或治疗费用较低的药品。

"乙类药品"是可供临床治疗选择使用，疗效确切、同类药品中比"甲类药品"价格或治疗费用略高的药品。协议期内谈判药品纳入"乙类药品"管理。各省级医疗保障部门按国家规定纳入《药品目录》的民族药、医疗机构制剂纳入"乙类药品"管理。

中药饮片的"甲乙分类"由省级医疗保障行政部门确定。

二、《药品目录》制定和调整

（一）药品范围

纳入国家《药品目录》的药品应当是经国家药品监管部门批准，取得药品注册证书的化学药、生物制品、中成药（民族药），以及按国家标准炮制的中药饮片，并符合临床必需、安全有效、价格合理等基本条件。支持符合条件的基本药物按规定纳入《药品目录》。

根据《基本医疗保险用药管理暂行办法》，下列药品不纳入《药品目录》：主要起滋补作用的药品；含国家珍贵、濒危野生动植物药材的药品；保健药品；预防性疫苗和避孕药品；主要起增强性功能、治疗脱发、减肥、美容、戒烟、戒酒等作用的药品；因被纳入诊疗项目等原因，无法单独收费的药品；酒制剂、茶制剂，各类果味制剂（特别情况下的儿童用药除外），口腔含服剂和口服泡腾剂（特别规定情形的除外）等；其他不符合基本医疗保险用药规定的药品。

（二）药品准入方式

医保目录调入分为常规准入和谈判准入两种方式。在满足有效性、安全性等前提下，价格（费用）与《药品目录》内现有品种相当或较低的，可以通过常规方式纳入目录；价格较高或对医保基金影响较大的专利独家药品应当通过谈判方式准入。

（三）调整机制

国家医疗保障局建立完善动态《药品目录》调整机制，原则上每年调整一次。

国家医疗保障局根据医保药品保障需求、基本医疗保险基金的收支情况、承受能力、目录管理重点等因素，确定当年《药品目录》调整的范围和具体条件，研究制定调整工作方案，依法征求相关部门和有关方面的意见并向社会公布。

《药品目录》调整实行企业申报制度。根据当年调整的范围，符合条件的企业按规定向国家医疗保障经办机构提交必要的资料。国家医疗保障经办机构按规定组织医学、药学、药物经济学、医保管理等方面专家，对符合当年《药品目录》调整条件的全部药品进行评审，并提出建议新增纳入、直接调出、可以调出和建议调整限定支付范围的药品名单。对建议调整限定支付范围的药品，如果是缩小限定支付范围或者扩大限定支付范围但对基本医疗保险基金影响较小的，可以直接调整；如果扩大限定支付范围且对基本医疗保险基金影响较大的，需按规定提交药物经济学等资料。

国家医疗保障经办机构按规定组织药物经济学、医保管理等方面专家开展谈判或准入竞价。其中独家药品进入谈判环节，非独家药品进入企业准入竞价环节。谈判或者准入竞价成功的，纳入《药品目录》或调整限定支付范围；谈判或者准入竞价不成功的，不纳入或调出《药品目录》，或者不予调整限定支付范围。国家医疗保障局负责确定并印发《药品目录》，公布调整结果。

原则上，谈判药品协议有效期为两年。协议期内，如有谈判药品的同通用名药物（仿制药）上市，医保部门可根据仿制药价格水平调整该药品的支付标准，也可以将该通用名纳入集中采购范围。协议期满后，如谈判药品仍为独家，周边国家及地区的价格等市场环境未发生重大变化，且未调整限定支付范围，或虽然调整了限定支付范围，但对基本医疗保险基金影响较小的，根据协议期内基本医疗保险基金实际支出（以医保部门统计为准）与谈判前企业提交的预算影响分析进行对比，按相关规则调整支付标准，并续签协议。

第四节　基本医疗保险支付方式

医疗保险通过对参保居民看病后的医疗费用给予补偿，为人们的健康提供一份经济保障，减少治疗疾病的后顾之忧。其通过价格、监督、支付管理，同分级治疗制度、现代医院管理制度、药品供应保障等互动。符合《药品目录》的药品费用，由基本医疗保险基金按照国家规定支付。《药品目录》实行通用名管理，《药品目录》内药品的同通用名药品自动属于基本医疗保险基金支付范围。

一、支付方式的探索

我国从 2010 年开始逐步探索医疗保险支付方式改革。2011 年，人社部发布《关于进一步推进医疗保险付费方式改革的意见》，提出有条件的地区可逐步探索按疾病诊断相关分组（diagnosis related group，DRG）付费办法。2017 年 6 月 20 日，国务院办公厅印发《关于进一步深化基本医疗保险支付方式改革的指导意见》，正式将"按病种付费为主的多元复合式医保支付方式"作为我国医保支付制度的核心，要求各地选择一定数量的病种实施按病种付费，并选择部分地区开展 DRG 付费试点。2018 年底，国家医疗保障局首次发布了决定组织开展按疾病诊断相关分组（DRG）付费国家试点申报工作的通知。

2019 年 5 月 20 日，国家医疗保障局召开 DRG 付费国家试点工作启动视频会议，确定 30 个试点城市，正式启动 DRG 付费国家试点工作，同时明确试点工作按照"顶层设计、模拟运行、实际付费"分三年有序推进。2019 年 10 月 16 日，国家医疗保障局印发了《关于印发疾病诊断相关分组（DRG）付费国家试点技术规范和分组方案的通知》，正式公布了《国家医疗保障疾病诊断相关分组（CHS-DRG）与付费技术规范》（China Healthcare Security Diagnosis Related Groups，CHS-DRG）和《国家医疗保障 DRG（CHS-DRG）分组方案》两个技术标准。CHS-DRG 的制定，标志着我国 DRG 付费国家试点顶层设计的完成。

2020 年 6 月 18 日，《国家医疗保障局办公室关于印发医疗保障疾病诊断相关分组（CHS-DRG）细分组方案（1.0 版）的通知》明确了 376 个 ADRG 组，618 个 DRG 细分组。2020 年 10 月 19 日，国家医疗保障局发布《关于印发区域点数法总额预算和按病种分值付费试点工作方案的通知》，要求用 1～2 年的时间，将统筹地区医保总额预算与点数法相结合，实现住院以按病种分值付费为主的多元复合支付方式。2021 年 11 月 19 日，国家医疗保障局发布《DRG/DIP 支付方式改革三年行动计划》，明确从 2022 年到 2024 年底，全国所有统筹地区全部开展 DRG/DIP 支付方式改革工作，到 2025 年底，DRG/DIP 支付方式覆盖所有符合条件的开展住院服务的医疗机构。2023 年，中共中央办公厅、国务院办公厅印发《关于进一步完善医疗卫生服务体系的意见》，其中提到推进医保支付方式改革，完善多元复合式医保支付方式。

目前，普遍使用的支付方式有总额预付、按项目付费、按人头付费、按服务单元付费、按病种付费。

（一）总额预付

根据一定区域内参保人数、年均接诊总人次数、次均接诊费用水平等因素，测算该区域内年度统筹补偿控制总额，经办机构定期预拨，实行总额预算、包干使用、超支分担（或超支不补）、结余奖励的支付方式。制订预算时，往往以医疗机构前期总支出为依据，并排除不合理支出、考虑患者自然增长和通货膨胀因素。这种支付方式会使得医院在总预算额度内精打细算、控制过量医疗服务，进而降低医疗保险经办机构的测算和管理成本。因此，这将有利于医疗保险基金的平稳运行。其缺陷在于容易使医院主动减少医疗服务的供给和提供不足量的服务，也会影响医疗机构的运行效率、使得医务人员缺乏工作积极性。

（二）按项目付费

按项目付费是我国主要的医保付费方式，患者住院产生的检查、治疗、住院、手术、用药费用，根据医保报销目录和比例报销后，剩余费用由本人承担，是典型的后付制。按项目付费由于操作简单，医保经办机构、医保患者以及医疗机构之间的关系简单明朗，医疗机构提供的服务与其经济收益成正比，因此有利于调动医疗机构积极性，但同时也会导致医疗机构为患者选择更多或更昂贵的治疗项目，造成患者经济负担增加和医保基金压力增加。医疗机构可能为提高效益而盲目引进高端设备、使用高价药品或增加住院时长等诱导需求行为，既增加患者负担又使得基层医疗资源难以利用。且医疗项目多、内容广，医保机构对治疗路径难以形成监控和约束。

（三）按人头付费

按人头付费是根据某类人群的某种服务划分，医疗机构根据承担的医疗服务项目实行人头包干制，医保机构根据签约人数和人头标准费用支付固定费用，属于总额预付制。因为简便易行，参保患者和医疗机构均易操作，所以该支付方式被广泛应用于新农合的门诊统筹支付。该方式的缺点在于可能诱导医疗机构拒绝与老年人或慢性病患者签约，也可能使得医疗机构有较大的空间来诱导患者使用医保报销范围外的服务，从而把费用转嫁给患者。因医院希望减少服务量或降低服务档次以获得更大的效益，而处于被动地位的患者可能成为牺牲品，如针对急危重症、罕见病的患者，医疗机构容易推诿患者，再加之医疗市场的竞争行为使医院陷入资金缺乏、技术落后、医疗质量下降的恶性循环。

（四）按服务单元付费

医疗保险经办机构按照向参保患者提供的医疗服务单元数量向医疗机构付费的方式。服务单元是指将医疗服务的过程按照一个特定的参数划分为相同的部分，每一个部分即为一个服务单元（例如一个门诊人次、一个住院人次和一个住院床日等）。该支付方式会刺激医疗机构控制成本，从而起到控制医药费用的效果。同时，医疗机构也可能产生降低服务质量的行为，还有可能通过设法分解服务单元增加门诊次数或住院天数等方法来增加经济收益。

（五）按病种付费

医疗保险机构基于国际疾病诊断分类标准，依据诊断结论、患者基本情况、病情发展程度、合并症、并发症等诸多要素，将疾病细化到病种、病种分类以及分类级别，通过临床实践并结合循证医学测定出相应的偿付标准，然后医保机构按照该标准向定点医疗机构支付住院费用。

1. 单病种付费　通过疾病诊断分类，每一种疾病有相应的定额偿付标准，医保机构根据该标准和就医人次预先拨付医疗机构一定费用，以达到控费目的。以病种为依据确定付费标准，可以促进医疗机构主动控费，降低医疗费用和次均费用，激励医院提高服务效率。但是该付费方式覆盖范围较窄，医院为了获得更多的收益，可能会尽可能地达到给付的最高限额，过度压低支付标准导致医疗质量下降。同时，在同一付费标准下，医院运营成本不一，高层级医院为了降低成本可能会缩短住院时长、推诿重症患者、避免引进新技术、降低医疗质量等。且疾病诊断分组少，易忽略病种亚型的差异性。

2. 疾病诊断相关分组（DRG） DRG 是将住院患者按照临床相似性及资源消耗情况分成一定的疾病组，主要是根据患者年龄、性别、住院天数、临床诊断、疾病严重程度等临床特征分为 618 个病组，医保机构根据第一诊断和 ICD（国际疾病分类，是一套标准化疼痛和相关健康问题的分类系统）编码预先给医院相应的补偿。DRG 可以破除以药养医，抑制诱导需求，降低医疗成本，提高医疗服务质量，注重医务人员技术劳动价值。然而，为了降低成本，医院可能会采用单一固定的治疗方式而避免引入先进设备、技术、人才等，阻碍了医院的改革创新，同时，在利益的驱动下，医疗机构转向收治轻症患者，推诿重症患者，甚至拒收此类患者。

3. 基于大数据按病种分值付费（DIP） DIP 是我国特有的预付制医保付费方式。它利用大数据优势，根据年龄、性别、疾病诊断、治疗方式、住院天数等因素按照 ICD 编码前 6 位和第一临床诊断确定患者进入相应的组别，最后形成了 14052 个病组。再结合区域内各病种治疗的资源消耗均值、医保支付比例及医疗行为特征，形成按病种组合的支付标准，累计分值越大，医保支付金额越高，最后进行月度预付和年度结算。同区域内的同层级的医疗机构权重相同，彼此监督和约束，形成良性竞争，容易提升医疗质量、诊疗技术及控制医疗费用。但是过于偏重医疗成本控制而缺乏对医疗质量的激励和引导，容易使医疗质量得不到保证。且由于 DIP 依靠临床历史数据、ICD 编码和病案首页分组，若数据收集不完全、有偏差，或 ICD 编码和病案首页第一诊断无统一标准，则影响分值计算从而影响支付标准制定。

二、《药品目录》使用与支付

（一）《药品目录》使用

在满足临床需要的前提下，医保定点医疗机构须优先配备和使用《药品目录》内药品。逐步建立《药品目录》与定点医疗机构药品配备联动机制，定点医疗机构根据《药品目录》调整结果及时对本医疗机构用药目录进行调整和优化。

（二）《药品目录》支付

根据《基本医疗保险用药管理暂行办法》，《药品目录》内药品发生的费用，符合以下条件的，可由基本医疗保险基金支付：以疾病诊断或治疗为目的；诊断、治疗与病情相符，符合药品法定适应证及医保限定支付范围；由符合规定的定点医药机构提供，急救、抢救的除外；由统筹基金支付的药品费用，应当凭医生处方或住院医嘱；按规定程序经过药师或执业药师的审查。

《药品目录》准入时，建立与医保药品支付标准衔接机制，同步确定支付标准。支付标准是基本医疗保险参保人员使用《药品目录》内药品时基本医疗保险基金支付药品费用的基准。参保人使用"甲类药品"按基本医疗保险规定的支付标准及分担办法支付；使用"乙类药品"，由省级或统筹地区医疗保障行政部门确定个人先行自付比例，参保人按基本医疗保险规定的支付标准自付一定比例后，再按基本医疗保险规定的分担办法支付。

第五节　药品集中采购制度

医疗机构从政府（或第三方）建立的药品采购平台上采购临床所需药品的活动称为药品集中采购。针对特定药品以量换价的采购制度，即为药品集中带量采购。对医保目录内的集中带量采购药品，以中选价格为基准确定医保支付标准。对同一通用名下的原研药、参比制剂、通过一致性评价的仿制药，原则上以集中采购中选价作为该通用名药品的支付标准，医保基金按相同的支付标准进行结算。通过医保支付标准与采购价格的联动，可以引导医疗机构和患者形成合理的用药习惯。

一、药品集中采购发展历程

药品集中采购指对相关药品进行集中性的采购，由国家或省级主管部门组织，采购主体以公立医疗机构为主，采购周期一般为一至两年。2015 年我国根据不同药品的特点实行药品分类采购，即招标采购、谈判采购、直接挂网采购、定点生产、特殊药品采购。2018 年国家医疗保障局挂牌成立，我国开始试点药品集中带量采购，即针对特定药品以量换价的采购制度。因 2018 年后，药品集中带量采购重点将基本医保药品目录内用量大、采购金额高的药品纳入采购范围，在此之前的药品集中采购与医疗保险用药管理无关，故本节仅简述药品集中采购发展历程，对于具体规则不作介绍。

目前，药品集中带量采购分为国家组织药品集中采购和省级药品集中带量采购。其中，省级药品集中带量采购主要包括各省独立开展带量采购和省际联盟跨区域带量采购。

（一）药品集中采购

1. 药品集中采购萌芽期（1990—1999 年）　计划经济体制下，我国实行国企垄断、以调拨为主、统购包销、价格管制的三级医药批发购销体制。主要流通路径为药品从生产企业进入一级批发企业，然后依次进入二、三级批发站，最后进入医疗机构。20 世纪 80 年代中期，政府取消了逐级调拨、统购包销等政策，逐步放开药品供销，各级批发企业可以同时向医疗机构销售药品，此阶段"高定价、高回扣、大处方、大检查"等乱象悄然蔓延。

1990 年开始，国务院及有关部门相继发布《关于进一步治理整顿医药市场意见的通知》《医药行业关于反不正当竞争的若干规定》《关于继续整顿和规范药品生产经营秩序加强药品管理工作的通知》等文件，整顿规范药品流通秩序，解决药品购销中"回扣"等突出问题。地方层面，1993 年河南省作为第一个省份开始尝试药品集中采购，通过公开招标遴选出 7 家规模较大的企业为定点批发企业，要求省直医院必须在定点企业采购药品。随后，江苏省镇江市、福建省厦门市、海南省等地相继自发开展药品集中采购、联合采购的探索和试点。

2. 药品集中采购探索期（2000—2009 年）　2000 年 2 月，国务院办公厅转发国务院体改办等八部门《关于城镇医药卫生体制改革的指导意见》，明确要求规范医疗机构购药行为，由卫生部牵头，国家经贸委、药品监管局参加，根据《中华人民共和国招投标法》

进行药品集中招标采购工作试点，对招标、投标和开标、评标、中标以及相关的法律责任等进行探索，提出规范药品集中招标采购的具体办法，拉开了我国药品集中采购制度国家层面试点并逐步探索建立全国统一规则的序幕。

2000年4月，卫生部印发《关于加强医疗机构药品集中招标采购试点管理工作的通知》，在前期地方探索的基础上，对药品集中招标采购试点工作做出了原则性要求。2000年7月，卫生部、国家计委、国家经贸委、药品监管局、中医药局发布《关于印发医疗机构药品集中招标采购试点工作若干规定的通知》，首次提出规范和组织药品集中招标采购试点工作，我国药品集中采购制度由此开始实施。2001年7月，卫生部等六部委印发《关于进一步做好医疗机构药品集中招标采购工作的通知》，规范县及县以上人民政府举办的非营利性医疗机构药品集中招标采购试点工作。

2001年11月，卫生部会同监察部、国家计委等部门成立了药品集中招标采购试点领导小组，在总结地方经验基础上，印发了《医疗机构药品集中招标采购工作规范（试行）》等规范性文件，并召开全国推行药品集中招标采购会议，推动县级以上非营利性医疗机构实行以地市为单位、医疗机构为采购主体、公开招标为主要形式、委托中介机构承办采购事务的药品集中招标采购工作，标志着我国以政府为主导、全国统一执行的集中招标采购制度初步建立。

2004年9月，卫生部等部门印发了《关于进一步规范医疗机构药品集中招标采购的若干规定》，扩大了药品集中采购范围，鼓励将以地市为单位的集中招标提升到省级层次，对集中采购的主体、组织形式、品种遴选、评标办法、监督管理等做出了具体调整。

2006年，国务院纠风办发布《关于2006年纠风工作实施意见的通知》，推行以省为单位的药品网上集中招标采购。2007年，国务院纠风办发布《关于2007年纠风工作实施意见的通知》，强调在以省为单位的网上药品集中采购工作中要加强政府主导。

3. 药品集中采购成熟期（2009年至今） 2009年1月17日，卫生部、国务院纠风办、发改委等六部委联合发布了《关于进一步规范医疗机构药品集中采购工作的意见》；2009年8月18日，卫生部、发改委等九部委联合发布《关于建立国家基本药物制度的实施意见》，我国开始全面实行政府主导、以省为单位的网上药品集中采购工作；2010年7月，卫生部等七部委联合印发《医疗机构药品集中采购工作规范》，对药品集中采购机构建设、制度建设、医疗机构、药品生产经营企业、药品集中采购目录和采购方式、药品集中采购程序、药品集中采购评价方法、专家库建设和管理、监督管理与申诉、不良记录管理等方面作出了明确说明。

（二）药品分类采购

2015年2月28日，国务院办公厅发布《关于完善公立医院药品集中采购工作的指导意见》（以下简称《指导意见》），提出为了保障药品生产流通企业的利益，把医院的药品采购分成五类（表8-1），实行药品分类采购。同年6月，国家卫生计生委《关于落实完善公立医院药品集中采购工作指导意见的通知》发布，对《指导意见》明确的招标采购、谈判采购、直接挂网采购、定点生产、特殊药品采购等进行了细化、实化，提出"坚持以省（自治区、直辖市）为单位的网上药品集中采购方向，实行一个平台、上下联动、公开透明、分类采购"。

表 8-1　药品分类及采购方式

药品分类	采购方式	采购特点
临床用量大、采购金额高、多家企业生产的基本药物和非专利药品	招标采购	发挥省级集中批量采购优势，由省级药品采购机构采取双信封制公开招标采购
部分专利药品、独家生产的药品	谈判采购	坚持政府主导、多方参与、公开透明、试点起步
妇儿科非专利药品、急（抢）救药品、基础输液、临床用量小的药品和常用低价药品等	直接挂网采购	具体范围和遴选规则由各省区市确定
临床必需、用量小、市场供应短缺的药品	国家定点生产	按照全国统一采购价格直接网上采购，不再议价
麻醉药品、精神药品、防治传染病和寄生虫病的免费用药、国家免疫规划疫苗、计划生育药品及中药饮片	按国家现行规定采购	麻醉药品、第一类精神药品，暂时实行最高出厂价格和最高零售价格管理

（三）药品集中带量采购

2018 年以来，国家医疗保障局负责制定药品、医用耗材的招标采购政策并监督实施，指导药品、医用耗材招标采购平台建设。2018 年 11 月 14 日，中央全面深化改革委员会第五次会议审议通过《国家组织药品集中采购试点方案》，明确探索完善药品集中采购机制和以市场为主导的药价形成机制，降低群众药费负担。2019 年 1 月，国务院办公厅印发《关于印发国家组织药品集中采购和使用试点方案的通知》（简称"4+7"带量采购），提出了"国家组织、联盟采购、平台操作"的总体思路和"带量采购、以量换价、量价挂钩、招采合一、确保用量、保证回款"的主要原则，成立试点工作小组及办公室（试点办）和联合采购办公室（联采办），联采办代表联盟地区开展集中采购，下设监督组、专家组、集中采购小组。

2019 年 11 月，国务院深化医药卫生体制改革领导小组发布《关于以药品集中采购和使用为突破口进一步深化医药卫生体制改革若干政策措施的通知》，要求全面深化国家组织药品集中采购和使用改革，提出对未纳入国家组织集中采购和使用范围的药品，各地要依托省级药品集中采购平台，借鉴国家组织药品集中采购和使用经验，采取单独或跨区域联盟等方式，在采购药品范围、入围标准、集中采购形式等方面加大改革创新力度，形成国家和地方相互促进的工作格局。

2020 年 2 月，中共中央、国务院印发《关于深化医疗保障制度改革的意见》，要求"深化药品、医用耗材集中带量采购制度改革。坚持招采合一、量价挂钩，全面实行药品、医用耗材集中带量采购。"

2021 年 1 月，国务院办公厅印发《关于推动药品集中带量采购工作常态化制度化开展的意见》，标志着药品集中带量采购工作进入常态化、制度化、规范化的新阶段。该文件对明确覆盖范围、完善采购规则、强化保障措施、优化配套政策、健全运行机制、强化组织保障等方面作了部署，成为开展集中带量采购工作的纲领。此外，该文件明确提出分级开展集中带量采购，积极推进省级平台规范化、标准化建设，推动省际信息互联互通，加快形成全国统一开放的药品集采市场。

2021年9月，国务院办公厅发布《关于印发"十四五"全民医疗保障规划的通知》，提出"深化药品和医用耗材集中带量采购制度改革。常态化制度化实施国家组织药品集中带量采购，持续扩大国家组织高值医用耗材集中带量采购范围。强化对集中采购机构的统一指导，规范地方开展集中带量采购，形成国家、省级、跨地区联盟采购相互配合、协同推进的工作格局"。此外，该文件明确提出"到2025年各省（自治区、直辖市）国家和省级药品集中带量采购品种达500个以上，高值医用耗材集中带量采购品种达5类以上"。

二、国家组织药品集中带量采购的实施要求

2021年1月28日，国务院办公厅印发《关于推动药品集中带量采购工作常态化制度化开展的意见》，对下一步药品集中带量采购常态化、制度化作出重要部署，从明确覆盖范围、完善采购规则、强化保障措施等方面着手，确保药品集中带量采购工作有序推进。

（一）基本原则

1. 坚持需求导向，质量优先 根据临床用药需求，结合医保基金和患者承受能力，合理确定集中带量采购药品范围，保障药品质量和供应，满足人民群众基本医疗用药需求。

2. 坚持市场主导，促进竞争 建立公开透明的市场竞争机制，引导企业以成本和质量为基础开展公平竞争，完善市场发现价格的机制。

3. 坚持招采合一，量价挂钩 明确采购量，以量换价、确保使用，畅通采购、使用、结算等环节，有效治理药品回扣。

4. 坚持政策衔接，部门协同 完善药品质量监管、生产供应、流通配送、医疗服务、医保支付、市场监管等配套政策，加强部门联动，注重改革系统集成、协同高效，与药品集中带量采购制度相互支持、相互促进。

（二）覆盖范围要求

1. 药品范围 按照保基本、保临床的原则，重点将基本医保药品目录内用量大、采购金额高的药品纳入采购范围，逐步覆盖国内上市的临床必需、质量可靠的各类药品，做到应采尽采。对通过（含视同通过）仿制药质量和疗效一致性评价（以下简称一致性评价）的药品优先纳入采购范围。符合条件的药品达到一定数量或金额，即启动集中带量采购。积极探索"孤儿药"、短缺药的适宜采购方式，促进药品稳定供应。

2. 企业范围 已取得集中带量采购范围内药品注册证书的上市许可持有人（持有人为境外企业的，由其依照《药品管理法》指定履行持有人义务的中国境内的企业法人），在质量标准、生产能力、供应稳定性等方面达到集中带量采购要求的，原则上均可参加。参加集中带量采购的企业应对药品质量和供应保障作出承诺。

3. 医疗机构范围 所有公立医疗机构（含军队医疗机构）均应参加药品集中带量采购，医保定点社会办医疗机构和定点药店按照定点协议管理的要求参照执行。

（三）采购规则要求

1. 合理确定采购量　药品采购量基数根据医疗机构报送的需求量，结合上年度使用量、临床使用状况和医疗技术进步等因素进行核定。约定采购比例根据药品临床使用特征、市场竞争格局和中选企业数量等合理确定，并在保障质量和供应、防范垄断的前提下尽可能提高。约定采购量根据采购量基数和约定采购比例确定，在采购文书中公开。鼓励公立医疗机构对药品实际需求量超出约定采购量以外的部分，优先采购中选产品，也可通过省级药品集中采购平台采购其他价格适宜的挂网品种。

2. 完善竞争规则　对通过一致性评价的仿制药、原研药和参比制剂不设置质量分组，直接以通用名为竞争单元开展集中带量采购，不得设置保护性或歧视性条款。对一致性评价尚未覆盖的药品品种，要明确采购质量要求，探索建立基于大数据的临床使用综合评价体系，同通用名药品分组原则上不超过 2 个。按照合理差比价关系，将临床功效类似的同通用名药品同一给药途径的不同剂型、规格、包装及其采购量合并，促进竞争。探索对适应证或功能主治相似的不同通用名药品合并开展集中带量采购。挂网药品通过一致性评价的仿制药数量超过 3 个的，在确保供应的前提下，集中带量采购不再选用未通过一致性评价的产品。

3. 优化中选规则　基于现有市场价格确定采购药品最高有效申报价等入围条件。根据市场竞争格局、供应能力确定可中选企业数量，体现规模效应和有效竞争。企业自愿参与、自主报价。通过质量和价格竞争产生中选企业和中选价格。中选结果应体现量价挂钩原则，明确各家中选企业的约定采购量。同通用名药品有多家中选企业的，价格差异应公允合理。根据中选企业数量合理确定采购协议期。

4. 严格遵守协议　各方应严格遵守法律法规和协议约定，落实中选结果，依法享有权利、履行义务并承担相应责任。采购协议期满后，应着眼于稳定市场预期、稳定价格水平、稳定临床用药，综合考虑质量可靠、供应稳定、信用优良、临床需求等因素，坚持招采合一、量价挂钩，依法依规确定供应企业、约定采购量和采购协议期；供求关系和市场格局发生重大变化的，可通过竞价、议价、谈判、询价等方式，产生中选企业、中选价格、约定采购量和采购协议期。

（四）保障措施要求

1. 加强质量保障　严格药品质量入围标准，强化中选企业保证产品质量的主体责任。落实地方政府属地监管责任，将中选药品列入重点监管品种，按照"最严谨的标准、最严格的监管、最严厉的处罚、最严肃的问责"要求，加强生产、流通、使用的全链条质量监管。医疗机构应加强中选药品不良反应监测，发现疑似不良反应及时按程序报告。完善部门协调和监管信息沟通机制，加快推进药品生产流通使用全过程追溯体系建设，基本实现中选药品全程可查询、可追溯。依法依规处置药品质量问题。

2. 做好供应配送　中选企业应做好市场风险预判和防范，按照采购合同组织药品生产，按要求报告产能、库存和供应等情况，确保在采购周期内及时满足医疗机构的中选药品采购需求。中选药品由中选企业自主委托配送企业配送或自行配送，配送费用由中选企业承担。配送方应具备药品配送相应资质和完备的药品流通追溯体系，有能力覆盖协议供应地区，及时响应医疗机构采购订单并配送到位。加强偏远地区配送保障。出现无法及时供应的，除不可抗力因素外，中选企业应承担相应责任和由此产生的所有费用，否则将被视为失信违约行为。

3. 确保优先使用　医疗机构应根据临床用药需求优先使用中选药品，并按采购合同完成约定采购量。医疗机构在医生处方信息系统中设定优先推荐选用集中带量采购品种的程序，临床医师按通用名开具处方，药学人员加强处方审核和调配。将医疗机构采购和使用中选药品情况纳入公立医疗机构绩效考核、医疗机构负责人目标责任考核范围，并作为医保总额指标制定的重要依据。

三、国家组织药品集中带量采购期满接续管理

2018 年以来，国家医疗保障局会同国家有关部门以带量采购为核心，推进药品带量采购改革，经过努力，集中带量采购改革已经进入常态化、制度化新阶段。同时，国家组织药品集中带量采购协议期陆续到期，平稳实施协议期满后的接续工作（以下简称"接续工作"），是落实党中央、国务院关于药品集中采购制度改革决策部署，推动集中带量采购常态化制度化运行的重要环节。

2021 年 11 月，为规范各地续约工作，国家医疗保障局发布《关于做好国家组织药品集中带量采购协议期满后接续工作的通知》，明确以省（自治区、直辖市及新疆生产建设兵团）或省际联盟为单位开展接续工作，坚持"招采合一、量价挂钩"的原则，采用询价、竞价、综合评分等方式，鼓励同一品种多家企业中选。对于国家组织集采药品协议期满的药品，应坚持带量采购，不得"只议价、不带量"，且坚持分类开展接续，由医疗机构结合上年度实际使用量、临床使用现状和医疗技术进步等因素报送拟采购药品的需求量。同时，加强信用评价和履约情况在企业申报资格、中选资格、中选顺位、供应地区选择等环节的作用，加强履约监督。此外，应继续落实好医保基金预付，减轻医疗机构回款压力；完善集采品种挂网规则，进一步做好医保支付标准与中选价格协同，切实提升患者获得感。

 习题

一、最佳选择题（下列每小题的备选项中，只有一项最符合题目要求，请将其选出）

1. 根据《零售药店医疗保障定点管理暂行办法》，满足定点医保药店申请资格的是

 A. 甲零售药店法定代表人张某因严重违法违规导致原定点医保零售药店被解除医保协议已满 2 年，未满 3 年

 B. 乙零售药店实际控制人赵某 1 年前被列入失信人名单

 C. 丙零售药店因销售假药被解除医保协议已满 3 年，未满 5 年

 D. 丁零售药店因严重违反医保协议约定而被解除医保协议已满 2 年，未满 3 年，但已经履行违约责任

2. 根据《基本医疗保险用药管理暂行办法》，《基本医疗保险药品目录》实行动态调整机制，规定的调整频率是

 A. 原则上每年调整一次　　　　　　　B. 原则上每 2 年调整一次

C. 每 2 年调整一次　　　　　　　　　D. 每 5 年调整一次

3.《基本医疗保险药品目录》纳入要求不包括

A. 临床必需　　　　　　　　　　　　B. 安全有效

C. 价格合理　　　　　　　　　　　　D. 预防保健

4. 关于《基本医疗保险药品目录》的说法，正确的是

A. 在满足有效性、安全性等前提下，价格（费用）与药品目录内现有品种相当或较低的，可以通过常规方式纳入目录

B. 价格较高或对医保基金影响较大的专利独家药品通过竞价方式纳入目录

C. 目录实行动态调整，原则上每两年调整一次

D. 目录调整实行专家遴选制度，不接受企业申报

5. 关于零售药店申请医疗保障定点管理的条件的说法，错误的是

A. 取得药品经营许可证，且在注册地址正式经营至少 3 个月

B. 至少有 1 名取得执业药师资格证书或具有药学、临床药学、中药学专业技术资格证书的药师，且注册地在该零售药店所在地

C. 执业药师或药师须与零售药店签订 2 年以上劳动合同且在合同期内

D. 按药品经营质量管理规范要求，开展药品分类分区管理，并对所售药品设立明确的医保用药标识

6. 药品分类采购中，临床用量大、采购金额高、多家企业生产的基本药物和非专利药品采用的采购方式是

A. 招标采购　　　　　　　　　　　　B. 谈判采购

C. 直接挂网采购　　　　　　　　　　D. 国家定点生产

7. 将住院患者按照临床相似性及资源消耗情况分成一定的疾病组，主要是根据患者年龄、性别、住院天数、临床诊断、疾病严重程度等临床特征分组，医保机构根据第一诊断和 ICD 编码预先给医院相应的补偿，该医保支付方式是

A. 按项目付费　　　　　　　　　　　B. 按服务单元付费

C. 按人头付费　　　　　　　　　　　D. 疾病诊断相关分组付费

8. 国家组织药品集中带量采购政策制定部门是

A. 国家工业和信息化部　　　　　　　B. 国家卫生健康委员会

C. 国家医疗保障局　　　　　　　　　D. 国家市场监督管理总局

9. 国家组织药品集中带量采购的总体思路是

A. 国家指导、联盟采购、以量换价

B. 国家指导、联盟采购、量价挂钩

C. 国家组织、以量换价、平台操作

D. 国家组织、联盟采购、平台操作

二、配伍选择题（题目分为若干组，每组题目对应同一组备选项，备选项可重复选用，也可不选用。每题只有 1 个备选项最符合题目要求）

【1 ~ 2】

A. 中成药　　　　　　　　　　　　　B. 口服泡腾剂

    C. 甲类目录   D. 乙类目录

1. 不能纳入医保用药范围的是

2. 可供临床治疗选择使用，疗效好，同类药品中价格略高的是

三、多项选择题（每题的备选项中，有 2 个或 2 个以上符合题目要求，错选、少选均不得分）

1. 关于《基本医疗保险药品目录》中药品分类的说法，正确的有
    A. "甲类药品"是临床治疗必需、使用广泛、疗效确切、同类药品中价格或治疗费用较低的药品
    B. "乙类药品"是可供临床治疗选择使用，疗效确切、同类药品中比"甲类药品"价格或治疗费用略高的药品
    C. 中药饮片纳入"甲类药品"管理
    D. 协议期内谈判药品纳入"乙类药品"管理

2. 国家组织药品集中带量采购协议期满接续工作的要求和导向有
    A. 稳定市场预期   B. 稳定价格水平
    C. 稳定临床用药   D. 稳定市场格局

3. 基本医疗保险包括
    A. 城镇职工基本医疗保险   B. 医疗救助
    C. 城乡居民大病保险   D. 城乡居民基本医疗保险

在线答题

第九章　中药管理

中药是中华民族的瑰宝，是中华民族在与疾病长期斗争的过程中积累的宝贵财富，为造福人民健康和中华民族繁衍生息作出了巨大贡献。党中央、国务院高度重视中医药工作，通过中医药立法和制定一系列方针、政策，保护和促进了中医药事业的发展，中药管理的各项政策和法规得到进一步落实，强化中药质量安全监管，推进中药监管体系和监管能力现代化。

第一节　中药与中药传承创新

一、中药与中药分类

（一）中药的定义

中药是指在我国中医药理论指导下使用的药用物质及其制剂，包括植物、动物、微生物和矿物药材，或其有效成分、有效部位的单、复方制剂。中药是我国悠久的历史文化、丰富的自然资源以及人民智慧的结晶，使用原则具有独特的理论体系和应用形式，是中医理论辨证论治与整体观的集中体现，并注重炮制加工及配伍入药以实现增效减毒，来源于天然的植物、动物、矿物等的药用物质及其制剂。

中药以植物药居多，使用也最普遍，故有"诸药以草为本"的说法。五代时期医家韩保昇提出"药有玉石草木虫兽，而直言本草者，草类药为最多也"，此后便相沿成俗将中药称作本草。草药之名始于宋代，主要是相对于国家药局专卖的"官药"而言。历代所称的草药也包含动物药和矿物药，故并非专指草本类药物。目前，仍有将中草药作为中药的同位语或中药和草药的合称等情况。另外，在中药新药研发中，采用现代科学技术方法开发出一系列现代药，促进中药传承创新发展。

（二）中药的分类

中药包括中药材、中药饮片和中成药。

1. 中药材　指在中医药理论指导下，所采集的植物、动物、矿物经产地加工后形成的原料药材，可供制成中药饮片、提取物及中成药等。中药材是中药的源头，其质量的好坏不仅影响中药制剂的疗效，也关系着患者的身心安全。

2. 中药饮片　指在中医药理论指导下，中药材经过炮制后可直接应用于中医临床或制剂生产的处方药品。炮制，又称炮炙，是指中药材在应用或制成制剂前，进行必要加工处理的过程。

3. 中成药　中药成药的简称，指在中医药理论指导下，以中药饮片为原料，按规定的处方组成、工艺流程及质量标准加工生产的具有不同剂型的中药制剂。国家保护传统中药加工技术和工艺，支持汤、丸、散、膏、丹等传统剂型中成药的生产。

二、中药管理相关的法律法规

（一）法律规定

2016 年 12 月 25 日，第十二届全国人大常委会第二十五次会议审议通过了《中医药法》，自 2017 年 7 月 1 日起施行。《中医药法》以继承和弘扬中医药、保障和促进中医药事业发展、保护人民健康为宗旨，遵循中医药发展规律，坚持继承和创新相结合，保持和发挥中医药特色和优势，运用现代科学技术，促进中医药理论和实践的发展，从法律层面进一步明确了中医药的重要地位、发展方针和扶持措施，为中医药事业发展提供了法律保障。

《药品管理法》具体条文都涵盖了中药的管理，规定了国家发展现代药和传统药，充分发挥其在预防、医疗和保健中的作用；国家保护野生药材资源和中药品种，鼓励培育道地中药材；国家鼓励运用现代科学技术和传统中药研究方法开展中药科学技术研究和药物开发，建立和完善符合中药特点的技术评价体系，促进中药传承创新。

（二）行政法规

在行政法规层级，主要有《药品管理法实施条例》《中药品种保护条例》《野生药材资源保护管理条例》等。为合理利用野生药材资源，适应人民医疗保健事业的需要，1987 年 10 月 30 日制定了《野生药材资源保护管理条例》。国务院于 1992 年 10 月 14 日发布《中药品种保护条例》，且于 2018 年 9 月 18 日修改了部分条款，以提高中药品种的质量，保护中药生产企业的合法权益，促进中药事业的发展。《药品管理法实施条例》对促进中医药传承创新发展，遵循中医药研究规律，加强中药新药研制与注册管理等中药管理都作了具体规定。

三、中药管理相关的政策文件

中医药事业进入了新的历史发展时期，发展中医药已上升为国家战略，中药事业呈现新的发展格局。党中央国务院发布了一系列中药管理相关政策，推动中药质量提升和产业高质量发展，促进中药传承创新发展。

2017 年 10 月，中共中央、国务院办公厅印发《关于深化审评审批制度改革鼓励药品医疗器械创新的意见》，对支持中药传承和创新作出新规定。建立完善符合中药特点的注册管理制度和技术评价体系，处理好保持中药传统优势与现代药品研发要求的关系。中药创新药，应突出疗效新的特点；中药改良型新药，应体现临床应用优势；经典名方类中药，按照简化标准审评审批；天然药物，按照现代医学标准审评审批。提高中药临床研究能力，中药注册申请需提交上市价值和资源评估材料，突出以临床价值为导向，促进资源可持续利用。鼓励运用现代科学技术研究开发传统中成药，鼓励发挥中药传统剂型优势研制中药新药，加强中药质量控制。

2019 年 10 月 26 日，中共中央、国务院发布《关于促进中医药传承创新发展的意见》，从健全中医药服务体系、发挥中医药在维护和促进人民健康中的独特作用、大力推动中药质量提升和产业高质量发展、加强中医药人才队伍建设、促进中医药传承与开放创新发展、改革完善中医药管理体制机制等方面作出工作部署。明确大力推动中药质量提升和产业高质量发展的时代任务，具体体现在：①加强中药材质量控制（如强化中药材道地产区环境保护、修订 GAP 等）；②严格农药、化肥、植物生长调节剂等使用管理，分区域分品种完善中药材农药残留、重金属限量标准（如制定中药材种子种苗管理办法、规划道地药材基地建设等）；③倡导中医药企业自建或以订单形式联建稳定的中药材生产基地；④健全中药材第三方质量检测体系；⑤加强中药材交易市场监管；⑥深入实施中药材产业扶贫行动，改善市场竞争环境，促进中药饮片优质优价；⑦健全中药饮片标准体系并制定实施全国中药饮片炮制规范；⑧促进现代信息技术在中药生产中的应用以加强中成药质量控制并提高智能制造水平；⑨探索建立以临床价值为导向的中成药上市后循证评价路径，并建立与公立医院药品采购、基本药物遴选、医保目录调整等的联动机制，最终促进产业升级和结构调整；⑩构建并健全中医药理论、人用经验和临床试验相结合的中药注册审评证据体系，以完善中药注册管理。2020 年 12 月 25 日，国家药品监督管理局发布《关于促进中药传承创新发展的实施意见》，贯彻落实党中央、国务院决策部署，以"传承精华、守正创新、深化改革、坚守底线"为主线，促进中药守正创新，健全符合中药特点的审评审批体系和强化中药质量安全监管，进一步加强新时代中药监管工作。

2021 年 1 月，中共中央、国务院办公厅印发《关于加快中医药特色发展的若干政策措施》进一步为优化中药审评及审批管理的工作作出具体指示：①完善中药分类注册管理；②加强中医药科研平台建设；③实施道地中药材提升工程；④深入实施中药标准化项目；⑤加强中药材质量安全风险评估与风险监测；⑥促进快速检测装备研发和技术创新；⑦加强建设第三方检测平台。

2022 年 3 月 29 日，国务院办公厅印发了《"十四五"中医药发展规划》，明确坚持中西医并重，传承精华、守正创新，实施中医药振兴发展重大工程，加强中药资源保护与利用，加强道地药材生产管理，提升中药产业发展水平，加强中药安全监管，推动中药产业高质量发展。

第二节　中药材管理

中药材是指中华民族传统医学指导下应用的原生药材，它们采自野生（天然资源）或取自栽培或养殖（人工再生资源）。中药材产量和质量受药用动植物的种质、生态环境、栽培和养殖技术、采收、加工方法等因素的影响，中药材质量差异较大、抽检不合格率高、野生资源破坏严重。在这种背景下，通过规范中药材生产过程，提升中药材的质量，进而带动中药饮片和中成药质量水平的提升，具有重要的现实意义。

一、中药材生产质量管理规范

2002 年，国家药品监督管理局发布实施《中药材生产质量管理规范（试行）》。2022 年 3 月，国家药品监督管理局、农业农村部、国家林草局、国家中医药管理局联合发布了《中药材生产质量管理规范》的公告（2022 年第 22 号），作为现行版规范。

（一）制定目的

制定 GAP 的目的是从保证中药材质量出发，控制影响药材质量的各种因子，规范药材生产的各个环节乃至全过程，以保证中药材"安全、优质、稳定、可控"。

（二）适用范围

GAP 是中药材规范化生产和质量管理的基本要求，适用于中药材生产企业采用种植（含生态种植、野生抚育和仿野生栽培）、养殖方式规范生产中药材的全过程管理。

（三）主要内容

GAP 是有关中药材生产应遵循的准则和要求。GAP 内容广泛，涉及药学、生物学、农学和管理学等多学科，是一个复杂的系统工程。内容共包括 18 章 144 条，涵盖质量管理、机构与人员、设施设备与工具、基地选址、种子种苗或其他繁殖材料、种植与养殖、采收与产地加工、包装放行与储运、文件、质量检验、内审、投诉退货与召回等内容。

1. 总则 为推进中药材规范化生产，保证中药材质量，促进中药高质量发展，制定的 GAP，是中药材规范化生产和质量管理的基本要求，实施规范化生产的企业应当按照本规范要求组织中药材生产，保护野生中药材资源和生态环境，促进中药材资源的可持续发展。

2. 质量管理 企业应当根据中药材生产特点，明确影响中药材质量的关键环节，开展质量风险评估，制定有效的生产管理与质量控制、预防措施，建立有效的监督管理机制，配备与生产基地规模相适应的人员、设施、设备等，建立中药材生产质量追溯体系，制定中药材质量标准，标准不能低于现行法定标准。

3. 机构与人员 企业应当建立相应的生产和质量管理部门，并配备能够行使质量保证和控制职能的条件，配备足够数量并具有和岗位职责相对应资质的生产和质量管理人员，开展人员培训工作，制订培训计划、建立培训档案，并对管理和生产人员的健康进行管理。

4. 设施、设备与工具 企业应当建设必要的设施，包括种植或者养殖设施、产地加工设施、中药材贮存仓库、包装设施等，并规定生产设备、工具的选用与配置应当符合预定用途，便于操作、清洁、维护。

5. 基地选址 生产基地选址和建设应当符合国家和地方生态环境保护要求，根据种植或养殖中药材的生长发育习性和对环境条件的要求，制定产地和种植地块或者养殖场所的选址标准，种植地块满足药用植物对气候、土壤、光照、水分、前茬作物、轮作等要求，养殖场所满足药用动物对环境条件的各项要求，按照生产基地选址标准进行环境评估，确定产地，明确生产基地规模、种植地块或者养殖场所布局。

6. 种子种苗或其他繁殖材料 企业应当明确使用种子种苗或其他繁殖材料的基原及

种质，包括种、亚种、变种或者变型、农家品种或者选育品种；使用的种植或者养殖物种的基原应当符合相关标准、法规；鼓励企业根据相关规定开展中药材优良品种选育，建立良种繁育规程，确定种子种苗或其他繁殖材料运输、长期或者短期保存的适宜条件；企业在一个中药材生产基地应当只使用一种经鉴定符合要求的物种，防止与其他种质混杂；鼓励企业提纯复壮种质，优先采用经国家有关部门鉴定，性状整齐、稳定、优良的选育新品种。

7. 种植与养殖　企业应当根据药用植物生长发育习性和对环境条件的要求等制定种植技术规程，包括种植制度要求、基础设施建设与维护要求、土地整理要求、繁殖方法要求、田间管理要求、病虫草害等的防治要求和肥料、农药使用要求；根据种植中药材营养需求特性和土壤肥力，科学制定肥料使用技术规程；根据野生抚育和仿野生栽培方式生产中药材，制定野生抚育和仿野生栽培技术规程；按照制定的技术规程有序开展中药材种植，根据气候变化、药用植物生长、病虫草害等情况，及时采取措施。要求企业根据药用动物生长发育习性和对环境条件的要求等制定养殖技术规程，包括种群管理要求、养殖场地设施要求、繁殖方法要求、饲养管理要求、疾病防控要求、药物使用技术规程和国家人工繁育陆生野生动物的相关标准和规范；制定患病药用动物处理技术规程，禁止将中毒、感染疾病的药用动物加工成中药材；按照国家相关规定处理养殖及加工过程中的废弃物。

8. 采收与产地加工　企业应当制定种植、养殖、野生抚育或仿野生栽培中药材的采收与产地加工技术规程，明确采收的部位、采收过程中需除去的部分、采收规格等质量要求，明确采收年限范围，确定基于物候期的适宜采收时间，制定科学合理的采收流程和方法，采用适宜方法保存鲜用药材；禁止使用有毒、有害物质用于防霉、防腐、防蛀；禁止染色增重、漂白、掺杂使假等；毒性、易制毒、按麻醉药品管理中药材的采收和产地加工，应当符合国家有关规定。

9. 包装、放行与储运　企业应当制定包装、放行和储运技术规程，包括包装材料及包装方法要求、标签要求、放行制度、贮存场所及要求、运输及装卸要求和发运要求。

10. 文件　企业应当建立文件管理系统，全过程关键环节记录完整，包括：管理制度、标准、技术规程、记录、标准操作规程等，制定规程规范文件的起草、修订、变更、审核、批准、替换或撤销、保存和存档、发放和使用；根据影响中药材质量的关键环节，结合管理实际，明确生产记录要求，包括按生产单元进行记录、药用植物种植主要记录、药用动物养殖主要记录、采收加工主要记录、包装及储运记录、培训记录和检验记录等。

11. 质量检验　企业应当建立质量控制系统，包括相应的组织机构、文件系统以及取样、检验等，确保中药材质量符合要求；制定质量检验规程；确保质量检测实验室人员、设施、设备与产品性质和生产规模相适应；用于质量检验的主要设备、仪器按规定要求进行性能确认和校验。

12. 内审　企业应当定期组织对本规范实施情况的内审，对影响中药材质量的关键数据定期进行趋势分析和风险评估，确认是否符合本规范要求，采取必要改进措施；制订内审计划，对质量管理、机构与人员、设施设备与工具、生产基地、种子种苗或其他繁殖材料、种植与养殖、采收与产地加工、包装放行与储运、文件、质量检验等项目进行检查；内审时保存记录和内审报告，针对影响中药材质量的重大偏差，提出必要的纠正和预防措施。

13. 投诉、退货与召回　企业应当建立投诉处理、退货处理和召回制度；建立标准操作规程，规定投诉登记、评价、调查和处理的程序；规定因中药材缺陷发生投诉时所采取的措施，包括从市场召回中药材等。

14. 附则　明确中药材、生产单元、技术规程、道地产区、种子种苗、其他繁殖材料、种质、农业投入品、综合防治、产地加工、生态种植、野生抚育、仿野生栽培、批、放行、储运、发运及标准操作规程的含义。

为了推进GAP的顺利实施，国家食品药品监督管理总局于2003年9月19日颁布了《中药材生产质量管理规范认证管理办法（试行）》和《中药材GAP认证检查评定标准（试行）》，并于2003年11月1日起开始正式受理GAP认证申请工作。2016年2月3日，国务院印发《关于取消13项国务院部门行政许可事项的决定》（国发〔2016〕10号），规定取消GAP认证。取消GAP认证，既是"简政放权"，也是优化监管资源、提高监管效率的重要举措，但并不意味着取消GAP。

（四）中药材种植过程中使用剧毒、高毒农药的法律责任

GAP中规定，如必须施用农药时，应按照《中华人民共和国农药管理条例》的规定，采用最小有效剂量并选用高效、低毒、低残留农药，以降低农药残留和重金属污染，保护生态环境。

根据《中医药法》规定，在中药材种植过程中使用剧毒、高毒农药的，依照有关法律、法规规定给予处罚；情节严重的，可以由公安机关对其直接负责的主管人员和其他直接责任人员处五日以上十五日以下拘留。

二、中药材经营和使用管理

（一）中药材专业市场管理

中药材专业市场是指基于传统药市，配备多功能现代化设施，经国家有关部门检查审批并依法核准登记，专营中药材且具备一定区域影响力的集贸市场。为促进道地药材资源流通分配，更好地满足市场需求，规范中药材销售管理，国家审批成立了17个中药材专业市场，包括安徽亳州中药材市场、河北安国中药材市场、河南禹州中药材市场、江西樟树中药材市场、重庆解放路中药材市场、山东鄄城县舜王城药材市场、广州清平中药材市场、甘肃陇西中药材市场、广西玉林中药材市场、湖北省蕲州中药材专业市场、湖南岳阳花板桥中药材市场、湖南省邵东县药材专业市场、广东省普宁中药材专业市场、昆明菊花园中药材专业市场、成都市荷花池药材专业市场、西安万寿路中药材专业市场、兰州市黄河中药材专业市场。

中药材专业市场禁止交易中药饮片、中成药、化学原料药及其制剂、抗生素、生化药品、放射性药品、血清疫苗、血液制品、诊断用药和有关医疗器械，28种毒性中药材品种，国家重点保护的42种野生动植物药品品种，以及国家法律、法规明令禁止上市的其他药品。

（二）中药材的使用管理

《中医药法》规定："在村医疗机构执业的中医医师、具备中药材知识和识别能力的乡村医生，按照国家有关规定可以自种、自采地产中药材并在其执业活动中使用。"根据《关于加强乡村中医药技术人员自种自采自用中草药管理的通知》，乡村中医药技术人员自种自采自用的中草药，只限于其所在的村医疗机构内使用，不得上市流通，不得加工成中药制剂。自种自采自用的中草药应当保证药材质量，不得使用变质、被污染等影响人体安全、药效的药材。对有毒副反应的中草药，乡村中医药技术人员应严格掌握其用法用量，并熟悉其中毒的预防和救治。发现可能与用药有关的毒副反应，应按规定及时向当地主管部门报告。

三、中药材进口管理

（一）我国药材进口申请审批的相关要求

为加强进口药材监督管理，保障进口药材质量，国家市场监督管理总局于2019年6月15日发布了修订后的《进口药材管理办法》，对进口药材申请、审批、备案、口岸检验以及监督管理等各方面予以规范。在进口药材管理上，对首次进口和非首次进口药材实施分类管理。

1. 资质要求　药材进口单位应当是中国境内的中成药上市许可持有人、中药生产企业，以及具有中药材或者中药饮片经营范围的药品经营企业。

进口药材应当符合国家药品标准。《中国药典》现行版未收载的品种，应当执行其他国家药品标准。少数民族地区进口当地习用的少数民族药药材，尚无国家药品标准的，应当符合相应的省、自治区药材标准。

2. 进口药材的分类　首次进口药材是指非同一国家（地区）、非同一申请人、非同一药材基原的进口药材。首次进口药材应当按照规定取得进口药材批件后，向口岸药品监督管理部门办理备案。

非首次进口药材实行目录管理，具体目录由国家药品监督管理局制定并调整。尚未列入目录，但申请人、药材基原以及国家（地区）均未发生变更的，按照非首次进口药材管理。非首次进口药材应当按照规定直接向口岸药品监督管理部门办理备案。

3. 首次进口药材申请与审批　首次进口药材，申请人应当通过国家药品监督管理局的信息系统填写进口药材申请表，并向所在地省级药品监督管理部门报送以下资料：①进口药材申请表；②申请人药品生产许可证或者药品经营许可证复印件，申请人为中成药上市许可持有人的，应当提供相关药品批准证明文件复印件；③出口商主体登记证明文件复印件；④购货合同及其公证文书复印件；⑤药材产地生态环境、资源储量、野生或者种植养殖情况、采收及产地初加工等信息；⑥药材标准及标准来源；⑦由中国境内具有动、植物基原鉴定资质的机构出具的载有鉴定依据、鉴定结论、样品图片、鉴定人、鉴定机构及其公章等信息的药材基原鉴定证明原件。申请人应当对申报资料的真实性负责。

省级药品监督管理部门收到首次进口药材申报资料后，应当对申报资料的规范性、完整性进行形式审查。受理或者不予受理首次进口药材申请，应当出具受理或者不予受理通知书。申请人收到首次进口药材受理通知书后，应当及时将检验样品报送所在地省级药品检验机构。省级药品检验机构收到检验样品和相关资料后，应当在 30 日内完成样品检验，向申请人出具进口药材检验报告书，并报送省级药品监督管理部门。因品种特性或者检验项目等原因确需延长检验时间的，应当将延期的时限、理由书面报告省级药品监督管理部门并告知申请人。省级药品监督管理部门应当自受理申请之日起 20 日内作出准予或者不予批准的决定。对符合要求的，发给一次性进口药材批件。

进口批件编号格式为：（省、自治区、直辖市简称）药材进字 +4 位年号 +4 位顺序号。

4. 备案　进口单位应当向口岸药品监督管理部门备案，通过信息系统填报进口药材报验单，并报送以下资料：①进口药材报验单原件；②产地证明复印件；③药材标准及标准来源；④装箱单、提运单和货运发票复印件；⑤经其他国家（地区）转口的进口药材，应当同时提交产地到各转口地的全部购货合同、装箱单、提运单和货运发票复印件；⑥进口药材涉及《濒危野生动植物种国际贸易公约》限制进出口的濒危野生动植物的，还应当提供国家濒危物种进出口管理机构核发的允许进出口证明书复印件。

口岸药品监督管理部门应当对备案资料的完整性、规范性进行形式审查，符合要求的，发给进口药品通关单，收回首次进口药材批件，同时向口岸药品检验机构发出进口药材口岸检验通知书。进口单位持进口药品通关单向海关办理报关验放手续。

首次进口药材申请人应当在取得进口药材批件后 1 年内，从进口药材批件注明的到货口岸组织药材进口。

5. 口岸检验　口岸药品检验机构收到进口药材口岸检验通知书后，应当在 2 日内与进口单位商定现场抽样时间，按时到规定的存货地点进行现场抽样。现场抽样时，进口单位应当出示产地证明原件。口岸药品检验机构应当对产地证明原件和药材实际到货情况与口岸药品监督管理部门提供的备案资料的一致性进行核查。符合要求的，予以抽样，填写进口药材抽样记录单，在进口单位持有的进口药品通关单原件上注明"已抽样"字样，并加盖抽样单位公章；不符合要求的，不予抽样，并在 2 日内报告所在地口岸药品监督管理部门。口岸药品检验机构一般应当在抽样后 20 日内完成检验工作，出具进口药材检验报告书。因客观原因无法按时完成检验的，应当将延期的时限、理由书面告知进口单位并报告口岸药品监督管理部门。口岸药品检验机构应当将进口药材检验报告书报送口岸药品监督管理部门，并告知进口单位。经口岸检验合格的进口药材方可销售使用。

进口单位对检验结果有异议的，可以依照药品管理法的规定申请复验。药品检验机构应当在复验申请受理后 20 日内作出复验结论，并报告口岸药品监督管理部门，通知进口单位。

6. 监督管理　进口药材的包装必须适合进口药材的质量要求，方便储存、运输以及进口检验。在每件包装上，必须注明药材中文名称、批件编号（非首次进口药材除外）、产地、唛头号、进口单位名称、出口商名称、到货口岸、重量以及加工包装日期等。

国家药品监督管理局根据需要，可以对进口药材的产地、初加工等生产现场组织实施境外检查。药材进口单位应当协调出口商配合检查。

中成药上市许可持有人、中药生产企业和药品经营企业采购进口药材时，应当查验口岸药品检验机构出具的进口药材检验报告书复印件和注明"已抽样"并加盖公章的进口药品通关单复印件，严格执行药品追溯管理的有关规定。口岸药品监督管理部门收到进口药材不予抽样通知书后，对有证据证明可能危害人体健康且已办结海关验放手续的全部药材采取查封、扣押的行政强制措施，并在 7 日内作出处理决定。对检验不符合标准规定且已办结海关验放手续的进口药材，口岸药品监督管理部门应当在收到检验报告书后及时采取查封、扣押的行政强制措施，并依法作出处理决定，同时将有关处理情况报告所在地省级药品监督管理部门。

（二）我国进口药材现状

进口药材是中国中药材资源的重要组成部分，是中医临床用药调剂和制剂不可缺少的重要部分。我国常用中药材近 600 种，进口药材品种约 110 种。进口药材可大致分为四部分：①属于我国没有药用植物资源分布或分布量较少，历史上一直依赖进口，如乳香、没药、血竭、苏合香等；②我国传统使用的中药材，但近年来国内资源日益减少，从周边国家大量进口以补充临床用药和制药工业的需求，如甘草、石斛、肉苁蓉、北豆根等；③各少数民族习用药材，其进口数量较少，基础研究薄弱，如藏紫草、大托叶云实、印度獐牙菜等；④我国已批准的新药制剂中需从国外进口的植物药材原料，如狭叶金光菊、蓝棕果、弗朗鼠李皮等。近年来，由于国内药用资源的不足、土地、劳动力成本升高等原因，防风、北豆根、穿山龙等很多原产于国内的品种也需大量进口以补充国内用药需求。

四、野生药材资源保护管理

野生药材资源是指没有经过野生抚育或人工种植的植物，纯天然分布于大自然中，具有治疗疾病或保健作用的各种植物的总和。野生动植物既是各种药物提取物的重要来源，又是中药材的直接来源。野生药材资源的利用与保护不仅是中医药现代化的重要课题，也是人类社会可持续发展的重要保障。自 20 世纪 80 年代起，我国陆续出台多项与中药资源保护和开发利用相关的法律法规、规章、政策性文件等，目前已经初步形成中药资源保护的法律体系。

（一）我国法律关于野生药材资源保护的规定

《宪法》第 9 条规定，国家保障自然资源的合理利用，保护珍贵的植物和动物，禁止任何组织或个人用任何手段侵占或者破坏自然资源。《中华人民共和国野生动物保护法》《中华人民共和国森林法》《中华人民共和国草原法》《中华人民共和国自然保护区条例》和《中华人民共和国野生植物保护条例》也对野生动植物的保护做出了相应的规定。《刑法》对破坏野生动植物资源的犯罪行为作出了规定。

（二）我国法律所确定的野生药材资源保护制度

1. 保护原则　《中医药法》第二十五条规定，国家保护药用野生动植物资源，对药用野生动植物资源实行动态监测和定期普查，建立药用野生动植物资源种质基因库，鼓励发展人工种植养殖，支持依法开展珍贵、濒危药用野生动植物的保护、繁育及其相关研究。

《野生药材资源保护管理条例》第三条规定，国家对野生药材资源实行保护、采猎相结合的原则，并创造条件开展人工种养。

GAP 规定实施规范化生产的企业，组织中药材生产应保护野生中药材资源和生态环境，促进中药材资源的可持续发展；管理野生抚育和仿野生栽培中药材遵循"保护优先、遵循自然"原则，避免对周边野生植物造成不利影响。

2. 保护级别　《野生药材资源保护管理条例》第四条规定国家重点保护的野生药材物种分为三级：

一级：濒临灭绝状态的稀有珍贵野生药材物种（以下简称一级保护野生药材物种）。

二级：分布区域缩小、资源处于衰竭状态的重要野生药材物种（以下简称二级保护野生药材物种）。

三级：资源严重减少的主要常用野生药材物种（以下简称三级保护野生药材物种）。

3. 具体保护措施　《野生药材资源保护管理条例》规定，对于一级保护野生药材物种，禁止采猎，其自然淘汰的药用部分由各级药材公司负责经营管理，但不得出口。对于二、三级保护野生药材物种，采猎、收购必须持有采药证，必须按照批准的计划执行，不得在禁止采猎区、禁止采猎期或使用禁用工具进行采猎；除国家另有规定外实行限量出口，属于国家计划管理的品种由中国药材公司统一经营管理，其余品种由产地县药材公司或其委托单位按照计划收购。进入野生药材资源保护区从事科研、教学、旅游等活动的，必须经该保护区管理部门批准；进入设在国家或地方自然保护区范围内野生药材资源保护区的，还须征得该自然保护区主管部门的同意。

4. 相应的法律责任

（1）《野生药材资源保护管理条例》：规定违反野生药材资源采猎相关规定的，没收其非法采猎的野生药材及使用工具，并处以罚款。违反野生药材资源经营管理相关规定的，没收其野生药材和全部违法所得，并处以罚款。违反野生药材资源保护区进入相关规定的，相关管理部门有权制止；造成损失的，必须承担赔偿责任。保护野生药材资源管理部门工作人员徇私舞弊的，由所在单位或上级管理部门给予行政处分；造成野生药材资源损失的，必须承担赔偿责任。破坏野生药材资源情节严重，构成犯罪的，由司法机关依法追究刑事责任。

（2）《刑法》：第三百四十一条规定非法猎捕、杀害国家重点保护的珍贵、濒危野生动物的，或者非法收购、运输、出售国家重点保护的珍贵、濒危野生动物及其制品的，处五年以下有期徒刑或者拘役，并处罚金；情节严重的，处五年以上十年以下有期徒刑，并处罚金；情节特别严重的，处十年以上有期徒刑，并处罚金或者没收财产。第三百四十四条规定违反国家规定，非法采伐、毁坏珍贵树木或者国家重点保护的其他植物的，或者非法收购、运输、加工、出售珍贵树木或者国家重点保护的其他植物及其制品的，处三年以下有期徒刑、拘役或者管制，并处罚金；情节严重的，处三年以上七年以下有期徒刑，并处罚金。

五、道地药材保护管理

（一）道地药材的概念

"道地药材"最早源于孙思邈的《千金翼方》，是孙思邈编写《千金翼方》时依据唐朝各道、州向皇宫进贡各道产名贵中药材品种的产地收录而来。当时收录凡133州所出产的优质药材519种，包括关内道白术、茯苓、五味子等77种，"道地药材"因此得名。

根据《中医药法》，道地中药材，是指经过中医临床长期应用优选出来的，产在特定地域，与其他地区所产同种中药材相比，品质和疗效更好，且质量稳定，具有较高知名度的中药材。

（二）道地药材保护相关制度

1.《中医药法》《中医药法》第23条对道地药材的法律规定，国家建立道地中药材评价体系，支持道地中药材品种选育，扶持道地中药材生产基地建设，加强道地中药材生产基地生态环境保护，鼓励采取地理标志产品保护等措施保护道地中药材。

2.《药品管理法》《药品管理法》中也提出国家保护野生药材资源和中药品种，鼓励培育道地中药材。

3.《地理标志产品保护规定》 地理标志是用于标示某商品的信誉、质量或其他特征主要来自特定地域的证明性标志，地理标志产品保护制度是针对具有鲜明地域特色的名特优产品所采取的一项特殊的产品质量监控制度和知识产权保护制度。2005年，国家质检总局发布了《地理标志产品保护规定》，该规定统一了对地理标志产品的管理规范办法。规定之前已经批准的原产地域产品全部自动转成地理标志产品，这在一定程度上为中药的原产地域种植和生产提供了法律保障。

规定中所称地理标志产品，是指产自特定地域，所具有的质量、声誉或其他特性本质上取决于该产地的自然因素和人文因素，经审核批准以地理名称进行命名的产品。地理标志产品包括：①来自本地区的种植、养殖产品。②原材料全部来自本地区或部分来自其他地区，并在本地区按照特定工艺生产和加工的产品。地理标志在自然和人文因素等方面与道地药材非常契合，运用地理标志保护道地药材符合其特点，能有效保护和提升道地药材的声誉和质量。

地理标志产品保护工作由国家知识产权局统一管理，申请及使用地理标志产品专用标志，必须依照规定经注册登记，并接受监督管理，在一定程度上保障了道地药材的生产、流通及使用。

第三节 中药饮片管理

一、中药饮片的生产经营管理

（一）中药饮片生产的管理要求

中药饮片生产是以中医药理论为指导的我国特有的制药技术。《中国药典》2010年版首次明确中药饮片的定义，即"药材经过炮制后直接用于中医临床或制剂生产的处方药品"，在《中国药典》2015年和2020年版中明确了"制剂处方中的药味，均指饮片""药材凡经净制、切制或炮炙等处理后，均称为饮片"。中药饮片既可根据中药处方直接调配煎汤（剂）服用，又可作为中成药生产的原料供制药厂使用，其质量好坏，直接影响中医临床疗效。

中药饮片是中医用药的核心物质基础。我国目前对中药饮片的监督管理，形成了以《中医药法》《药品管理法》为核心，包括GMP等行政法规、部门规章和质量标准在内的监管体系。

1. 中药饮片生产企业履行药品上市许可持有人的相关义务，对中药饮片生产、销售实行全过程管理，建立中药饮片追溯体系，保证中药饮片安全、有效、可追溯。

2. 中药饮片的炮制必须按照国家药品标准进行，国家药品标准没有规定的必须按照省级药品监督管理部门制定的炮制规范或审批的标准炮制。生产新药或者已有国家标准的药品须经国家药品监督管理部门批准并发给批准文号；但是生产没有实施批准文号管理的中药材和中药饮片除外。实施批准文号管理的中药材、中药饮片品种目录由国家药品监督管理局会同国家中医药管理局制定。

3. 对市场上没有供应的中药饮片，医疗机构可以根据本医疗机构医师处方的需要，在本医疗机构内炮制、使用。医疗机构应当遵守中药饮片炮制的有关规定，对其炮制的中药饮片的质量负责。

4. 中药饮片生产应在继承传统炮制方法的基础上，不断发掘、整理、提高，进一步加强对中药饮片生产的科研工作，不断推广新工艺、新技术、新设备、新材料的应用，提高企业整体素质，使饮片生产逐步实现质量标准化、管理规范化、生产机械化、包装规格化。企业应按生产品种建立质量档案。内容包括：质量标准的依据，生产工艺，使用辅料、包装材料的品名、规格和质量标准，生产工艺的变革，质量指标完成情况，留样观察、质量事故、返工退货及质量信息反馈等情况。质量档案资料要齐全，数据要准确，归档要及时，为不断改进生产工艺，提高饮片质量积累必要的数据。

5. 生产中药饮片，应当选用与药品性质相适应的包装材料和容器；包装不符合规定的中药饮片，不得销售。中药饮片包装必须印有或贴有标签。中药饮片的标签必须注明品名、规格、产地、生产企业、产品批号、生产日期、实施批准文号管理的中药饮片还必须注明批准文号。

6. GMP对从事中药饮片生产管理人员、厂房、设施、设备、物料、产品、工艺验证、生产管理、质量管理等都作了详细规定。

（1）中药饮片应进行严格质量管理。中药饮片的质量与中药材的质量和炮制工艺密切相关，应当对中药材的质量、炮制工艺严格控制；在炮制、贮存和运输过程中，应当采取措施控制污染，防止变质，避免交叉污染、混淆、差错；生产直接口服中药饮片的，应对生产环境及产品微生物进行控制。

（2）中药饮片必须按照国家药品标准炮制。国家药品标准没有规定的，必须按照省级药品监督管理部门制定的炮制规范或审批的标准炮制。

（3）中药饮片应按照品种工艺规程生产。中药饮片生产条件应与生产许可范围相适应，全面实施GMP，将我国中药生产企业的管理水平提高到新的台阶，实现中药产业现代化。

（二）中药饮片经营的管理要求

中药饮片经营应当按照GSP管理要求。

1. 人员与培训　从事中药材、中药饮片验收工作的，应当具有中药学专业中专以上学历或者具有中药学中级以上专业技术职称；从事中药材、中药饮片养护工作的，应当具有中药学专业中专以上学历或者具有中药学初级以上专业技术职称；直接收购地产中药材的，验收人员应当具有中药学中级以上专业技术职称。

2. 设备与设施　经营中药材、中药饮片的，应当有专用的库房和养护工作场所，直接收购地产中药材的应当设置中药样品室（柜）。经营中药饮片的，有存放饮片和处方调配的设备；储存中药饮片应当设立专用库房。

3. 采购　采购药品应当建立采购记录。采购记录应当有药品的通用名称、剂型、规格、生产厂商、供货单位、数量、价格、购货日期等内容，采购中药材、中药饮片的还应当标明产地。中药材验收记录应当包括品名、产地、供货单位、到货数量、验收合格数量等内容。中药饮片验收记录应当包括品名、规格、批号、产地、生产日期、生产厂商、供货单位、到货数量、验收合格数量等内容，实施批准文号管理的中药饮片还应当记录批准文号。

4. 储存与养护　企业应当根据药品的质量特性对药品进行合理储存，其中药品与非药品、外用药与其他药品分开存放，中药材和中药饮片分库存放；对中药材和中药饮片应当按其特性采取有效方法进行养护并记录，所采取的养护方法不得对药品造成污染。

5. 销售　中药材销售记录应当包括品名、规格、产地、购货单位、销售数量、单价、金额、销售日期等内容；中药饮片销售记录应当包括品名、规格、批号、产地、生产厂商、购货单位、销售数量、单价、金额、销售日期等内容。销售中药饮片做到计量准确，并告知煎服方法及注意事项；提供中药饮片代煎服务，应当符合国家有关规定。

6. 人员管理　质量管理、验收、采购人员应当具有药学或者医学、生物、化学等相关专业学历或者具有药学专业技术职称。从事中药饮片质量管理、验收、采购人员应当具有中药学中专以上学历或者具有中药学专业初级以上专业技术职称。营业员应当具有高中以上文化程度或者符合省级药品监督管理部门规定的条件。中药饮片调剂人员应当具有中药学中专以上学历或者具备中药调剂员资格。

7. 陈列与储存　中药饮片柜斗谱的书写应当正名正字；装斗前应当复核，防止错斗、串斗；应当定期清斗，防止饮片生虫、发霉、变质；不同批号的饮片装斗前应当清斗并记录。企业应当定期对陈列、存放的药品进行检查，重点检查拆零药品和易变质、近效期、摆放时间较长的药品以及中药饮片。发现有质量疑问的药品应当及时撤柜，停止销售，由质量管理人员确认和处理，并保留相关记录。

8. 文件管理　要对中药饮片处方进行审核、调配和核对。

二、医疗机构中药饮片管理

（一）医院中药饮片管理规范

为保障人体用药安全、有效，应当加强医院中药饮片的管理。根据国家中医药管理局和卫生部于 2007 年 3 月 12 日发布的《医院中药饮片管理规范》，主要是对各级各类医院中药饮片的采购、验收、保管、调剂与临方炮制、煎煮等方面进行管理，并以质量管理为核心，制定严格的规章制度，实行岗位责任制。

1. 人员要求　二级以上医院的中药饮片管理由单位的药事管理委员会监督指导，药学部门主管，中药房主任或相关部门负责人具体负责。药事管理委员会的人员组成和职责应当符合《医疗机构药事管理办法》的规定。一级医院应当设专人负责。直接从事中药饮片技术工作的，应当是中药学专业技术人员。三级医院应当至少配备一名副主任中药师以上专业技术人员，二级医院应当至少配备一名主管中药师以上专业技术人员，一级医院应当至少配备一名中药师或相当于中药师以上专业技术水平的人员。负责中药饮片验收的，在二级以上医院应当是具有中级以上专业技术职称和饮片鉴别经验的人员；在一级医院应当是具有初级以上专业技术职称和饮片鉴别经验的人员。负责中药饮片临方炮制工作的，应当是具有三年以上炮制经验的中药学专业技术人员。中药饮片煎煮工作应当由中药学专业技术人员负责，具体操作人员应当经过相应的专业技术培训。尚未评定级别的医院，按照床位规模执行相应级别医院的人员要求。

2. 中药饮片采购管理　医院应当建立健全中药饮片采购制度，同时应当坚持公开、公平、公正的原则，考察、选择合法中药饮片供应单位、应当验证生产经营企业的《药品生产许可证》或《药品经营许可证》《企业法人营业执照》和销售人员的授权委托书、资格证明、身份证，并将复印件存档备查。购进国家实行批准文号管理的中药饮片，还应当验证注册证书并将复印件存档备查。医院与中药饮片供应单位应当签订"质量保证协议书"。医院应当定期对供应单位供应的中药饮片质量进行评估，并根据评估结果及时调整供应单位和供应方案。

3. 中药饮片验收管理　医院对所购的中药饮片，应当按照国家药品标准和省级药品监督管理部门制定的标准和规范进行验收，验收不合格的不得入库。同时对购入的中药饮片质量有疑义需要鉴定的，应当委托国家认定的药检部门进行鉴定。并且有条件的医院，可以设置中药饮片检验室、标本室，并能掌握《中国药典》收载的中药饮片常规检验方法。其次，在购进中药饮片时，验收人员应当对品名、产地、生产企业、产品批号、生产日期、合格标识、质量检验报告书、数量、验收结果及验收日期逐一登记并签字。购进国家实行批准文号管理的中药饮片，还应当检查核对批准文号，发现假冒、劣质中药饮片，应当及时封存并报告当地药品监督管理部门。

4. 中药饮片保管管理　中药饮片仓库应当有与使用量相适应的面积，具备通风、调温、调湿、防潮、防虫、防鼠等条件及设施。同时中药饮片出入库应当有完整记录。中药饮片出库前，应当严格进行检查核对，不合格的不得出库使用。应当定期进行中药饮片养护检查并记录检查结果。养护中发现质量问题，应当及时上报本单位领导处理并采取相应措施。

5. 中药饮片调剂与临方炮制管理　中药饮片调剂人员在调配处方时，应当按照《处方管理办法》和中药饮片调剂规程的有关规定进行审方和调剂。对存在"十八反""十九畏"、妊娠禁忌、超过常用剂量等可能引起用药安全问题的处方，应当由处方医生确认（"双签字"）或重新开具处方后方可调配。中药饮片调配后，必须经复核后方可发出。二级以上医院应当由主管中药师以上专业技术人员负责调剂复核工作，复核率应当达到100%。医院应当定期对中药饮片调剂质量进行抽查并记录检查结果。中药饮片调配每剂重量误差应当在 ±5% 以内。调配含有毒性中药饮片的处方，每次处方剂量不得超过 2 日极量。对处方未注明"生用"的，应给付炮制品。如在审方时对处方有疑问，必须经处方医生重新审定后方可调配。处方保存 2 年备查。罂粟壳不得单方发药，必须凭有麻醉药处方权的执业医师签名的淡红色处方方可调配，每张处方不得超过 3 日用量，连续使用不得超过 7 天，成人一次的常用量为每天 3 ~ 6 g。处方保存 3 年备查。

临方炮制是指按照中医药理论，根据中药饮片的自身性质，为提高调剂、煎煮与制剂的质量及效率，满足临床（特殊）需求，对中药饮片进行加工的一项制药技术。医院进行临方炮制，应当配备专业的临方炮制室，且配备完善的炮制设施，并根据实际需要配备储药设施、冷藏设施等，所选材质符合药用要求。

6. 中药饮片煎煮管理　中药饮片煎煮工作应当由中药学专业技术人员负责，具体操作人员应当经过相应的专业技术培训，而对饮片的煎煮，明确规定"医院开展中药饮片煎煮服务，应当有与之相适应的场地及设备，卫生状况良好，具有通风、调温、冷藏等设施"。进一步规范中药饮片煎煮管理，对注明有先煎、后下、另煎、烊化、包煎、煎汤代水等特殊要求的中药饮片，应当按照要求或医嘱操作。使用煎药机煎煮中药，煎药机的煎药功能应当满足浸泡、二煎、搅拌、先煎、后下等相关要求，煎药机应当在常压状态煎煮药物，煎药温度一般不超过 100℃。

7. 处罚规则　对于违反《医院中药饮片管理规范》相关规定的直接负责的主管人员和其他直接责任人，由卫生、中医药管理部门给以通报批评，并根据情节轻重，给以行政处分；情节严重，构成犯罪的，依法追究刑事责任。对违反该规范规定的医院，卫生、中医药管理部门应当给以通报批评。同时，对于违反《药品管理法》及其实施条例、《医疗机构管理条例》及其《实施细则》等法律、行政法规规章的，按照有关规定予以处罚。

（二）医疗机构炮制中药饮片的管理

根据《中医药法》相关规定，国家保护中药饮片传统炮制技术和工艺，支持应用传统工艺炮制中药饮片，鼓励运用现代科学技术开展中药饮片炮制技术研究。对持有《医疗机构执业许可证》的医疗机构市场上没有供应的中药饮片，医疗机构可以根据本医疗机构医师处方的需要，在本医疗机构内炮制、使用。医疗机构应当遵守中药饮片炮制的有关规定，对其炮制的中药饮片的质量负责，保证药品安全。医疗机构炮制中药饮片，应当向所在地设区的市级药品监督管理部门备案。根据临床用药需要，医疗机构可以凭本医疗机构医师的处方对中药饮片进行再加工。通过对医疗机构炮制中药饮片进行管理，能够保证中药饮片的质量，保障人体用药安全有效。

（三）违反炮制中药饮片备案管理规定的法律责任

根据《中医药法》相关规定，炮制中药饮片应当备案而未备案，或者备案时提供虚假材料的，由中医药主管部门和药品监督管理部门按照各自职责分工责令改正，没收违法所得，并处 3 万元以下罚款，向社会公告相关信息；拒不改正的，责令停止执业活动或者责令停止炮制中药饮片、委托配制中药制剂活动，其直接责任人员 5 年内不得从事中医药相关活动。医疗机构应用传统工艺配制中药制剂未依照本法规定备案，或者未按照备案材料载明的要求配制中药制剂的，按生产假药给予处罚。

三、中药配方颗粒管理

中药配方颗粒是由单味中药饮片经水提、分离、浓缩、干燥、制粒而成的颗粒，在中医药理论指导下，按照中医临床方调配后，供患者冲服使用。2021 年 2 月《关于结束中药配方颗粒试点工作的公告》发布，中药配方颗粒的质量监管纳入中药饮片管理范畴，实现中药配方颗粒的规范生产，引导产业健康发展，更好满足中医临床需求。

（一）品种备案管理

1. 品种备案管理的实施背景　随着中药配方颗粒使用范围的扩大，中药配方颗粒生产的规范化和生产效益逐渐提高，2021 年 10 月，国家药品监督管理局综合司发布《关于中药配方颗粒备案工作有关事项的通知》，这是保证中药配方颗粒安全、有效和质量可控，规范医疗机构中药配方颗粒使用的重要措施。

2. 品种备案的管辖　中药配方颗粒品种实施备案管理，不实施批准文号管理，在上市前由生产企业报所在地省级药品监督管理部门备案。跨省销售使用中药配方颗粒的，生产企业应当报使用地省级药品监督管理部门备案。无国家药品标准的中药配方颗粒跨省使用的，应当符合使用地省级药品监督管理部门制定的标准。

3. 品种备案的申请流程　中药配方颗粒在上市销售前，需要通过"国家药品监督管理局网上办事大厅"的"药品业务应用系统 - 中药配方颗粒备案模块"备案，并获取备案号。中药配方颗粒的备案资料应当按照中药配方颗粒备案模块中的填报说明提交，并保证备案资料的真实性、完整性、可溯源性。

4. 品种备案号和备案内容　中药配方颗粒在其生产企业所在地取得的备案号格式为：上市备字 +2 位省级区位代码 +2 位年号 +6 位顺序号 +3 位变更顺序号（首次备案 3 位变更顺序号为 000）；跨省销售使用取得的备案号格式为：跨省备字 +2 位省级区位代码 +2位年号 +6 位顺序号 +3 位变更顺序号（首次备案 3 位变更顺序号为 000）。备案可公开的信息包括：中药配方颗粒名称、生产企业、生产地址、备案号及备案时间、规格、包装规格、保质期、中药配方颗粒执行标准、中药饮片执行标准、不良反应监测信息（若有）等。中药配方颗粒备案内容中的炮制及生产工艺资料、内控药品标准等资料不予公开。

5. 中药配方颗粒备案后管理　中药配方颗粒的备案信息不得随意变更。已备案的中药配方颗粒，涉及生产工艺（含辅料）、质量标准、包装材料、生产地址等影响中药配方颗粒质量的信息拟发生变更的，应当按上述程序和要求报中药配方颗粒生产企业所在地省级药品监督管理部门备案。备案完成后，中药配方颗粒的备案号自动更新。其他信息拟发生变更的，可通过中药配方颗粒备案模块自行更新相应的备案信息，备案号不变。

6. 中药配方颗粒备案资料监督管理　中药配方颗粒品种的备案资料可供药品监督管理部门监督检查及延伸检查使用。监督检查中发现存在以下情形之一的，省级药品监督管理部门应当取消备案：备案资料不真实的；备案资料与实际生产、销售情况不一致的；生产企业的生产许可证被依法吊销、撤销、注销的；备案人申请取消备案的；备案后审查不通过的；存在严重质量安全风险的；依法应当取消备案的其他情形。

（二）生产经营及使用管理

1. 中药企业生产经营管理　中药配方颗粒的中药生产企业应取得《药品生产许可证》，同时具有中药饮片和颗粒剂生产范围。中药配方颗粒生产企业应当具备中药炮制、提取、分离、浓缩、干燥、制粒等完整的生产能力，并具备与其生产、销售的品种数量相应的生产规模。生产企业应当自行炮制用于中药配方颗粒生产的中药饮片。

2. 中药配方颗粒药材管理　生产中药配方颗粒所需中药材，应当优先使用来源于符合 GAP 要求的中药材种植、养殖基地的中药材。提倡使用道地药材。直接接触配方颗粒的包装标签至少应当标注备案号、名称、中药饮片执行标准、中药配方颗粒执行标准、规格、生产日期、产品批号、保质期、贮藏、生产企业、生产地址、联系方式等内容。中药配方颗粒在上市前其生产企业应按要求向所在地的省级药品监督管理局提交对原辅料、标准汤剂、制备工艺、质量标准研究、稳定性考察等备案资料和相关研究资料。

3. 中药配方颗粒的质量标准　《中药配方颗粒质量控制与标准制定技术要求》规范了研究用样品及对照物质、原辅料、标准汤剂、生产工艺、标准制定、稳定性试验、标准复核技术的要求。中药配方颗粒品种所执行的标准应当符合国家药品标准或所在地药品监督管理局发布的标准，没有国家药品标准或所在地药品监督管理局发布标准的中药配方颗粒品种不得进入临床使用。所在地外的中药配方颗粒生产企业生产的中药配方颗粒进入所在地的省医疗机构使用的，应当报省药品监督管理局备案，未经备案的生产企业及其品种不得在所在地的药品集中采购平台采购、网上交易。

4. 中药配方颗粒的销售配送管理　中药配方颗粒不得在医疗机构以外销售。医疗机构使用的中药配方颗粒应当通过省级药品集中采购平台阳光采购、网上交易。由生产企业直接配送，或者由生产企业委托具备储存、运输条件的药品经营企业配送。接受配送中药配方颗粒的企业不得委托配送。医疗机构应当与生产企业签订质量保证协议。

5. 中药配方颗粒的使用管理　中药配方颗粒需由经审批或备案的能够提供中医药服务的医疗机构使用。医疗机构应在门诊大厅、候诊区等醒目位置张贴告知书。医疗机构中具有开具中药饮片处方资格的医师和乡村医生方可开具中药配方颗粒处方，医生开具中药处方时，原则上不得混用中药饮片与中药配方颗粒，需要保障患者的知情权、选择权。

第四节　中成药与医疗机构中药制剂管理

一、中药品种保护

（一）中药品种保护制度的相关法律

我国政府高度重视对名优中成药的保护，实行中药品种保护制度。1991 年国务院把中药品种的保护法规列入国家立法计划，由国务院法制局牵头，卫生部、国家中医药管理局参加起草的《中药品种保护条例》，1992 年 10 月 14 日由国务院颁布，1993 年 1 月 1 日起施行。我国的中药品种保护制度属于行政保护措施，是对名优中成药的保护措施。2018 年9 月 18 日中华人民共和国国务院令第 703 号发布，修改了《中药品种保护条例》等行政法规部分条款。

（二）中药品种保护制度的定义

中药品种保护制度是指国家为提高中药品种质量，保护中药生产企业合法利益，对质量稳定、疗效确切的中药品种实行分级保护。国家药品监督管理部门依法对特定中药品种在一定期限只允许获得《中药保护品种证书》的企业生产的一种保护制度。

（三）中药品种保护制度实施的意义

《中药品种保护条例》是中华人民共和国成立以来制定的第一部有关中药品种保护的行政法规，该条例的颁布实施，标志着我国对中药研制生产的管理工作走上了法制化的轨道；对保护中药名优产品，保护中药研制生产的知识产权，提高中药质量和信誉，推动中药制药企业的科技进步，开发临床安全有效的中药新药和促进中药走向国际医药市场具有重要的意义。

第一，促进了中药品种质量的提高，提升了传统中成药的科技含量，起到了保护先进、促进老药再提高的作用。

第二，保护了中药生产企业的合法权益，使一批传统名贵中成药和创新中药避免了被低水平仿制，推动了中药成方制剂部颁标准的制定和颁布工作，调动了企业研究开发中药新药的积极性。

第三，促进了中药产业的集约化、规模化和规范化生产，催生了一批具有现代化生产条件、有较强竞争力的中药知名企业，带动了中药产业链的形成，维护了正常的生产秩序。

（四）中药品种保护的范围

中药品种保护条例适用于中国境内生产制造的中药品种，包括中成药、天然药物的提取物及其制剂和中药人工制成品，其中申请专利的中药品种，依照《专利法》的规定办理，不适用本条例。依照本条例受保护的中药品种，必须是列入国家药品标准的品种。经国家药品监督管理局认定，列为省级药品标准的品种，也可以申请保护。

（五）中药品种保护的等级划分

国家鼓励研制开发临床有效的中药品种，对质量稳定、疗效确切的中药品种实行分级保护制度。受保护的中药品种分为一、二级。

符合下列条件之一的中药品种，可以申请一级保护：

（1）对特定疾病有特殊疗效的。

（2）相当于国家一级保护野生药材物种的人工制成品。

（3）用于预防和治疗特殊疾病的。

符合下列条件之一的中药品种，可以申请二级保护：

（1）符合《中药品种保护条例》第六条规定的品种或者已经解除一级保护的品种。

（2）对特定疾病有显著疗效的。

（3）从天然药物中提取的有效物质及特殊制剂。

（六）中药保护品种的申请和审批程序

1. 申请　中药生产企业对其生产的符合中药品种保护条例规定的中药品种，可以向所在地省级药品监督管理部门提出申请，由省级药品监督管理部门初审签署意见后，报国家药品监督管理局。特殊情况下，中药生产企业也可以直接向国家药品监督管理局提出申请。

2. 审评　国家药品监督管理局委托国家中药品种保护审评委员会负责对申请保护的中药品种进行审评。国家中药品种保护审评委员会应当自接到申请报告书之日起6个月内作出审评结论。

国家药品监督管理局负责组织国家中药品种保护审评委员会，委员会成员由国家药品监督管理局聘请中医药方面的医疗、科研、检验及经营、管理专家担任。

3. 批准 根据国家中药品种保护审评委员会的审评结论，由国家药品监督管理局决定是否给予保护。批准保护的中药品种，由国家药品监督管理局发给《中药保护品种证书》。

4. 公告 对批准保护的中药品种以及保护期满的中药品种，由国家药品监督管理局在指定的专业报刊上予以公告。

生产中药保护品种的企业应当根据省级药品监督管理部门提出的要求，改进生产条件，提高品种质量。国家药品监督管理局批准保护的中药品种如果在批准前是由多家企业生产的，其中未申请《中药保护品种证书》的企业应当自公告发布之日起 6 个月内向国家药品监督管理局申报，并依照规定提供有关资料，由国家药品监督管理局指定药品检验机构对该申报品种进行同品种的质量检验。国家药品监督管理局根据检验结果，可以采取以下措施：①对达到国家药品标准的，补发《中药保护品种证书》。②对未达到国家药品标准的，依照药品管理的法律、行政法规的规定撤销该中药品种的批准文号。

二、中药注射剂管理

中药注射剂是以中医药理论为指导，采用现代科学技术和方法，从中药、天然药物的单方或复方中提取的有效物质制成的可供注入人体肌肉、穴位等，以及静脉注射和静脉滴注使用的灭菌制剂，也包括供临用前配制成溶液的无菌粉末或浓溶液。但因物质基础复杂，某些不良反应发生机制尚不明确等原因，安全性一直受到关注。

为了保障医疗安全和患者用药安全，监管部门针对中药注射剂生产、临床使用、上市后管理等环节制定了专门管理制度，先后出台了《中药注射剂研制指导原则（试行）》（1993 年）《关于开展注射剂类药品生产工艺和处方核查工作的通知》《关于进一步加强中药注射剂生产和临床使用管理的通知》《关于开展中药注射剂安全性再评价工作的通知》《关于做好中药注射剂安全性再评价工作的通知》等系列文件，强化了对中药注射剂的特别管理，旨在消除中药注射剂安全隐患，确保公众用药安全。

（一）中药注射剂生产管理

药品生产企业应严格按照 GMP 组织生产，加强中药注射剂生产全过程的质量管理和检验，确保中药注射剂生产质量。

（二）中药注射剂临床使用管理

1. 中药注射剂采购、验收、储存、调剂管理 药学部门要严格执行药品进货检查验收制度，建立真实完整的购进记录，保证药品来源可追溯，坚决杜绝不合格药品进入临床；要严格按照药品说明书中规定的药品储存条件储存药品。

2. 中药注射剂使用管理

（1）基本要求：中药注射剂应当在医疗机构内凭医师处方使用。在发放药品时严格按照《药品管理法》《处方管理办法》进行审核。医疗机构应当制定对过敏性休克等紧急情况进行抢救的规程。

（2）中药注射剂临床使用基本原则：①选用中药注射剂应严格掌握适应证，合理选择给药途径。能口服给药的，不选用注射给药；能肌内注射给药的，不选用静脉注射或滴注给药。必须选用静脉注射或滴注给药的应加强监测。②辨证施药，严格掌握功能主治。

临床使用应辨证用药，严格按照药品说明书规定的功能主治使用，禁止超功能主治用药。③严格掌握用法用量及疗程。按照药品说明书推荐剂量、调配要求、给药速度、疗程使用药品。不超剂量、过快滴注和长期连续用药。④禁混合配伍，谨慎联合用药。中药注射剂应单独使用，禁忌与其他药品混合配伍使用。谨慎联合用药，如确需联合使用其他药品时，应谨慎考虑与中药注射剂的间隔时间以及药物相互作用等问题。⑤用药前应仔细询问过敏史，对过敏体质者应慎用。⑥对老人、儿童、肝肾功能异常患者等特殊人群和初次使用中药注射剂的患者应慎重使用，加强监测。对长期使用的在每疗程间要有一定的时间间隔。⑦加强用药监护。用药过程中，应密切观察用药反应，特别是开始30分钟。发现异常，立即停药，采用积极救治措施，救治患者。

（三）中药注射剂上市后管理

中药注射剂上市后管理主要集中于不良反应监测、召回等环节，在遵循药品的一般性管理规定之外，进一步细化和强化执行性。

1. 不良反应监测管理　持有人、药品生产企业、医疗机构、行政管理部门均是中药注射剂不良反应监测管理的主体，在各自的职责范围内承担具体工作。

（1）持有人、药品生产企业：建立健全药品不良反应报告、调查、分析、评价和处理的规章制度。指定专门机构或人员负责中药注射剂不良反应报告和监测工作；对药品质量投诉和药品不良反应应详细记录，并按照有关规定及时向当地药品监督管理部门报告；对收集的信息及时进行分析、组织调查，发现存在安全隐患的，主动召回。

（2）医疗机构：加强中药注射剂不良反应（事件）的监测和报告工作。要准确掌握使用中药注射剂患者的情况，做好临床观察和病历记录，发现可疑不良事件要及时采取应对措施，对出现损害的患者及时救治，并按照规定报告；妥善保留相关药品、患者使用后的残存药液及输液器等，以备检验。

（3）监管部门：各级药品监管部门要加强对中药注射剂的质量监督检查；组织对医疗机构留存疑似不良反应／事件相关样品进行必要的检验；加强对中药注射剂不良反应监测工作，对监测信息及时进行研究分析，强化监测系统的应急反应功能，提高药品安全性突发事件的预警和应急处理能力，切实保障患者用药安全。

2. 召回管理　持有人应当加强中药注射剂销售管理，制定药品退货和召回程序，必要时应能及时全部召回售出药品。因质量原因退货和召回的中药注射剂，应按照有关规定销毁，并记录。

三、医疗机构中药制剂管理

医疗机构中药制剂是指医疗机构根据本单位临床需要经批准而配制、自用的固定中药处方制剂。医疗机构中药制剂以临床应用效果良好的中药处方为基础研制而成，一般临床疗效确切、用药相对安全、服务方式灵活、临床使用方便、费用相对低廉，体现了中医药简、便、验、廉的特点，体现了中医地域特色、医院特色、专科特色和医生的临床经验，是中医临床用药的重要组成部分。

（一）医疗机构中药制剂许可管理

1. 医疗机构配制中药制剂的资质　医疗机构获取配制中药制剂的资质有两种途径：

第一，依照《药品管理法》的规定取得医疗机构制剂许可证自行生产（具体参见第七章医疗机构药事管理）；第二，委托取得药品生产许可证的药品生产企业、取得医疗机构制剂许可证的其他医疗机构配制中药制剂。

2. 委托配制中药制剂管理

（1）备案管理：应当向委托方所在地省级药品监督管理部门备案。

（2）质量责任：医疗机构对其配制的中药制剂的质量负责；委托配制中药制剂的，委托方和受托方对所配制的中药制剂的质量分别承担相应责任。

（二）医疗机构中药制剂品种注册及使用管理

1. 注册管理　从注册管理角度，医疗机构中药制剂品种有批准文号和备案管理两种模式。

（1）批准文号：一般情况下，医疗机构配制的中药制剂品种，应当依法取得制剂批准文号，具体要求参见第七章医疗机构药事管理。

（2）备案：适用对象为医疗机构应用传统工艺配制中药制剂，所备案的传统中药制剂应与医疗机构执业许可证所载明的诊疗范围一致。向医疗机构所在地省级药品监督管理部门备案后即可配制，不需要取得制剂批准文号。

传统中药制剂备案号格式为：X 药制备字 Z+4 位年号 +4 位顺序号 +3 位变更顺序号，其中 X 为省份简称，首次备案 3 位变更顺序号为 000。

2. 使用管理　医疗机构中药制剂品种使用管理应符合医疗机构制剂使用的一般性管理规定，包括实行备案制的传统中药制剂，不得在市场上销售或者变相销售，不得发布医疗机构制剂广告。

（三）应用传统工艺配制中药制剂的管理

医疗机构应用传统工艺配制中药制剂在管理上有别于一般的医疗机构中药制剂，旨在促进其健康、有序发展。

1. 应用传统工艺配制中药制剂的范围　主要包括三种情况：①由中药饮片经粉碎或仅经水或油提取制成的固体（丸剂、散剂、丹剂、锭剂等）、半固体（膏滋、膏药等）和液体（汤剂等）传统剂型。②由中药饮片经水提取制成的颗粒剂以及由中药饮片经粉碎后制成的胶囊剂。③由中药饮片用传统方法提取制成的酒剂、酊剂。

2. 备案管理

（1）备案流程：医疗机构应当通过所在地省级药品监督管理部门备案信息平台填写《医疗机构应用传统工艺配制中药制剂备案表》，并填报完整备案资料。医疗机构应当对资料真实性、完整性和规范性负责，并将《医疗机构应用传统工艺配制中药制剂备案表》原件报送所在地省级药品监督管理部门。对备案过程中涉及的具体执行性问题，各省级药品监督管理部门已陆续出台本省的医疗机构应用传统工艺配制中药制剂备案管理实施细则。

（2）备案变更：变更主要包括两种情况：①不得变更。主要是指传统中药制剂处方。②不得随意变更。中药材标准、中药饮片标准或者炮制规范、炮制及生产工艺（含辅料）、包装材料、内控制剂标准、配制地址和委托配制单位等影响制剂质量的信息发生变更的，备案医疗机构应当提交变更情况的说明及相关证明文件、研究资料，按规定程序和要求向原备案部门进行备案变更；其他信息发生变更的，备案医疗机构可通过备案信息平台自行更新相应的备案信息。变更备案完成后，传统中药制剂将获得新的备案号。

（3）信息公开：传统中药制剂备案信息平台自动公开传统中药制剂备案的基本信息。公开信息包括：传统中药制剂名称、医疗机构名称、配制单位名称、配制地址、备案时间、备案号、配制工艺路线、剂型、不良反应监测信息。不予公开的信息包括：内控制剂标准、处方、辅料、工艺参数等资料。

（4）不得备案的情形：主要包括《医疗机构制剂注册管理办法（试行）》中规定的不得作为医疗机构制剂申报的情形；与市场上已有供应品种相同处方的不同剂型品种；中药配方颗粒；其他不符合国家有关规定的制剂。

3. 不良反应监测　医疗机构应当加强对备案的中药制剂品种的不良反应监测，进一步积累临床使用中的有效性数据，建立不良反应监测及风险控制体系，严格履行不良反应报告责任，按照国家有关规定进行报告。

4. 监督管理　药品监督管理部门应当加强对备案的中药制剂品种配制、使用的监督检查，省级药品监督管理部门负责组织本行政区域内的相关监督检查工作。

（四）违反配制中药制剂备案管理规定的法律责任

1. 委托配制中药制剂备案相关法律责任

（1）违法行为：委托配制中药制剂应当备案而未备案或备案时提供虚假材料。

（2）法律责任：由中医药主管部门和药品监督管理部门按照各自职责分工责令改正，没收违法所得，并处3万元以下罚款，向社会公告相关信息；拒不改正的，责令停止委托配制中药制剂活动，其直接责任人员5年内不得从事中医药相关活动。

2. 应用传统工艺配制中药制剂备案相关法律责任

（1）违法行为：应用传统工艺配制中药制剂未按规定备案或未按照备案材料载明的要求配制中药制剂。

（2）法律责任：按生产假药给予处罚。

四、古代经典名方中药复方制剂的管理

（一）古代经典名方的含义

古代经典名方是指至今仍广泛使用、疗效确切、具有明显特色和与优势的古代中医典籍所记载的方剂。具体目录由国家中医药管理局会同国家药品监督管理局制定。

古代经典名方中药复方制剂是指处方收载于《古代经典名方目录》且符合国家药品监督管理部门有关要求的中药复方制剂。包含：①按古代经典名方目录管理的中药复方制剂；②其他来源于古代经典名方的中药复方制剂，包括未按古代经典名方目录管理的古代经典名方中药复方制剂和基于古代经典名方加减化裁的中药复方制剂。

（二）古代经典名方中药复方制剂的管理

1. 注册审批　《中医药法》规定，生产符合国家规定条件的来源于古代经典名方的中药复方制剂，在申请药品批准文号时，可以仅提供非临床安全性研究资料，明确了源于古代经典名方的中药复方制剂的法律地位。2018年，国家药品监督管理局发布《古代经典名方中药复方制剂简化注册审批管理规定》，明确了对满足规定要求的经典名方制剂申请上

市，可仅提供药学及非临床安全性研究资料，免报药效学研究及临床试验资料。经典名方中的汤剂制成颗粒剂后也可按要求简化注册审批。实施简化注册审批的经典名方制剂，除汤剂可制成颗粒剂外，剂型应当与古代医籍记载一致。对批准文号有效期内未上市，不能履行持续考察药品质量、疗效和不良反应责任的经典名方制剂，药品监督管理部门不批准其再注册，批准文号到期后予以注销。2020年，国家药品监督管理局发布《中药注册分类及申报资料要求》，提出按古代经典名方目录管理的中药复方制剂的研制，应进行药学及非临床安全性研究；其他来源于古代经典名方的中药复方制剂，除进行药学及非临床安全性研究外，还应对中药人用经验进行系统总结，并对药物临床价值进行评估。注册申请人在完成上述研究后一次性直接提出古代经典名方中药复方制剂的上市许可申请。

2. 技术公开　根据技术的公开程度，古代经典名方中药复方制剂的技术分为完全公开和非完全公开。其中，古代经典名方中药复方制剂的处方是完全公开的，属于现有技术。

3. 专利保护　对古代经典名方中药复方制剂而言，申请发明专利对其进行保护是最有效的法律手段。

 习题

一、最佳选择题（下列每小题的备选项中，只有一项最符合题目要求，请将其选出）

1. 实践中一般按农产品管理的是
   A. 原药材
   B. 中药配方颗粒
   C. 中药饮片
   D. 中成药

2. 关于中药饮片生产、经营行为的说法，错误的是
   A. 生产中药饮片必须持有药品生产许可证
   B. 生产中药饮片必须使用符合药用标准的中药材，并尽量固定药材产地
   C. 中药饮片的生产必须严格执行国家药品标准或省级中药饮片炮制规范
   D. 经营中药饮片的企业应在符合要求的场所从事中药饮片分包装活动

3. 实行批准文号管理的中药材、中药饮片品种目录的制定机构是
   A. 国家药品监督管理局会同国家中医药管理局
   B. 省级药品监督管理部门会同省级中医药管理部门
   C. 国家药品监督管理局会同国家卫生健康委员会
   D. 省级药品监督管理部门会同省级卫生健康主管部门

4. 根据《医疗用毒性药品管理办法》，执业药师调配含有毒性中药"附子"的处方时，应当采取的处理方式是
   A. 每次处方剂量不得超过3日极量
   B. 给付附子的炮制品
   C. 拒绝调配
   D. 取药后处方保存1年备查

5. 根据《中华人民共和国中医药法》和《中华人民共和国药品管理法》，医疗机构应

用传统工艺配制中药制剂未依照规定备案且情节严重，可给予直接责任人员的处罚是

A. 五年内不得从事中医药相关活动

B. 终身不得从事药品生产、经营活动

C. 终身不得从事中医药相关活动

D. 五年内不得从事药品生产、经营活动

6. 某中药饮片生产企业生产上市的某中药饮片，其标签标示"功能主治：清热、平肝、提升免疫力、抗癌"，与本省中药饮片炮制规范注明的功能主治"清热、平肝"不符，该批药品经抽样检验均符合规定。该批中药饮片应定性为

A. 合格药品   B. 假药

C. 劣药   D. 按劣药论处

7. 关于中药材管理的说法，正确的是

A. 初加工鲜用药材不得使用防腐剂

B. 初加工药材不得使用保鲜剂

C. 严禁应用硫黄熏蒸方法

D. 野生药用动植物采集应坚持"最大持续产量"原则

8. 根据《进口药材管理办法》，关于进口药材申请与审批的说法，错误的是

A. 国家药品监督管理部门委托省级药品监督管理部门实施首次进口药材审批

B. 首次进口药材应当按照规定取得进口药材批件后，向口岸药品监督管理部门办理备案

C. 非首次进口药材应当按照规定直接向口岸药品监督管理部门办理备案

D. 国家药品监督管理部门核发一次性进口药材批件

9. 某中药饮片市场上没有供应，某三甲医院计划炮制该中药饮片，应该遵循的行政许可程序是

A. 所在地省级药品监督管理部门批准

B. 所在地设区的市级药品监督管理部门备案

C. 所在地省级药品监督管理部门备案

D. 所在地设区的市级药品监督管理部门批准

二、综合分析选择题（题目分为若干组，每组题目基于同一个临床情景、病例、实例或案例的背景信息逐题展开。每题的备选项中，只有1项最符合题目要求）

【1～2】

某中药饮片生产企业从哈萨克斯坦进口甘草用于中成药生产。查阅后发现该药材属于《非首次进口药材品种目录》中的品种，企业通过信息系统填报进口药材报验单，并报送了相关资料，口岸药品监督管理部门审查后发出进口药材口岸检验通知书，同时发放了进口药品通关单，该企业持进口药品通关单向海关报关，办理验放手续后完成进口。在办结海关验放手续后药品监督管理部门在后续核查中发现这批中药材可能危害人体健康的安全问题。

1. 材料中的企业查阅的《非首次进口药材品种目录》的制定部门是

A. 国家中医药管理局   B. 国家药品监督管理局

C. 国家卫生健康委员会　　　　　　　　D. 国务院

2. 根据《进口药材管理办法》，进口药材的每件包装上必须注明的内容有

  A. 药材中文名称、批件编号（非首次进口药材除外）等

  B. 药材英文名称、包装材料说明等

  C. 药材国内适用地区、出货口岸等

  D. 药材主要用途、炮制方法等

【3～4】

  甲中医医院拥有临床应用效果显著的某老名中医经验方，是由中药饮片用传统方法制成。甲中医医院拟对该经验方采用医疗机构应用传统工艺配制中药制剂实行备案管理的方式申报医疗机构制剂。因甲医院不具备生产能力，品种备案后，委托本省的乙中药企业生产，本省药品零售连锁企业丙在获知甲医院的该中药制剂开始临床使用后，找其协商购买，并在各连锁门店内销售。后被药品监督管理部门在日常监督检查中发现，认定违法情节严重。

3. 甲医院仅利用传统工艺配制中药制剂可以备案的情形是

  A. 申报的中药制剂为中药注射剂

  B. 申报的中药制剂为中药配方颗粒

  C. 申报的中药制剂为与市场上已有供应品种相同处方的不同剂型品种

  D. 申报的中药制剂为中药饮片用传统方法提取制成的酊剂

4. 甲医院委托乙生产中药制剂应办理的行政事项是

  A. 向所在地省级药品监督管理部门办理备案

  B. 由所在地省级药品监督管理部门审批

  C. 向国家药品监督管理局办理备案

  D. 由国家药品监督管理局审批

三、多项选择题（每题的备选项中，有2个或2个以上符合题目要求，错选、少选均不得分）

1. 属于中药范畴的有

  A. 中药材　　　　　　　　　　　　　B. 中药饮片

  C. 中成药　　　　　　　　　　　　　D. 生物制剂

2. 药品批发企业在中药储存和养护中，应采取的措施包括

  A. 药品与非药品分开存放

  B. 外用药与其他药品分开存放

  C. 中药材和中药饮片分库存放

  D. 拆除外包装的零货药品应集中存放

3. 下列中药材自种、自采、自用行为，不合法的有

  A. 村卫室中医师自种、自采和自用医疗用毒性中草药

  B. 乡镇卫生院中医师以自种中草药为原料药加工成中药制剂

  C. 县医院中医师自种中草药配制中药制剂

  D. 村卫生室中医师自种、自采和自用罂粟壳

4. 根据《药品经营质量管理规范》，关于中药材及中药饮片相关人员配备和资格要求的说法，正确的有

    A. 中药饮片调剂人员应是中药学中专以上学历或者具备中药调剂员资格

    B. 从事中药材、中药饮片养护工作的，应当具有中药学专业中专以上学历或者具有中药学初级以上专业技术职称

    C. 中药饮片采购人员应是中药学中专以上学历或者具有中药学专业初级以上专业技术职称

    D. 企业法定代表人或企业负责人应具备执业中药师资格和 3 年以上经营质量管理的工作经验

在线答题

第十章　特殊管理规定的药品管理

第十章数字资源

　　根据《药品管理法》，国家对疫苗、血液制品、麻醉药品、精神药品、医疗用毒性药品、放射性药品、药品类易制毒化学品等实行特殊管理。这些药品关系到公共健康安全，特别是血液制品、麻醉药品和精神药品以及药品类易制毒化学品等，使用不当或管理不慎，流入非法渠道会影响社会稳定。因此国家对上述药品，从研发、生产、运输、经营到使用、储存等环节都进行了严格的规定和管理，以确保相关药品的安全合理使用，避免与防止可能存在的社会风险。

第一节　疫苗管理

　　2019年6月29日，第十三届全国人民代表大会常务委员会第十一次会议通过《中华人民共和国疫苗管理法》（简称《疫苗管理法》），对疫苗的研制与注册、生产与批签发、流通、预防接种、异常反应监测与处理、上市后管理等作了规定。

一、疫苗分类和管理部门

（一）疫苗的分类和标识

　　1. 疫苗的定义　《疫苗管理法》将疫苗定义为：预防、控制疾病的发生、流行，用于人体免疫接种的预防性生物制品。疫苗的作用在于通过预防接种，在人群与病原体之间建立免疫屏障，阻断传染病传播，真正实现"治未病"，是预防控制乃至消灭传染病的有效手段。

　　2. 疫苗的分类　《疫苗管理法》规定，疫苗包括免疫规划疫苗和非免疫规划疫苗。

　　（1）免疫规划疫苗：是指居民应当按照政府的规定接种的疫苗，包括国家免疫规划确定的疫苗，省级人民政府在执行国家免疫规划时增加的疫苗，以及县级以上人民政府或者其卫生健康主管部门组织的应急接种或者群体性预防接种所使用的疫苗。

　　（2）非免疫规划疫苗：是指由居民自愿接种的其他疫苗。

　　3. 疫苗的标识　凡纳入国家免疫规划的疫苗制品的最小外包装上，须标明"免费"字样以及"免疫规划"专用标识。"免费"字样应当标注在疫苗最小外包装的显著位置，字样颜色为红色，宋体字，大小可与疫苗通用名称相同。"免疫规划"专用标识应当印刷在疫苗最小外包装顶面的正中处，标志样式如图 10-1 所示。

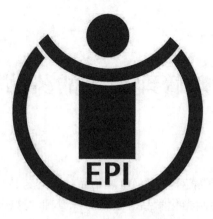

图 10-1　免疫规划疫苗专用标志

（注：颜色为宝石蓝色）

（二）管理部门及职责

药品监督管理部门、卫生健康主管部门按照各自职责对疫苗研制、生产、流通和预防接种全过程进行监督管理，监督疫苗上市许可持有人、疾病预防控制机构、接种单位等依法履行义务。

药品监督管理部门依法对疫苗研制、生产、储存、运输以及预防接种中的疫苗质量进行监督检查。卫生健康主管部门依法对免疫规划制度的实施、预防接种活动进行监督检查。

药品监督管理部门加强对疫苗上市许可持有人的现场检查；必要时，可以对为疫苗研制、生产、流通等活动提供产品或者服务的单位和个人进行延伸检查；并建立疫苗上市许可持有人及其相关人员信用记录制度，纳入全国信用信息共享平台，按照规定公示其严重失信信息，实施联合惩戒。

发现疫苗存在或者疑似存在质量问题的，卫生健康主管部门立即组织疾病预防控制机构和接种单位采取必要的应急处置措施，同时向上级卫生健康主管部门报告。药品监督管理部门依法采取查封、扣押等措施。

国家药品监督管理局会同国家卫生健康委员会等建立疫苗质量、预防接种等信息共享机制。

二、疫苗研制与生产管理

（一）疫苗临床试验和上市许可规定

1. 疫苗临床试验管理　开展疫苗临床试验，应当经国家药品监督管理局依法批准。疫苗临床试验应当由符合国家药品监督管理局和国家卫生健康委员会规定条件的三级医疗机构或者省级以上疾病预防控制机构实施或者组织实施。国家鼓励符合条件的医疗机构、疾病预防控制机构等依法开展疫苗临床试验。

疫苗临床试验申办者应当制定临床试验方案，建立临床试验安全监测与评价制度，审慎选择受试者，合理设置受试者群体和年龄组，并根据风险程度采取有效措施，保护受试者合法权益。

开展疫苗临床试验，应当取得受试者的书面知情同意；受试者为无民事行为能力人的，应当取得其监护人的书面知情同意；受试者为限制民事行为能力人的，应当取得本人及其监护人的书面知情同意。

2. 疫苗的上市许可规定　在中国境内上市的疫苗应当经国家药品监督管理局批准，取得药品注册证书；申请疫苗注册，应当提供真实、充分、可靠的数据、资料和样品。对疾病预防、控制急需的疫苗和创新疫苗，国家药品监督管理局应当予以优先审评审批。

应对重大突发公共卫生事件急需的疫苗或者国家卫生健康委员会认定急需的其他疫苗，经评估获益大于风险的，国家药品监督管理局可以附条件批准疫苗注册申请。

出现特别重大突发公共卫生事件或者其他严重威胁公众健康的紧急事件，国家卫生健康委员会根据传染病预防、控制需要提出紧急使用疫苗的建议，经国家药品监督管理局组织论证同意后，可以在一定范围和期限内紧急使用。

国家药品监督管理局在批准疫苗注册申请时，对疫苗的生产工艺、质量控制标准和说明书、标签予以核准。国家药品监督管理局应当在其网站上及时公布疫苗说明书、标签内容。

（二）疫苗生产和批签发管理

1. 疫苗生产管理　国家对疫苗生产实行严格准入制度。从事疫苗生产活动，应当经省级以上药品监督管理部门批准，取得药品生产许可证；除符合《药品管理法》规定的从事药品生产活动的条件外，还应当具备下列条件：

（1）具备适度规模和足够的产能储备。

（2）具有保证生物安全的制度和设施、设备。

（3）符合疾病预防、控制需要。

疫苗上市许可持有人应当具备疫苗生产能力；超出疫苗生产能力确需委托生产的，应当经国家药品监督管理局批准。接受委托生产的单位，应当遵守《疫苗管理法》和国家有关规定，保证疫苗质量。

疫苗上市许可持有人的法定代表人、主要负责人应当具有良好的信用记录，生产管理负责人、质量管理负责人、质量受权人等关键岗位人员应当具有相关专业背景和从业经历。

疫苗应当按照经核准的生产工艺和质量控制标准进行生产和检验，生产全过程应当符合 GMP 的要求。疫苗上市许可持有人应当按照规定对疫苗生产全过程和疫苗质量进行审核、检验。

疫苗上市许可持有人应当建立完整的生产质量管理体系，持续加强偏差管理，采用信息化手段如实记录生产、检验过程中形成的所有数据，确保生产全过程持续符合法定要求。

2. 疫苗批签发管理　国家实行疫苗批签发制度。每批疫苗销售前或者进口时，应当经国家药品监督管理局指定的批签发机构按照相关技术要求进行审核、检验。符合要求的，发给批签发证明；不符合要求的，发给不予批签发通知书。国家药品监督管理局、批签发机构应当及时公布上市疫苗批签发结果，供公众查询。未取得批签发证明的，不得上市或者进口。

申请疫苗批签发应当按照规定向批签发机构提供批生产及检验记录摘要等资料和同批号产品等样品。进口疫苗还应当提供原产地证明、批签发证明；在原产地免予批签发的，应当提供免予批签发证明。

预防、控制传染病疫情或者应对突发事件急需的疫苗，经国家药品监督管理局批准，免予批签发。

三、疫苗上市后管理

（一）疫苗采购制度

1. 采购方式与价格　国家免疫规划疫苗由国家卫生健康委员会会同国务院财政部门等组织集中招标或者统一谈判，形成并公布中标价格或者成交价格，各省、自治区、直辖市实行统一采购。国家免疫规划疫苗以外的其他免疫规划疫苗、非免疫规划疫苗由各省、自治区、直辖市通过省级公共资源交易平台组织采购。疫苗的价格由疫苗上市许可持有人依法自主合理制定。疫苗的价格水平、差价率、利润率应当保持在合理幅度。

2. 采购计划　省级疾病预防控制机构应当根据国家免疫规划和本行政区域疾病预防、控制需要，制订本行政区域免疫规划疫苗使用计划，并按照国家有关规定向组织采购疫苗的部门报告，同时报省级卫生健康主管部门备案。

3. 供应渠道　疫苗上市许可持有人应当按照采购合同约定，向疾病预防控制机构供应疫苗。疾病预防控制机构应当按照规定向接种单位供应疫苗。疾病预防控制机构以外的单位和个人不得向接种单位供应疫苗，接种单位也不得接收非法渠道供应的疫苗。

（二）疫苗全程冷链储运管理制度

1. 疫苗上市许可持有人、疾病预防控制机构自行配送疫苗应当具备疫苗冷链储存、运输条件，也可以委托符合条件的疫苗配送单位配送疫苗。疾病预防控制机构配送非免疫规划疫苗可以收取储存、运输费用。

2. 疾病预防控制机构、接种单位、疫苗上市许可持有人、疫苗配送单位应当遵守疫苗储存、运输管理规范，保证疫苗质量。疫苗在储存、运输全过程中应当处于规定的温度环境，冷链储存、运输应当符合要求，并定时监测、记录温度。疾病预防控制机构、接种单位接收或者购进疫苗时，应当索取本次运输、储存全过程温度监测记录，并保存至疫苗有效期满后不少于5年备查。

3. 疾病预防控制机构、接种单位应当建立疫苗定期检查制度，对存在包装无法识别、储存温度不符合要求、超过有效期等问题的疫苗，采取隔离存放、设置警示标志等措施，并按照国家药品监督管理局、国家卫生健康委员会、生态环境主管部门的规定处置。疾病预防控制机构、接种单位应当如实记录处置情况，处置记录应当保存至疫苗有效期满后不少于5年备查。

（三）疫苗上市后风险管理

1. 疫苗上市许可持有人应当建立健全疫苗全生命周期质量管理体系，制订并实施疫苗上市后风险管理计划，开展疫苗上市后研究，对疫苗的安全性、有效性和质量可控性进行进一步确证。

对批准疫苗注册申请时提出进一步研究要求的疫苗，疫苗上市许可持有人应当在规定期限内完成研究；逾期未完成研究或者不能证明其获益大于风险的，国家药品监督管理局应当依法处理，直至注销该疫苗的药品注册证书。

2. 疫苗上市许可持有人应当对疫苗进行质量跟踪分析，持续提升质量控制标准，改进生产工艺，提高生产工艺稳定性。生产工艺、生产场地、关键设备等发生变更的，应当进行评估、验证，按照国家药品监督管理局有关变更管理的规定备案或者报告；变更可能影响疫苗安全性、有效性和质量可控性的，应当经国家药品监督管理局批准。

3. 疫苗上市许可持有人应当根据疫苗上市后研究、预防接种异常反应等情况持续更新说明书、标签，并按照规定申请核准或者备案。国家药品监督管理局应当在其网站上及时公布更新后的疫苗说明书、标签内容。

4. 疫苗上市许可持有人应当建立疫苗质量回顾分析和风险报告制度，每年将疫苗生产流通、上市后研究、风险管理等情况按照规定如实向国家药品监督管理局报告。

5. 国家药品监督管理局可以根据实际情况，责令疫苗上市许可持有人开展上市后评价或者直接组织开展上市后评价。对预防接种异常反应严重或者其他原因危害人体健康的疫苗，国家药品监督管理局应当注销该疫苗的药品注册证书。

6. 国家药品监督管理局可以根据疾病预防、控制需要和疫苗行业发展情况，组织对疫苗品种开展上市后评价，发现该疫苗品种的产品设计、生产工艺、安全性、有效性或者质量可控性明显劣于预防、控制同种疾病的其他疫苗品种的，应当注销该品种所有疫苗的药品注册证书并废止相应的国家药品标准。

第二节　血液制品管理

血液制品安全是国家和社会十分关注的重大问题。为加强血液制品管理，预防和控制经血液途径传播的疾病，保证血液制品质量，根据《药品管理法》和《传染病防治法》，国务院于 1996 年发布并施行《血液制品管理条例》（于 2016 年进行修订），对在我国开展原料血浆的采集、供应以及血液制品的生产、经营活动作了规定。

一、血液制品的界定与分类

血液制品，特指各种人血浆蛋白制品，包括人血白蛋白、人胎盘血白蛋白、静脉注射用人免疫球蛋白、肌注人免疫球蛋白、组织胺人免疫球蛋白、特异性免疫球蛋白、免疫球蛋白（乙型肝炎、狂犬病、破伤风免疫球蛋白）、人凝血因子Ⅷ、人凝血酶原复合物、人纤维蛋白原、抗人淋巴细胞免疫球蛋白等。血液制品的原料是血浆。

二、血液制品的生产和经营管理

（一）血液制品生产管理要求

1. 新建、改建或扩建血液制品生产单位的，由国家药品监督管理局立项审查，省级药品监督管理部门审核批准。

2. 血液制品生产单位必须达到 GMP 规定的标准，方可从事血液制品的生产活动。

3. 血液制品生产单位应当积极开发新品种，提高血浆综合利用率。血液制品生产单位生产国内已经生产的品种，必须依法向国家药品监督管理部门申请产品批准文号；国内尚未生产的品种，必须按照国务院有关新药审批的程序和要求申报。

4. 严禁血液制品生产单位出让、出租、出借以及与他人共用《药品生产许可证》和产品批准文号。血液制品不得委托生产；但是，国家药品监督管理局另有规定的除外。

5. 血液制品生产单位不得向无《单采血浆许可证》的单采血浆站或者未与其签订质量责任书的单采血浆站及其他任何单位收集原料血浆。血液制品生产单位不得向其他任何单位供应原料血浆。

6. 血液制品生产单位在原料血浆投料生产前，必须使用有产品批准文号并经国家药品生物制品检定机构逐批检定合格的体外诊断试剂，对每一人份血浆进行全面复检，并作检测记录。原料血浆经复检不合格的，不得投料生产，并必须在省级药品监督员监督下按照规定程序和方法予以销毁，并作记录。原料血浆经复检发现有经血液途径传播的疾病的，必须通知供应血浆的单采血浆站，并及时上报所在地省级卫生健康主管部门。

7. 血液制品出厂前，必须经过质量检验；经检验不符合国家标准的，严禁出厂。

（二）血液制品经营管理要求

1. 开办血液制品经营单位，由省级药品监督管理部门审核批准。

2. 血液制品经营单位应当具备与所经营的产品相适应的冷藏条件和熟悉所经营品种的业务人员。

3. 血液制品生产经营单位生产、包装、储存、运输、经营血液制品，应当符合国家规定的卫生标准和要求。

4.《药品管理法》明确规定，血液制品不得在网络上销售。

（三）进口血液制品的审批

国家药品监督管理局负责全国进口血液制品的审批及监督管理。

擅自进口血液制品的，由省级以上药品监督管理部门没收所进口的血液制品和违法所得，并处所进口的血液制品总值 3 ~ 5 倍的罚款。

第三节　麻醉药品和精神药品管理

我国政府历来十分重视麻醉药品和精神药品的管理工作。为加强麻醉药品和精神药品的管理，保证麻醉药品和精神药品的合法、安全、合理使用，防止流入非法渠道，根据我国《药品管理法》和其他有关法律、有关国际公约的规定，国务院于 2005 年 8 月 3 日颁布《麻醉药品和精神药品管理条例》（以下简称《条例》）（2013 年、2016 年分别进行修订）。《条例》自 2005 年 11 月 1 日起施行，包括 9 章，共 89 条，涉及麻醉药品和精神药品的种植、实验研究和生产、经营、使用、储存与运输，及审批与监督管理。

一、麻醉药品和精神药品的界定与目录

（一）麻醉药品和精神药品的界定

《条例》第三条规定，麻醉药品和精神药品，是指列入麻醉药品目录、精神药品目录的药和其他物质。目录由国家药品监督管理局会同国务院公安部门、国家卫生健康委员会制定、调整并公布。其中，精神药品分为第一类精神药品和第二类精神药品。

（二）麻醉药品和精神药品目录动态管理

国家对麻醉药品目录、精神药品目录实施动态管理，对上市销售但尚未列入目录的药品和其他物质或者第二类精神药品发生滥用，并造成或者可能造成严重社会危害的，国家药品监督管理局应当会同国务院公安部门、国家卫生健康委员会及时将该药品和该物质列入目录或者将该第二类精神药品调整为第一类精神药品。

2013 年 11 月 11 日，国家食品药品监督管理总局会同国务院公安部门和国家卫生健康委员会调整更新并公布了《麻醉药品品种目录（2013 年版）》和《精神药品品种目录（2013 年版）》，自 2014 年 1 月 1 日起施行。《麻醉药品品种目录（2013 年版）》列入麻醉药品 121 个品种；《精神药品品种目录（2013 年版）》列入精神药品 149 个品种，包括第一类精神药品品种 68 种，第二类精神药品品种 81 种。

（三）我国生产和使用的麻醉药品和精神药品品种

1. 我国生产和使用的麻醉药品品种　《麻醉药品品种目录（2013 年版）》中包括我国生产及使用的麻醉药品共 22 个品种，2023 年国家药监局、公安部、国家卫生健康委发布《关于调整麻醉药品和精神药品目录的公告》，将奥赛利定列入麻醉药品目录，现在我国麻醉药品共 23 种，具体如下：

可卡因　罂粟浓缩物（包括罂粟果提取物、罂粟果提取物粉）　二氢埃托啡　地芬诺酯　芬太尼　氢可酮　氢吗啡酮　美沙酮　吗啡（包括吗啡阿托品注射液）　阿片（包括复方樟脑酊、阿桔片）　羟考酮　哌替啶　瑞芬太尼　舒芬太尼　蒂巴因　可待因　右丙氧芬　双氢可待因　乙基吗啡　福尔可定　布桂嗪　罂粟壳　奥赛利定

上述品种包括其可能存在的盐和单方制剂（除非另有规定）；也包括其可能存在的异构体、酯及醚（除非另有规定）。

2. 我国生产和使用的精神药品品种　《精神药品品种目录（2013 年版）》中列入我国生产及使用的精神药品共 38 个品种，包括第一类精神药品 7 种，第二类精神药品 31 种。2023 年，国家药监局、公安部、国家卫生健康委《关于调整麻醉药品和精神药品目录的公告》对一、二类精神药品品种进行了增补，具体如下：

（1）我国生产及使用的第一类精神药品品种

哌醋甲酯　司可巴比妥　丁丙诺啡　γ- 羟丁酸　氯胺酮　马吲哚　三唑仑

每剂量单位含氢可酮碱大于 5 毫克，且不含其他麻醉药品、精神药品或药品类易制毒化学品的复方口服固体制剂

上述品种包括其可能存在的盐和单方制剂（除非另有规定）；也包括其可能存在的异构体（除非另有规定）。

（2）我国生产及使用的第二类精神药品品种

异戊巴比妥　格鲁米特　喷他佐辛　戊巴比妥　阿普唑仑　巴比妥　氯硝西泮　地西泮　艾司唑仑　氟西泮　劳拉西泮　甲丙氨酯　咪达唑仑　硝西泮　奥沙西泮　匹莫林　苯巴比妥　唑吡坦　丁丙诺啡透皮贴剂　布托啡诺及其注射剂　咖啡因　安钠咖　地佐辛及其注射剂　麦角胺咖啡因片　氨酚氢可酮片　曲马多　扎来普隆　佐匹克隆　含可待因复方口服液体制剂　丁丙诺啡与纳洛酮的复方口服固体制剂　瑞马唑仑　苏沃雷生　吡仑帕奈　依他佐辛　曲马多复方制剂

每剂量单位含氢可酮碱不超过 5 毫克，且不含其他麻醉药品、精神药品或药品类易制毒化学品的复方口服固体制剂

此外，上述品种包括其可能存在的盐和单方制剂（除非另有规定）；也包括其可能存在的异构体（除非另有规定）。

二、麻醉药品和精神药品的实验研究与生产管理

（一）麻醉药品和精神药品的实验研究管理

1. 开展麻醉药品和精神药品实验研究活动需要经国家药品监督管理局批准，获得实验研究批准文件，应当具备以下条件：

（1）以医疗、科学研究或者教学为目的；

（2）有保证实验所需麻醉药品和精神药品安全的措施和管理制度；

（3）单位及其工作人员 2 年内没有违反有关禁毒的法律、行政法规规定的行为。

2. 药品研究单位在普通药品的实验研究过程中，产生规定的管制品种的，应当立即停止实验研究活动，并向国家药品监督管理局报告。国家药品监督管理局应当根据情况，及时作出是否同意其继续实验研究的决定。

3. 麻醉药品和第一类精神药品的临床试验，不得以健康人为受试对象。

（二）麻醉药品和精神药品的生产总量控制

1. 国家根据麻醉药品和精神药品的医疗、国家储备和企业生产所需原料的需要确定需求总量，对麻醉药品药用原植物的种植、麻醉药品和精神药品的生产实行总量控制。国家药品监督管理局制订年度生产计划。

2. 国家药品监督管理局和国务院农业主管部门根据麻醉药品年度生产计划，制订麻醉药品药用原植物年度种植计划。麻醉药品药用原植物种植企业应当根据年度种植计划，种植麻醉药品药用原植物，并向国家药品监督管理局和国务院农业主管部门定期报告种植情况。麻醉药品药用原植物种植企业由国家药品监督管理局和国务院农业主管部门共同确定，其他单位和个人不得种植麻醉药品药用原植物。

（三）麻醉药品和精神药品的定点生产

1. 国家药品监督管理局根据麻醉药品和精神药品的需求总量，确定麻醉药品和精神药品定点生产企业的数量和布局，并根据年度需求总量对数量和布局进行调整、公布。

2. 麻醉药品和精神药品的定点生产企业应当具备下列条件：

（1）有药品生产许可证；

（2）有麻醉药品和精神药品实验研究批准文件；

（3）有符合规定的麻醉药品和精神药品生产设施、储存条件和相应的安全管理设施；

（4）有通过网络实施企业安全生产管理和向药品监督管理部门报告生产信息的能力；

（5）有保证麻醉药品和精神药品安全生产的管理制度；

（6）有与麻醉药品和精神药品安全生产要求相适应的管理水平和经营规模；

（7）麻醉药品和精神药品生产管理、质量管理部门的人员应当熟悉麻醉药品和精神药品管理以及有关禁毒的法律、行政法规；

（8）没有生产、销售假药、劣药或者违反有关禁毒的法律、行政法规规定的行为；

（9）符合国家药品监督管理局公布的麻醉药品和精神药品定点生产企业数量和布局的要求。

3. 从事麻醉药品、精神药品生产的企业，应当经所在地省级药品监督管理部门批准。

4. 定点生产企业生产麻醉药品和精神药品，应当依照《药品管理法》的规定取得药品批准文号。未取得药品批准文号的，不得生产麻醉药品和精神药品。

5. 定点生产企业应当严格按照麻醉药品和精神药品年度生产计划安排生产，并依照规定向所在地省级药品监督管理部门报告生产情况。

6. 经批准定点生产的麻醉药品、第一类精神药品和第二类精神药品原料药不得委托加工；第二类精神药品制剂可以委托加工。

（四）麻醉药品和精神药品的专有标志管理

《药品管理法》明确要求，麻醉药品和精神药品的标签、说明书应当印有规定的标志，标志样式如图 10-2 所示。

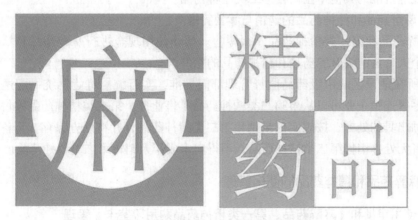

图 10-2　麻醉药品和精神药品专用标志

注：麻醉药品专用标志的颜色为天蓝色与白色相间；精神药品专用标志的颜色为绿色与白色相间。

三、麻醉药品和精神药品的经营管理

（一）麻醉药品和精神药品的定点经营

1. 国家对麻醉药品和精神药品实行定点经营制度。麻醉药品和精神药品定点批发企业除应具备《药品管理法》规定的药品经营企业的开办条件外，还应具备下列条件：

（1）有符合本条例规定的麻醉药品和精神药品储存条件；

（2）有通过网络实施企业安全管理和向药品监督管理部门报告经营信息的能力；

（3）单位及其工作人员 2 年内没有违反有关禁毒的法律、行政法规规定的行为；

（4）符合国家药品监督管理局公布的定点批发企业布局；

（5）麻醉药品和第一类精神药品的定点批发企业，还应具有保证供应责任区域内医疗机构所需麻醉药品和第一类精神药品的能力，并具有保证麻醉药品和第一类精神药品安全经营的管理制度。

2. 麻醉药品和精神药品的批发　麻醉药品和精神药品实行定点经营制度，对麻醉药品和精神药品的批发实行严格管控。

（1）从事麻醉药品和第一类精神药品批发业务的定点批发企业分为全国性批发企业和区域性批发企业。

（2）全国性批发企业应当从定点生产企业购进麻醉药品和第一类精神药品；可以向区域性批发企业，或经批准向取得麻醉药品和第一类精神药品使用资格的医疗机构以及经批准的其他单位销售麻醉药品和第一类精神药品，并将药品送至医疗机构。医疗机构不得自行提货。

（3）区域性批发企业应从全国性批发企业或经批准从定点生产企业购进麻醉药品和第一类精神药品；可以向区域内取得麻醉药品和第一类精神药品使用资格的医疗机构销售该类药品，并将药品送至医疗机构。

（4）全国性批发企业和区域性批发企业均可从事第二类精神药品批发。

（5）第二类精神药品定点批发企业可以向医疗机构、定点批发企业和符合规定的药品零售企业及经批准的其他单位销售第二类精神药品。

（二）麻醉药品和精神药品的购销与零售管理

1. 麻醉药品和第一类精神药品不得零售。禁止使用现金进行麻醉药品和精神药品交易，但是个人合法购买麻醉药品和精神药品的除外。

2. 经所在地设区的市级药品监督管理部门批准，实行统一进货、统一配送、统一管理的药品零售连锁企业可以从事第二类精神药品零售业务。第二类精神药品零售企业应当凭执业医师出具的处方，按规定剂量销售第二类精神药品，并将处方保存 2 年备查；禁止超剂量或者无处方销售第二类精神药品；不得向未成年人销售第二类精神药品。

四、麻醉药品和精神药品的使用管理

（一）使用审批和《麻醉药品、第一类精神药品购用印鉴卡》管理

1. 需要使用麻醉药品和第一类精神药品的医疗机构，须向所在地设区的市级卫生行政部门提出申请；经批准，取得《麻醉药品、第一类精神药品购用印鉴卡》（以下简称印鉴卡）。医疗机构凭印鉴卡向本省行政区域内的定点批发企业购买麻醉药品和第一类精神药品。医疗机构取得印鉴卡须具备以下条件：

（1）有专职的麻醉药品和第一类精神药品管理人员；

（2）有获得麻醉药品和第一类精神药品处方资格的执业医师；

（3）有保证麻醉药品和第一类精神药品安全储存的设施和管理制度。

2. 设区的市级卫生行政部门发给医疗机构印鉴卡的同时，将取得印鉴卡的医疗机构情况抄送所在地市级药品监督管理部门，并报省级卫生健康主管部门备案。省级卫生健康

主管部门将取得印鉴卡的医疗机构名单向本行政区域内的定点批发企业通报。

3. 印鉴卡有效期为 3 年。印鉴卡有效期满前 3 个月，医疗机构应重新向市级卫生健康主管部门提出申请。

（二）处方资格及处方管理

1. 处方资格管理　医疗机构应当按照国家卫生健康委员会的规定，对本单位执业医师进行有关麻醉药品和精神药品使用知识的培训与考核。授予经考核合格的执业医师麻醉药品和第一类精神药品处方资格。执业医师取得麻醉药品和第一类精神药品的处方资格后，方可在本医疗机构开具麻醉药品和第一类精神药品处方，但不得为自己开具该种处方。医疗机构应当将具有麻醉药品和第一类精神药品处方资格的执业医师名单及其变更情况，定期报送所在地设区的市级卫生健康主管部门，并抄送同级药品监督管理部门。

2. 处方管理　具有麻醉药品和第一类精神药品处方资格的执业医师，根据临床应用指导原则，对确需使用麻醉药品或者第一类精神药品的患者，应当满足其合理用药需求。在医疗机构就诊的癌症疼痛患者和其他危重患者得不到麻醉药品或者第一类精神药品时，患者或者其亲属可以向执业医师提出申请。具有麻醉药品和第一类精神药品处方资格的执业医师认为要求合理的，应当及时为患者提供所需麻醉药品或者第一类精神药品。

执业医师应当使用专用处方开具麻醉药品和精神药品，单张处方的最大用量应当符合国家卫生健康委员会的规定。对麻醉药品和第一类精神药品处方，处方的调配人、核对人应当仔细核对，签署姓名，并予以登记；对不符合本条例规定的，处方的调配人、核对人应当拒绝发药。麻醉药品和精神药品专用处方的格式由国家卫生健康委员会规定。

医疗机构须对麻醉药品和精神药品处方进行专册登记。麻醉药品处方至少保存 3 年，精神药品处方至少保存 2 年。

（三）借用和配制规定

医疗机构抢救患者急需麻醉药品和第一类精神药品而本医疗机构无法提供时，可以从其他医疗机构或者定点批发企业紧急借用；抢救工作结束后，应当及时将借用情况报所在地设区的市级药品监督管理部门和卫生健康主管部门备案。

对临床需要而市场无供应的麻醉药品和精神药品，持有医疗机构制剂许可证和印鉴卡的医疗机构需要配制制剂的，应当经所在地省级药品监督管理部门批准。医疗机构配制的麻醉药品和精神药品制剂只能在本医疗机构使用，不得对外销售。

五、麻醉药品和精神药品的储存与运输管理

（一）麻醉药品和精神药品的储存管理

1. 生产和经营企业等单位建立专库　麻醉药品药用原植物种植企业、定点生产企业、全国性批发企业和区域性批发企业以及国家设立的麻醉药品储存单位，应当设置储存麻醉药品和第一类精神药品的专库。专库应当符合下列要求：

（1）安装专用防盗门，实行双人双锁管理。

（2）具有相应的防火设施。

（3）具有监控设施和报警装置，报警装置应当与公安机关报警系统联网。

2. 使用单位建立专库（柜）　麻醉药品和第一类精神药品的使用单位应当设立专库或

者专柜储存麻醉药品和第一类精神药品。专库应当设有防盗设施并安装报警装置；专柜应当使用保险柜。专库和专柜应当实行双人双锁管理。

3. 生产、经营及使用单位专人负责并建立专用账册　麻醉药品药用原植物种植企业、定点生产企业、全国性批发企业和区域性批发企业、国家设立的麻醉药品储存单位以及麻醉药品和第一类精神药品的使用单位，应当配备专人负责管理工作，并建立储存麻醉药品和第一类精神药品的专用账册。药品入库双人验收，出库双人复核，做到账物相符。专用账册的保存期限应当自药品有效期期满之日起不少于 5 年。

（二）麻醉药品和精神药品的运输管理

托运、承运和自行运输麻醉药品和精神药品的，应当采取安全保障措施，防止麻醉药品和精神药品在运输过程中被盗、被抢、丢失。

1. 运输管理要求　通过铁路运输麻醉药品和第一类精神药品的，应当使用集装箱或者铁路行李车运输，具体办法由国家药品监督管理局会同国务院铁路主管部门制定。公路或者水路运输麻醉药品和第一类精神药品的情况下，应当由专人负责押运。

托运或者自行运输麻醉药品和第一类精神药品的单位，应当向所在地省级药品监督管理部门申请领取运输证明。运输证明有效期为 1 年。运输证明应当由专人保管，不得涂改、转让、转借。

2. 邮寄管理要求　邮寄麻醉药品和精神药品的寄件人应当提交所在地省级药品监督管理部门出具的准予邮寄证明。邮政营业机构应当查验、收存准予邮寄证明；没有准予邮寄证明的，邮政营业机构不得收寄。省级邮政主管部门指定符合安全保障条件的邮政营业机构负责收寄麻醉药品和精神药品。邮政营业机构收寄麻醉药品和精神药品，应当依法对收寄的麻醉药品和精神药品予以查验。

3. 企业间药品运输信息管理要求　定点生产企业、全国性批发企业和区域性批发企业之间运输麻醉药品、第一类精神药品，发货人在发货前应当向所在地省级药品监督管理部门报送本次运输的相关信息。属于跨省、自治区、直辖市运输的，收到信息的药品监督管理部门应当向收货人所在地的同级药品监督管理部门通报；属于在本省、自治区、直辖市行政区域内运输的，收到信息的药品监督管理部门应当向收货人所在地设区的市级药品监督管理部门通报。

第四节　医疗用毒性药品管理

我国历来高度重视医疗用毒性药品的管理工作。为加强医疗用毒性药品的管理，防止相关中毒或死亡事故的发生，1988 年 11 月 15 日国务院发布施行了《医疗用毒性药品管理办法》，界定了医疗用毒性药品的范围，提出了医疗用毒性药品的生产、加工、收购、经营、配方使用等环节的管理规定，明确了法律责任。2002 年 10 月 14 日，为进一步加强医疗用毒性药品监管工作，进一步落实防范措施，国家药品监督管理局发布了《关于切实加强医疗用毒性药品监管的通知》，进一步明确关键环节的监管要求。2008 年 7 月 21 日，为加强对 A 型肉毒毒素及其制剂的监督管理，卫生部和国家食品药品监督管理局决定将 A

型肉毒毒素及其制剂列入毒性药品管理，发布了《关于将 A 型肉毒毒素列入毒性药品管理的通知》。

一、医疗用毒性药品的界定、品种和分类

（一）医疗用毒性药品的界定

医疗用毒性药品是指毒性剧烈、治疗剂量与中毒剂量相近、使用不当会致人中毒或死亡的药品。

（二）医疗用毒性药品的品种与分类

医疗用毒性药品的品种，由国家卫生健康委员会会同国家药品监督管理局、国家中医药管理局规定。医疗用毒性药品品种分为毒性中药品种和毒性西药品种两类。

1. 毒性中药品种　我国目前公布了的毒性中药共 27 个品种，包括：砒石（红砒、白砒）、砒霜、水银、生马钱子、生川乌、生草乌、生白附子、生附子、生半夏、生南星、生巴豆、斑蝥、青娘虫、红娘虫、生甘遂、生狼毒、生藤黄、生千金子、生天仙子、闹阳花、雪上一枝蒿、白降丹、蟾酥、洋金花、红粉、轻粉、雄黄。

需要说明的是上述中药品种是指原药材和饮片，不含制剂。

2. 毒性西药品种　我国目前公布的列入医疗用毒性药品管理的毒性西药共 13 个品种，包括：去乙酰毛花甙丙、阿托品、洋地黄毒甙、氢溴酸后马托品、三氧化二砷、毛果芸香碱、升汞、水杨酸毒扁豆碱、亚砷酸钾、氢溴酸东莨菪碱、士的宁、亚砷酸注射液、A 型肉毒毒素。

需要说明的有两点：一是上述化学药品种除亚砷酸注射液、A 型肉毒毒素制剂以外的毒性药品种是指原料药；二是在上述品种中士的宁、阿托品、毛果芸香碱等包括其盐类化合物。

（三）毒性药品专有标志

根据《药品管理法》规定，医疗用毒性药品的标签、说明书应当印有规定的标志，标志样式如图 10-3 所示。

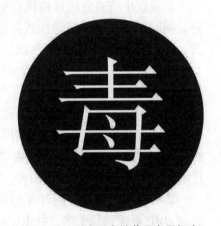

图 10-3　医疗用毒性药品专用标志
注：颜色为黑白相间，黑底白字。

二、医疗用毒性药品的生产和经营管理

（一）生产管理要求

1. 总体要求

（1）医疗用毒性药品年度生产计划，由省级药品监督管理部门根据医疗需要制订并下达，经省级卫生行政部门审核后，由药品监管部门下达给指定的医疗用毒性药品生产单位，并抄报国家卫生健康委员会、国家药品监督管理局和国家中医药管理局。生产单位不得擅自改变生产计划，自行销售。

（2）生产企业必须由医药专业人员负责生产、配制和质量检验，并建立严格的管理制

度，严防与其他药品混杂。每次配料，必须经 2 人以上复核无误，并详细记录每次生产所用原料和成品数，经手人要签字备查。所有工具、容器要处理干净，以防污染其他药品。标示量要准确无误，包装容器要有毒药标志。

（3）凡加工炮制毒性中药，必须按照《中国药典》或者省级卫生健康主管部门制定的炮制规范的规定进行。

（4）生产医疗用毒性药品及其制剂，必须严格执行生产工艺操作规程，在本单位药品检验人员的监督下准确投料，并建立完整的生产记录，保存 5 年备查。在生产医疗用毒性药品过程中产生的废弃物，必须妥善处理，不得污染环境。

2. 亚砷酸注射液与 A 型肉毒毒素及其制剂要求

（1）亚砷酸注射液要求

①亚砷酸注射液由定点生产企业生产。生产企业应根据医疗需求于每年 10 月底之前将下一年度亚砷酸注射液的生产计划报相关省份药品监督管理部门审核批准后方可组织生产和销售。

②该省药品监督管理部门在批准亚砷酸注射液年度生产计划时应同时抄报国家药品监督管理局。

③定点生产企业应严格执行亚砷酸注射液生产计划，未经批准不得擅自改变生产计划，同时遵照《医疗用毒性药品管理办法》的规定建立"亚砷酸注射液"的生产管理制度。详细记录生产所用原料和成品数。生产记录保存 5 年备查。

④定点生产企业只能将亚砷酸注射液售给各级药品监督管理部门指定的药品经营单位经营或医疗单位使用。

（2）A 型肉毒毒素及其制剂要求

①经批准生产 A 型肉毒毒素制剂的药品生产企业应严格按照《病原微生物实验室生物安全管理条例》的要求，加强对生产 A 型肉毒毒素制剂用菌种的保藏管理，未经批准，严禁向任何单位和个人提供菌种。

②药品生产企业应制订 A 型肉毒毒素制剂年度生产计划，严格按照年度生产计划和药品 GMP 要求进行生产，并指定具有生物制品经营资质的药品批发企业作为 A 型肉毒毒素制剂的经销商。

（二）经营管理要求

医疗用毒性药品的年度收购、供应计划，由省级药品监督管理部门根据医疗需要制订并下达；医疗用毒性药品的收购、经营，由各级药品监督管理部门指定的药品经营单位负责；毒性药品的收购和经营，由药品监督管理部门指定的药品经营企业承担；配方用药由有关药品零售企业、医疗机构负责供应。其他任何单位或者个人均不得从事毒性药品的收购、经营和配方业务。

2. 亚砷酸注射液与 A 型肉毒毒素及其制剂要求

（1）亚砷酸注射液要求：经批准销售亚砷酸注射液的药品经营单位要遵照《医疗用毒性药品管理办法》的规定，建立亚砷酸注射液的经营管理制度，亚砷酸注射液可以销售给医疗单位，零售时须凭盖有医生所在的医疗单位公章的处方销售。处方保存 2 年备查。

（2）A 型肉毒毒素及其制剂要求：药品批发企业只能将 A 型肉毒毒素制剂销售给医疗

机构，未经指定的药品经营企业不得购销 A 型肉毒毒素制剂。药品零售企业不得零售 A 型肉毒毒素制剂。

（三）储存与运输要求

1. 收购、经营、加工、使用医疗用毒性药品过程中，有关单位必须建立健全保管、验收、领发、核对等制度；严防收假、发错，严禁与其他药品混杂，做到划定仓间或仓位，专柜加锁并由专人保管。

2. 医疗用毒性药品的包装容器上必须印有毒药标志，在运输毒性药品的过程中，应当采取有效措施，防止发生事故。

三、医疗用毒性药品的使用管理

（一）使用和调配要求

1. 总体要求

（1）药品零售企业供应毒性药品，须凭盖有医生所在医疗机构公章的处方。医疗机构供应和调配毒性药品，须凭医生签名的处方。每次处方剂量不得超过 2 日极量。

（2）调配处方时，必须认真负责，计量准确，按医嘱注明要求，并由配方人员及具有药师以上技术职称的复核人员签名盖章后方可发出。对处方未注明"生用"的毒性中药，应当付炮制品。如发现处方有疑问时，须经原处方医生重新审定后再行调配。处方一次有效，取药后处方保存 2 年备查。

2. 亚砷酸注射液与 A 型肉毒毒素及其制剂要求

（1）亚砷酸注射液要求：医疗单位要对亚砷酸注射液进行严格管理，建立健全采购、验收、保管、领发、核对等一系列规章制度，保证医疗使用，防止发生事故。

（2）A 型肉毒毒素及其制剂要求：医疗机构应当向经药品生产企业指定的 A 型肉毒毒素经销商采购 A 型肉毒毒素制剂；对购进的 A 型肉毒毒素制剂登记造册、专人管理，按规定储存，做到账物相符；医师应当根据诊疗指南和规范、药品说明书中的适应证、药理作用、用法、用量、禁忌、不良反应和注意事项开具处方，每次处方剂量不得超过 2 日用量，处方按规定保存。

（二）科研和教学使用要求

科研和教学单位所需的毒性药品，必须持本单位的证明信，经所在地县级以上药品监督管理部门批准后，供应单位方能发售。

第五节　药品类易制毒化学品管理

国务院颁布的《易制毒化学品管理条例》自 2005 年 11 月 1 日起施行，以加强易制毒化学品管理，防止易制毒化学品被用于毒品制造。进而，为加强药品类易制毒化学品管理，防止流入非法渠道，卫生部根据《易制毒化学品管理条例》，制定了《药品类易制毒化学品管理办法》，于 2010 年 3 月 18 日发布，并于同年 5 月 1 日起实施。

一、药品类易制毒化学品的概念和管理部门

（一）药品类易制毒化学品的概念

药品类易制毒化学品是指《易制毒化学品管理条例》中所确定的麦角酸、麻黄素等物质，品种目录包括：①麦角酸；②麦角胺；③麦角新碱；④麻黄素、伪麻黄素、消旋麻黄素、去甲麻黄素、甲基麻黄素、麻黄浸膏、麻黄浸膏粉等麻黄素类物质。

需指出，以上所列物质包括可能存在的盐类，且包括原料药及其单方制剂。

（二）管理部门及职责

国务院批准调整易制毒化学品分类和品种，涉及药品类易制毒化学品的，国家药品监督管理局负责调整并予以公布。

国家药品监督管理局主管全国药品类易制毒化学品生产、经营、购买等方面的监督管理工作。县级以上地方药品监督管理部门负责本行政区域内的药品类易制毒化学品生产、经营、购买等方面的监督管理工作。

二、药品类易制毒化学品的生产与经营管理

（一）生产、经营许可要求

生产、经营药品类易制毒化学品，应当依照规定取得药品类易制毒化学品生产、经营许可。生产药品类易制毒化学品中属于药品的品种，还应当依照《药品管理法》和相关规定取得药品批准文号。

（二）购买许可、购销管理规定

1. 购买许可　国家对药品类易制毒化学品实行购买许可制度。购买药品类易制毒化学品的，应当办理《药品类易制毒化学品购用证明》（以下简称《购用证明》）。《购用证明》由国家药品监督管理局统一印制，有效期为 3 个月，只能在有效期内一次使用，不得转借、转让。

《购用证明》申请范围包括：

（1）经批准使用药品类易制毒化学品用于药品生产的药品生产企业；

（2）使用药品类易制毒化学品的教学、科研单位；

（3）具有药品类易制毒化学品经营资格的药品经营企业；

（4）取得药品类易制毒化学品出口许可的外贸出口企业；

（5）经国务院农业主管部门会同国家药品监督管理局下达兽用盐酸麻黄素注射液生产计划的兽药生产企业。此外，药品类易制毒化学品生产企业自用药品类易制毒化学品原料药用于药品生产的，也应当按照本办法规定办理《购用证明》。

符合以下情形之一的，豁免办理《购用证明》：

（1）医疗机构凭麻醉药品、第一类精神药品购用印鉴卡购买药品类易制毒化学品单方制剂和小包装麻黄素的；

（2）麻醉药品全国性批发企业、区域性批发企业持麻醉药品调拨单购买小包装麻黄素以及单次购买麻黄素片剂 6 万片以下、注射剂 1.5 万支以下的；

（3）按规定购买药品类易制毒化学品标准品、对照品的；

（4）药品类易制毒化学品生产企业凭药品类易制毒化学品出口许可自营出口药品类易制毒化学品的。

2. 购销管理

（1）药品类易制毒化学品生产企业应当将药品类易制毒化学品原料药销售给取得《购用证明》的药品生产企业、药品经营企业和外贸出口企业。

（2）药品类易制毒化学品经营企业应当将药品类易制毒化学品原料药销售给本省行政区域内取得《购用证明》的单位。药品类易制毒化学品经营企业之间不得购销药品类易制毒化学品原料药。

（3）教学科研单位只能凭《购用证明》从麻醉药品全国性批发企业、区域性批发企业和药品类易制毒化学品经营企业购买药品类易制毒化学品。

（4）药品类易制毒化学品生产企业应当将药品类易制毒化学品单方制剂和小包装麻黄素销售给麻醉药品全国性批发企业。麻醉药品全国性批发企业、区域性批发企业应当按照《麻醉药品和精神药品管理条例》第三章规定的渠道销售药品类易制毒化学品单方制剂和小包装麻黄素。麻醉药品区域性批发企业之间不得购销药品类易制毒化学品单方制剂和小包装麻黄素。

麻醉药品区域性批发企业之间因医疗急需等特殊情况需要调剂药品类易制毒化学品单方制剂的，应当在调剂后2日内将调剂情况分别报所在地省级药品监督管理部门备案。

（5）药品类易制毒化学品禁止使用现金或者实物进行交易。

（6）药品类易制毒化学品生产企业、经营企业销售药品类易制毒化学品，应当逐一建立购买方档案。购买方为非医疗机构的，档案内容至少包括：①购买方《药品生产许可证》《药品经营许可证》、企业营业执照等资质证明文件复印件；②购买方企业法定代表人、主管药品类易制毒化学品负责人、采购人员姓名及其联系方式；③法定代表人授权委托书原件及采购人员身份证明文件复印件；④《购用证明》或者麻醉药品调拨单原件；⑤销售记录及核查情况记录。购买方为医疗机构的，档案应当包括医疗机构麻醉药品、第一类精神药品购用印鉴卡复印件和销售记录。

（7）药品类易制毒化学品生产企业、经营企业销售药品类易制毒化学品时，应当核查采购人员身份证明和相关购买许可证明，无误后方可销售，并保存核查记录。

发货应当严格执行出库复核制度，认真核对实物与药品销售出库单是否相符，并确保将药品类易制毒化学品送达购买方《药品生产许可证》或者《药品经营许可证》所载明的地址，或者医疗机构的药库。

在核查、发货、送货过程中发现可疑情况的，应当立即停止销售，并向所在地药品监督管理部门和公安机关报告。

（三）安全管理要求

1. 药品类易制毒化学品生产企业、经营企业和使用药品类易制毒化学品的药品生产企业，应当设置专库或者在药品仓库中设立独立的专库（柜）储存药品类易制毒化学品。

2. 药品类易制毒化学品生产企业、经营企业和使用药品类易制毒化学品的药品生产企业，应当建立药品类易制毒化学品专用账册。专用账册保存期限应当自药品类易制毒化学品有效期期满之日起不少于 2 年。

3. 发生药品类易制毒化学品被盗、被抢、丢失或者其他流入非法渠道情形的，案发单位应当立即报告当地公安机关和县级以上地方药品监督管理部门。

第六节　含特殊药品复方制剂管理

为加强含特殊药品复方制剂的管理，国家药品监督管理部门单独或牵头发布了一系列规范性文件，包括：2008 年发布的《关于进一步加强含麻黄碱类复方制剂管理的通知》；2009 年发布的《关于切实加强部分含特殊药品复方制剂销售管理的通知》、2012 年发布的《关于加强含麻黄碱类复方制剂管理有关事宜的通知》、2015 年发布的《关于加强含麻黄碱类复方制剂药品广告审查工作的通知》。

一、含特殊药品复方制剂的界定

根据原国家食品药品监督管理总局发布的《关于切实加强部分含特殊药品复方制剂销售管理的通知》，含特殊药品复方制剂的品种是指含麻黄碱类复方制剂（不包括含麻黄的中成药，下同）、含可待因复方口服溶液、复方地芬诺酯片和复方甘草片。

二、含特殊药品复方制剂的经营管理

（一）含特殊药品复方制剂的品种范围

1. 口服固体制剂每剂量单位

（1）含可待因≤15 mg 的复方制剂；

（2）含双氢可待因≤10 mg 的复方制剂；

（3）含右丙氧芬≤50 mg 的复方制剂。

2. 含可待因复方口服液体制剂。

3. 含地芬诺酯（苯乙哌啶）复方制剂。

4. 复方甘草片、复方甘草口服液体制剂。

5. 含麻黄碱类复方制剂。

6. 麻醉药品和曲马多口服复方制剂。

（二）含特殊药品复方制剂的经营管理

1. 具有《药品经营许可证》的企业均可经营含特殊药品复方制剂。药品生产企业和药品批发企业可以将含特殊药品复方制剂销售给药品批发企业、药品零售企业和医疗机构。药品零售企业销售含特殊药品复方制剂时，处方药应当严格执行处方药与非处方药分类管理有关规定，非处方药一次销售不得超过 5 个最小包装。

2. 药品生产、批发企业经营含特殊药品复方制剂时，应当按照药品 GMP、药品 GSP 的要求建立客户档案，核实并留存购销方资质证明复印件、采购人员（销售人员）法人委托书和身份证明复印件、核实记录等；指定专人负责采购（销售）、出（入）库验收、签订买卖合同等。销售含特殊药品复方制剂时，如发现购买方资质可疑的，应立即报请所在地设区的市级药品监管部门协助核实；发现采购人员身份可疑的，应立即报请所在地县级以上（含县级）公安机关协助核实。

3. 药品生产、批发企业经营含特殊药品复方制剂时必须严格按照规定开具、索要销售票据，核对购买付款的单位、金额与销售票据载明的单位、金额相一致，如发现异常应暂停向对方销售含特殊药品复方制剂并立即向所在地设区的市级药品监管部门报告。药品监管部门核查发现可疑的，应立即通报同级公安机关。

4. 药品生产、批发企业销售含特殊药品复方制剂时，应当严格执行出库复核制度，认真核对实物与销售出库单是否相符，并确保药品送达购买方《药品经营许可证》所载明的仓库地址、药品零售企业注册地址，或者医疗机构的药库。药品送达后，购买方应查验货物，无误后由入库员在随货同行单上签字。随货同行单原件留存，复印件加盖公章后及时返回销售方。销售方应查验返回的随货同行单复印件记载内容有无异常，发现问题应立即暂停向对方销售含特殊药品复方制剂，并立即向所在地设区的市级药品监管部门报告。药品监管部门核查发现可疑的，应立即通报同级公安机关。

5. 药品生产企业和药品批发企业禁止使用现金进行含特殊药品复方制剂交易。

三、含麻黄碱类复方制剂的管理

（一）经营资质管理

1. 经营企业资质要求　具有蛋白同化制剂、肽类激素定点批发资质的药品经营企业，方可从事含麻黄碱类复方制剂的批发业务。凡不具有蛋白同化制剂、肽类激素定点批发资质的药品经营企业，不得购进含麻黄碱类复方制剂。

2. 购买方资格要求　药品生产企业和药品批发企业销售含麻黄碱类复方制剂时，应当核实购买方资质证明材料、采购人员身份证明等情况，无误后方可销售，并跟踪核实药品到货情况，核实记录保存至药品有效期后1年备查。

药品零售企业销售含麻黄碱类复方制剂，应当查验购买者的身份证，并对其姓名和身份证号码予以登记。处方药按处方剂量销售；非处方药一次销售不得超过2个最小包装。

（二）销售及广告管理

1. 销售管理　单位剂量麻黄碱类药物含量大于30 mg（不含30 mg）的含麻黄碱类复方制剂按照处方药管理，必须凭处方销售。医疗机构应当严格按照《处方管理办法》开具处方。药品零售企业必须凭执业医师开具的处方销售上述药品。

含麻黄碱类复方制剂最小包装规格麻黄碱类药物含量，口服固体制剂不得超过720 mg，口服液体制剂不得超过800 mg。

2. 广告管理　按处方药管理的含麻黄碱类复方制剂，其广告只能在医学、药学专业刊物上发布；不得在大众传播媒介发布广告或者以其他方式进行以公众为对象的广告宣传。一经发现违法宣传含麻黄碱类复方制剂产品行为，将依照相关规定采取吊销产品广告批准文号、暂停产品销售等措施，并及时将违法广告移送工商机关处理。

第七节　含兴奋剂药品管理

为加强兴奋剂管理，防止在体育运动中使用兴奋剂，保护体育运动参加者的身心健康，维护体育竞赛的公平竞争，国务院根据《中华人民共和国体育法》和其他有关法律，制定了《反兴奋剂条例》，于 2004 年 1 月 14 日公布，并于同年 3 月 1 日起施行。

一、兴奋剂目录与分类

（一）兴奋剂的界定与主要管理部门

兴奋剂是指兴奋剂目录所列的禁用物质等。

兴奋剂目录由国务院体育主管部门会同国家药品监督管理局、国家卫生健康委员会、国务院商务主管部门和海关总署制定、调整并公布。

（二）兴奋剂目录与分类

2022 年版《兴奋剂目录》共列入 367 种兴奋剂，并将兴奋剂品种划分为七大类，包括：

（1）蛋白同化制剂，共 87 个品种；

（2）肽类激素，共 68 个品种；

（3）麻醉药品，共 14 个品种；

（4）刺激剂（含精神药品），共 79 个品种；

（5）药品类易制毒化学品，共 3 个品种；

（6）医疗用毒性药品，共 1 个品种；

（7）其他品种（β-阻滞剂、利尿剂等），共 115 个品种。

二、含兴奋剂药品的生产、经营与使用管理

（一）含兴奋剂药品标签和说明书管理

1. 药品中含有兴奋剂目录所列禁用物质的，生产企业应当在包装标识或者产品说明书上用中文注明"运动员慎用"字样。

2. 药品经营企业在验收含兴奋剂药品时，应检查药品标签和说明书上是否按照规定标注了"运动员慎用"字样。

（二）蛋白同化制剂、肽类激素的生产与经营管理

1. 生产兴奋剂目录所列蛋白同化制剂、肽类激素，应当依照规定取得《药品生产许可证》、药品批准文号。

2. 生产企业应当记录蛋白同化制剂、肽类激素的生产、销售和库存情况，并保存记录至超过蛋白同化制剂、肽类激素有效期 2 年。

3. 经营兴奋剂目录所列蛋白同化制剂、肽类激素的药品批发企业，在依照规定取得《药品经营许可证》的基础上，还须具备一系列条件，并经省级药品监督管理部门批准。条件包括：

（1）有专门的管理人员；

（2）有专储仓库或者专储药柜；

（3）有专门的验收、检查、保管、销售和出入库登记制度；

（4）法律、行政法规规定的其他条件。

4. 蛋白同化制剂、肽类激素的验收、检查、保管、销售和出入库登记记录应当保存至超过蛋白同化制剂、肽类激素有效期 2 年。

5. 除胰岛素外，药品零售企业不得经营蛋白同化制剂或者其他肽类激素。

第八节　放射性药品管理

一、放射性药品的定义和分类

1. 放射性药品的定义　放射性药品是指用于临床诊断或者治疗的放射性核素制剂或者其标记药物。

2. 放射性药品的分类　2020 版《中国药典》收载的放射性药品标准，可以按照按核素分类，也可按照医疗用途分类。

二、放射性药品的生产、经营和使用管理

（一）放射性药品的生产和经营管理

国家根据需要，对放射性药品的生产企业实行合理布局。放射性药品生产、经营企业必须具备《药品管理法》规定的条件，符合国家有关放射性同位素安全和防护的规定与标准，并履行环境影响评价文件的审批手续；开办放射性药品生产企业，经所在省级国防科技工业主管部门审查同意，所在省级药品监督管理部门审核批准后，由所在省级药品监督管理部门发给《放射性药品生产企业许可证》；开办放射性药品经营企业，经所在省级药品监督管理部门审核并征求所在省级国防科技工业主管部门意见后批准的，由所在省级药品监督管理部门发给《放射性药品经营企业许可证》。无许可证的生产、经营企业，一律不准生产、销售放射性药品。《放射性药品生产企业许可证》《放射性药品经营企业许可证》的有效期为 5 年，期满前 6 个月，放射性药品生产、经营企业应当分别向原发证的药品监督管理部门重新提出换发新证申请。

放射性药品生产企业生产已有国家标准的放射性药品，必须经国家药品监督管理局征求国务院国防科技工业主管部门意见后审核批准，并发给批准文号。凡是改变国家药品监督管理局已批准的生产工艺路线和药品标准的，生产单位必须按原报批程序提出补充申请，经国家药品监督管理局批准后方能生产。

放射性药品的生产、经营单位和医疗单位凭省级药品监督管理部门发给的《放射性药品生产企业许可证》《放射性药品经营企业许可证》，医疗单位凭省级药品监督管理部门发给的《放射性药品使用许可证》，开展放射性药品的购销活动。

根据《药品管理法》规定，放射性药品不得在网络上销售。

（二）放射性药品的使用管理

1. 国家对使用放射性药品的医疗机构和从业人员有严格的资质要求。设置核医学科、室（同位素室）的医疗单位，必须配备与其医疗任务相适应的并经核医学技术培训的技术人员。非核医学专业技术人员未经培训，不得从事放射性药品使用工作。

2. 医疗单位使用放射性药品，必须符合国家有关放射性同位素安全和防护的规定。所在地省级药品监督管理部门，应当根据医疗单位核医疗技术人员的水平、设备条件，核发相应等级的《放射性药品使用许可证》，无许可证的医疗单位不得临床使用放射性药品。《放射性药品使用许可证》有效期为 5 年，期满前 6 个月，医疗单位应当向原发证的行政部门重新提出申请，经审核批准后，换发新证。

3. 放射性药品使用后的废物（包括患者排出物），必须按国家有关规定妥善处置。

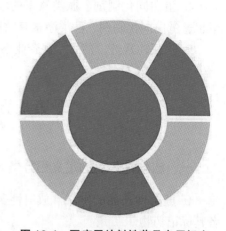

图 10-4　医疗用放射性药品专用标志
注：放射性药品标志为红黄相间圆形图案

（三）放射性药品专有标志

根据《药品管理法》规定，医疗用放射性药品的标签、说明书，应当印有规定的标志，如图 10-4 所示。

 习题

一、最佳选择题（下列每小题的备选项中，只有一项最符合题目要求，请将其选出）

1. 《麻醉药品、第一类精神药品购用印鉴卡》的有效期为

    A. 1 年　　　　　　　　　　　　B. 3 年

    C. 5 年　　　　　　　　　　　　D. 10 年

2. 以下特殊管理规定的药品专用标志中，属于放射性药品专用标志的是

    A. 　　　　　　　B.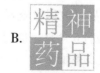

    C. 　　　　　　　D.

3. 负责依法对疫苗研制、生产、储存、运输以及预防接种中的疫苗质量进行监督检查的部门是

    A. 药品监督管理部门　　　　　　B. 质量监督管理部门

    C. 卫生健康主管部门　　　　　　D. 产品质量监督部门

4. 国家加强对 A 型肉毒毒素及其制剂的监督管理，A 型肉毒毒素及其制剂属于

    A. 精神药品   B. 麻醉药品

    C. 医疗用毒性药品   D. 放射性药品

5. 关于特殊管理规定药品的特殊管理要点的说法，错误的是

    A. 我国实行麻醉药品和精神药品的生产总量控制

    B. 国家药品监督管理局可以根据实际需要，组织对疫苗品种开展上市后评价

    C. 我国对血液制品实行进口审批制度

    D. 我国精神药品均不得零售

6. 不属于药品类易制毒化学品的品种是

    A. 麦角酸   B. 麦角胺

    C. 苯二氮䓬   D. 麻黄碱

7. 药品零售企业销售属于非处方药的复方甘草口服液体制剂类含特殊药品复方制剂时，一次销售不得超过

    A. 1 盒   B. 5 盒

    C. 1 个最小包装   D. 5 个最小包装

8. 医疗单位使用放射性药品，必须具备《放射性药品使用许可证》，其有效期为

    A. 1 年   B. 2 年

    C. 3 年   D. 5 年

二、多项选择题（每题的备选项中，有 2 个或 2 个以上符合题目要求，错选、少选均不得分）

1. 麻醉药品和精神药品须按照特殊管理规定进行管理，因为其服用者易产生

    A. 依赖性   B. 成瘾性

    C. 耐药性   D. 情绪性

2. 按照《中华人民共和国疫苗管理法》规定，我国境内上市的疫苗被划分为

    A. 一类疫苗   B. 二类疫苗

    C. 免疫规划疫苗   D. 非免疫规划疫苗

3. 国家免疫规划的疫苗制品的最小外包装上，须标明的内容包括

    A. 通用名称   B. "免费"字样

    C. 规格   D. "免疫规划"专用标识

4. 关于麻醉药品和精神药品生产特殊管理规定的说法，正确的有

    A. 麻醉药品原料药不得委托加工

    B. 第一类精神药品原料药不得委托加工

    C. 第二类精神药品原料药不得委托加工

    D. 第二类精神药品制剂不得委托加工

5. 关于麻醉药品和精神药品处方管理的说法，正确的有

    A. 处方医师须具备麻醉药品和第一类精神药品处方资格

    B. 医师不得为自己开具麻醉药品和第一类精神药品处方

    C. 麻醉药品处方至少保存 3 年

D. 第一类精神药品处方至少保存 2 年

6. 关于含麻黄碱类复方制剂的管理规定的说法，正确的有

    A. 属于含特殊药品复方制剂

    B. 最小包装规格中麻黄碱类药物含量有明确上限要求

    C. 药品零售企业销售含麻黄碱类复方制剂，应当查验购买者的身份证并登记

    D. 按照非处方药管理的含麻黄碱类复方制剂一次销售不得超过 3 个最小包装

在线答题

第十一章 药品信息、广告、价格管理及消费者权益保护

药品信息质量和药品内在质量同样重要。所有与药品相关的信息都属于药品信息的范围，包括有关药品特征、特性和变化的信息，有关药品研制、生产、经营、使用、监督管理等活动方面的信息。药品信息管理包括各级药品监督管理部门依法对药品信息活动的管理和国家对药品信息的监督管理。国家对药品信息的监督管理，基本目标是保证药品信息的真实、准确与全面，以充分保障公众用药安全有效和维护公众健康权益。

第一节 药品安全信息与品种档案管理

一、药品安全信息

（一）上市药品信息公开范围

上市后药品信息公开的内容包括：药品的产品注册、生产经营许可、广告审查、监督检查、监督抽检、行政处罚等各类依法主动公开信息。

1. 行政审批信息 ①药品审评审批服务指南、产品（配方）注册证书（批件）、标签和说明书样稿等信息；②药品生产经营许可服务指南、生产经营许可证等信息；③其他行政审批事项服务指南、批准文件等相关信息，以及《中国上市药品目录集》。

2. 药品的备案日期、备案企业（产品）、备案号等备案信息。

3. 药品日常监督检查和飞行检查等监督检查结果信息。

4. 药品监督抽检结果中的有关被抽检单位、产品、检验结果等。

5. 药品行政处罚决定的信息 ①行政处罚案件名称、处罚决定书文号；②被处罚的自然人姓名、被处罚的企业或其他组织的名称、统一社会信用代码（组织机构代码、事业单位法人证书编号）、法定代表人（负责人）姓名；③违反法律、法规和规章的主要事实；④行政处罚的种类和依据；⑤行政处罚的履行方式和期限；⑥作出行政处罚决定的行政执法机关名称和日期。

6. 药品监督管理部门责令药品生产经营者召回相关药品的，应当在省级以上药品监督管理部门政府网站公开产品召回信息：①生产经营者的名称、住所、法定代表人（主要

负责人）、联系电话、电子邮箱等；②产品名称、注册证书（批件）号、规格、生产日期或者批号等；③责令召回的原因、起始时间等；④法律、法规和规章规定的其他信息。

7. 统计调查取得的统计信息应依据法律法规及时公开，供社会公众查询（包括药品不良反应报告和药物警戒的数据）。

（二）上市药品信息查询途径和方式

1. 登录国家药品监督管理局网站查询相关数据。

2. 通过药品审评中心门户网站（https：//www.cde.org.cn/）查询药品审评。信息药品审评审批信息公开的主要内容包括药品注册申请受理信息、审评审批过程信息、审评审批结果信息及其他审评审批信息。

（三）药品投诉举报信息

1. 投诉举报的定义　投诉指消费者为生活消费需要购买、使用商品或者接受服务，与经营者发生消费者权益争议，请求市场监督管理部门解决该争议的行为；举报指自然人、法人或者其他组织向市场监督管理部门反映经营者涉嫌违反市场监督管理法律、法规、规章线索的行为。

2. 投诉举报的途径　投诉举报者可以通过四种途径进行药品投诉举报：

（1）电话：消费者投诉举报专线电话 12315。

（2）上网：①互联网平台网址 http：//www.12315.cn/；②微信公众号名称"全国 12315 互联网平台"；③微信小程序名称"12315"；④手机 App 名称"全国 12315 互联网平台"。

（3）信件：地址为各级药品监督管理部门投诉举报机构。

（4）走访：各级药品监督管理部门投诉举报机构。

3. 受理范围　生产、流通、消费环节食品（含食品添加剂）安全和药品、医疗器械、保健食品、化妆品在研制、生产、流通、使用环节违法行为的投诉举报。

4. 受理条件

（1）有明确的投诉举报对象及违法行为。

（2）被投诉举报的对象或违法行为在本投诉举报机构所属的行政区域内。

5. 投诉举报不予受理的情况　投诉举报有下列情形之一的，市场监督管理部门可不予受理：

（1）投诉事项不属于市场监督管理部门职责，或者本行政机关不具有处理权限的。

（2）法院、仲裁机构、市场监督管理部门或者其他行政机关、消费者协会或者依法成立的其他调解组织已经受理或者处理过同一消费者权益争议的。

（3）不是为生活消费需要购买、使用商品或者接受服务，或者不能证明与被投诉人之间存在消费者权益争议的。

（4）投诉人知道或者应当知道自己的权益受到被投诉人侵害之日起超过 3 年的。

（5）未提供投诉人的姓名、电话号码、通讯地址；被投诉人的名称（姓名）、地址以及具体的投诉请求以及消费者权益争议事实。

（6）法律、法规、规章规定不予受理的其他情形。

6. 投诉举报者信息的保密　根据《药品管理法》第一百零六条规定，药品监督管理部门应当公布本部门的电子邮件地址、电话，接受咨询、投诉、举报，并依法及时答复、核实、处理。对查证属实的举报，按照有关规定给予举报人奖励。药品监督管理部门应当对举报人的信息予以保密，保护举报人的合法权益。举报人举报所在单位的，该单位不得以解除、变更劳动合同或者其他方式对举报人进行打击报复。

二、药品品种档案管理

《国家药品监督管理局关于加快推进药品智慧监管的行动计划》要求：建立药品品种档案信息管理系统，将分散在不同单位和部门的产品品种信息汇集、关联、展示，实现对产品品种"一品一档"管理，进而实现对产品的全生命周期管理，方便业务协同与数据共享，为监管决策提供数据支持，为社会共治提供数据资源。

根据《药品注册管理办法》第一百零六条规定，国家药品监督管理局信息中心负责建立药品品种档案，对药品实行编码管理，汇集药品注册申报、临床试验期间安全性相关报告、审评、核查、检验、审批以及药品上市后变更的审批、备案、报告等信息，并持续更新。药品品种档案和编码管理的相关制度，由国家药品监督管理局信息中心制定公布。

第二节　药品包装标识物与说明书管理

《药品管理法》第四十九条规定药品包装应当按照规定印有或者贴有标签并附有说明书。标签或者说明书应当注明药品的通用名称、成分、规格、上市许可持有人及其地址、生产企业及其地址、批准文号、产品批号、生产日期、有效期、适应证或者功能主治、用法、用量、禁忌、不良反应和注意事项。标签、说明书中的文字应当清晰，生产日期、有效期等事项应当显著标注，容易辨识。麻醉药品、精神药品、医疗用毒性药品、放射性药品、外用药品和非处方药的标签、说明书，应当印有规定的标志。

一、药品包装标识物管理

（一）药品包装的定义和分类

医药商品包装是指流通过程中保护医药商品、方便医药商品储运、促进医药商品销售，按一定技术方法而采用的容器、材料及辅助物等的总称。也指为了达到上述目的而采用容器、材料和辅助物的过程中施加一定技术方法的操作活动。医药商品的包装是医药商品生产的重要环节，是其进入流通领域的必要条件，是实现医药商品使用价值和价值的必要手段之一。

药品包装可以分为两类：一类是直接接触药品的药品包装（这类包装用材料和容器，简称"药包材"，应当符合国家的有关规定），另一类是药品的外包装，包括药品最小销售单元包装，和运输包装。

（二）药品包装的主要作用

1. 保护药品质量　医药商品在流通过程中要经过运输、装卸、储藏、批发、零售等环节，在这些环节中难免会跌落、碰撞、摩擦，还会受到空气、光线、水分及微生物的作用。医药商品的包装可以使其与上述外界条件有效地分开，从而减少外界条件对其的损害。

2. 方便药品使用　不同的药物及其剂型要选用合适的剂量包装，才能方便用药者的使用，也便于医药商品的计数、计量及使用。

3. 保障药品的可靠性　包装具有品质保证、情报信息介绍的功能，有名称、规格、含量、使用方法、生产批号、使用期限、保存方法等说明，起到保证安全有效用药的作用。

4. 便于药品运输、装卸及储存　有了药品包装，可以保证药品流通迅速便利，降低物流费用。药品进行包装后便于计算价值，方便买卖双方和直接消费者。

5. 促进医药商品的销售　优良的包装是无声的广告，可以帮助企业建立良好的销售形象，起到促进销售的作用。

（三）药品标签的分类和标示内容要求

1. 药品标签分类药品标签是指药品包装上印有或者贴有的内容，分为内标签和外标签。药品内标签指直接接触药品包装的标签，外标签指内标签以外其他包装的标签。

2. 药品标签标示内容要求

（1）内标签：药品内标签指直接接触药品包装的标签。药品的内标签应当包含药品通用名称、适应证或者功能主治、规格、用法用量、生产日期、产品批号、有效期、生产企业等内容。包装尺寸过小无法全部标明上述内容的，至少应当标注药品通用名称、规格、产品批号、有效期等内容。

（2）外标签：外标签指内标签以外的其他包装的标签。药品外标签应当注明药品通用名称、成分、性状、适应证或者功能主治、规格、用法用量、不良反应、禁忌、注意事项、贮藏、生产日期、产品批号、有效期、批准文号、生产企业等内容。适应证或者功能主治、用法用量、不良反应、禁忌、注意事项不能全部注明的，应当标出主要内容并注明"详见说明书"字样。

（3）用于运输、储藏的包装的标签：用于运输、储藏的包装的标签，至少应当注明药品通用名称、规格、贮藏、生产日期、产品批号、有效期、批准文号、生产企业，也可以根据需要注明包装数量、运输注意事项或者其他标记等必要内容。

（4）原料药的标签：原料药的标签应当注明药品名称、贮藏、生产日期、产品批号、有效期、执行标准、批准文号、生产企业，同时还需注明包装数量以及运输注意事项等必要内容。

（5）同品种药品标签的规定：对于同一药品生产企业生产的同一药品的管理规定，同一药品生产企业生产的同一药品，药品规格和包装规格均相同的，其标签的内容、格式及颜色必须一致；药品规格或者包装规格不同的，其标签应当明显区别或者规格项明显标注；同一药品生产企业生产的同一药品，分别按处方药与非处方药管理的，两者的包装颜色应当明显区别。

（6）对贮藏有特殊要求的药品，应当在标签的醒目位置注明。

（7）药品标签上药品有效期的规定：药品标签中的有效期应当按照年、月、日的顺序标注，年份用四位数字表示，月、日用两位数表示。其具体标注格式为"有效期至××××年××月"或者"有效期至××××年××月××日"；也可以用数字和其他符号表示为"有效期至××××.××."或者"有效期至××××/××/××"等。有效期若标注到日，应当为起算日期对应年月日的前一天，若标注到月，应当为起算月份对应年月的前一月。预防用生物制品有效期的标注按照前国家食品药品监督管理总局批准的注册标准执行，治疗用生物制品有效期的标注自分装日期计算，其他药品有效期的标注自生产日期计算。

二、药品说明书管理

（一）药品说明书的定义

药品说明书是药品生产企业印制并提供的，包含药品安全性、有效性、重要科学数据、结论和信息，用以指导安全、合理使用药品的技术性资料。药品标签是药品包装上印有或者贴有的内容。

（二）药品说明书的编写要点和修订

1. 药品说明书的编写要点　《药品说明书和标签管理规定》中对药品说明书的内容编写提出了以下要求：

（1）应当包含药品安全性、有效性的重要科学数据、结论和信息，用以指导安全、合理使用药品。药品说明书的具体格式、内容和书写要求由前国家食品药品监督管理总局制定并发布。

（2）对疾病名称、药学专业名词、药品名称、临床检验名称和结果的表述，应当采用国家统一颁布或规范的专用词汇，度量衡单位应当符合国家标准的规定。

（3）应当列出全部活性成分或者组方中的全部中药药味。注射剂和非处方药还应当列出所用的全部辅料名称。药品处方中含有可能引起严重不良反应的成分或者辅料的，应当予以说明。

（4）应当充分包含药品不良反应信息，详细注明药品不良反应。

2. 药品说明书的修订要求

（1）药品生产企业应当主动跟踪药品上市后的安全性、有效性情况，需要对药品说明书进行修改的，应当及时提出申请。根据药品不良反应监测、药品再评价结果等信息，国家药品监督管理部门也可以要求药品生产企业修改药品说明书。

（2）药品说明书获准修订后，药品生产企业应当将修改的内容立即通知相关药品经营企业、使用单位及其他部门，并按要求及时使用修改后的说明书和标签。

（3）药品生产企业未根据药品上市后的安全性、有效性情况及时修改说明书或者未将药品不良反应在说明书中充分说明的，由此引起的不良后果由该生产企业承担。

（4）药品说明书核准日期和修改日期应当在说明书中醒目标示。

（三）药品说明书的格式与内容书写要求

为规范药品说明书格式和内容，依据《药品说明书和标签管理规定》，前国家食品药品监督管理局先后发布《关于印发化学药品和生物制品说明书规范细则的通知》《关于印发中药、天然药物处方药说明书格式内容书写要求及撰写指导原则的通知》等政策文件，对药品说明书格式和各项内容书写要求做了明确规定。

1. 药品说明书常用格式　见图 11-1（举例为化学药品和治疗用生物制品说明书规范细则，对于中成药、预防用生物制品等说明书不完全适用）。

核准和修改日期

特殊药品、外用药品标识位置

×××说明书
请仔细阅读说明书并在医师或药师指导下使用

警示语位置

【药品名称】

【成份】

【性状】

【适应证】

【规格】

【用法用量】

【不良反应】

【禁忌】

【注意事项】

【孕妇及哺乳期妇女用药】

【儿童用药】

【老年用药】

【药物相互作用】

【药物滥用和药物依赖】

【药物过量】

【临床药理】

【临床试验】

【药理毒理】

【贮藏】

【包装】

【有效期】

【执行标准】

【批准文号】

【上市许可持有人】

【生产企业】

【境内联系人】

图 11-1　通用说明书示例

2. 药品说明书各项内容书写要求

（1）"核准和修改日期"：核准日期为国家药品监督管理局首次批准该药品注册的时间，修改日期为此后历次修改的时间。核准和修改日期应当印制在说明书首页左上角。修改日期位于核准日期下方。

（2）"特殊药品、外用药品标识"：麻醉药品、精神药品、医疗用毒性药品、放射性药品和外用药品等专用标识在说明书首页右上方标注。

（3）"说明书标题"："×××说明书"中的"××"是指该药品的通用名称。

（4）"请仔细阅读说明书并在医师或药师指导下使用"：如为附条件批准，该句表述为"本品为附条件批准上市。请仔细阅读说明书并在医师或药师指导下使用。"该内容必须标注，并印制在说明书标题下方。

（5）"警示语"：警示语是指药品严重不良反应（可导致死亡或严重伤害）及其严重安

全性问题警告的摘要，可涉及【禁忌】和【注意事项】等项目的内容。警示语置于说明书标题下，全文用黑体字。应设标题和正文两部分。标题应直指问题实质而不用中性语言。各项警告前置黑体圆点并设小标题。各项末用括号注明对应的详细资料的说明书项目。无该方面内容的，不列该项。

（6）药品名称：

按下列顺序列出：

①通用名称，《中国药典》收载的品种，其通用名称应当与药典一致；药典未收载的品种，其名称应当符合药品通用名称命名原则。②商品名称，未批准使用商品名称的药品不列该项。③英文名称，无英文名称的药品不列该项。④汉语拼音。

（7）成份：①列出活性成分的化学名称、化学结构式、分子式、分子量。并按下列方式书写：化学名称，化学结构式，分子式，分子量。②复方制剂可以不列出每个活性成分化学名称、化学结构式、分子式、分子量内容。本项可以表达为"本品为复方制剂，其组分为：××"。组分按一个制剂单位（如每片、粒、支、瓶等）分别列出所含的全部活性成分及其量。③多组分或者化学结构尚不明确的化学药品或者治疗用生物制品，应当列出主要成分名称，简述活性成分来源。④辅料：处方中含有可能引起严重不良反应的辅料的，该项下应当列出该辅料名称。注射剂应当列出全部辅料名称。

（8）性状：包括药品的外观、嗅、味等，与质量标准中【性状】项保持一致。

（9）适应证：①应当根据该药品的用途，采用准确的表述方式，明确用于预防、治疗、诊断、缓解或者辅助治疗某种疾病（状态）或者症状。②应当描述适用的人群（如，年龄、性别或特殊的基因型）、适用的疾病（如，疾病的亚型）和该药的治疗地位（如，一线药还是二线用药、辅助用药）。③使用限制：根据产品实际情况，如果需要，列出使用限制的内容。④对于附条件批准品种，注明本品为基于替代终点（或中间临床终点或早期临床试验数据）获得附条件批准上市，暂未获得临床终点数据，尚待上市后进一步确证。

（10）规格：指每一单位制剂（每支、每片等）中含有主药的标示量（或效价）、含量（%）或装量。生物制品注射剂应标明每支（瓶）中有效成分的效价（或含量及效价）装量（或冻干制剂的复溶后体积）。表示方法一般按照现行版《中国药典》要求规范书写，有两种以上规格的应当分别列出。

（11）用法用量：①应当包括用法和用量两部分。需按疗程用药或者规定用药期限的，必须注明疗程、期限。②应当详细列出该药品的用药方法，准确列出用药频次、用药剂量以及疗程期限，并应当特别注意剂量与规格的关系。③用法上有特殊要求的，应当按实际情况详细说明。④在有研究数据支持的情况下，明确阐述特殊人群的用药方法，如肝功能不全、肾功能不全、老年人、儿童等。

（12）不良反应：①应当实事求是地详细列出该药品的不良反应，并按不良反应的严重程度、发生的频率或症状的系统性列出。按照临床试验期间和上市后不良反应分别列出。②在说明书其他章节详细阐述的不良反应、最常见的不良反应、导致停药或其他临床干预的不良反应应该在本项开始部分阐述。③详细列出特定的不良反应可能有助于临床实践中不良反应发生的预防、评估和管理。尽量避免使用含糊的词语，如耐受良好的、稀有、频繁等。

（13）禁忌：应当列出禁止应用该药品的人群或者疾病情况。必要时，阐述禁忌情况下使用药物的预期后果。

（14）注意事项：①该项目应包括需要特别警惕的严重的或有其他临床价值的不良反应的警告和注意事项。应描述各项不良反应的临床表现和后果以及流行病学特点（发生率、死亡率和风险因素等）、识别、预防和处理。这些信息会影响是否决定处方给药、为确保安全使用药物对患者进行监测的建议，以及可采取的预防或减轻损害的措施。②应列出使用时必须注意的问题，包括需要慎用的情况（如肝、肾功能的问题），影响药物疗效的因素（如食物、烟、酒），用药过程中需观察的情况（如过敏反应，定期检查血象、肝功能、肾功能），以及药物对临床实验室检测的干扰、评价安全性需要的监测、严重的或有临床意义的药物相互作用等。③应根据其重要性，按警告、注意事项的顺序分别列出。每个小项应设有显示其内容特点的粗体字小标题并赋予编号，以重要性排序。

（15）孕妇及哺乳期妇女用药：根据药物的具体情况，着重说明该药品对妊娠、哺乳期母婴的影响，并写明可否应用本品及用药注意事项。未进行该项实验且无可靠参考文献的，应当在该项下予以说明。

（16）儿童用药：主要包括儿童由于生长发育的关系而对于该药品在药理、毒理或药代动力学方面与成人的差异，并写明可否应用本品及用药注意事项。若有幼龄动物毒性研究资料，且已批准药品用于儿科人群，应阐明有关动物毒性研究内容。未进行该项实验且无可靠参考文献的，应当在该项下予以说明。

（17）老年用药：主要包括老年人由于机体各种功能衰退的关系而对于该药品在药理、毒理或药代动力学方面与成人的差异，并写明可否应用本品及用药注意事项。未进行该项实验且无可靠参考文献的，应当在该项下予以说明。

（18）药物相互作用：列出与该药物产生相互作用的药物或者药物类别，并说明相互作用的结果及合并用药的注意事项。未进行该项实验且无可靠参考文献的，应当在该项下予以说明。

（19）药物滥用和药物依赖：镇痛、麻醉、精神药物等有可能导致药物滥用或依赖，需阐明与之有关的内容，合理控制，避免药物滥用，避免/减少药物依赖。对于不存在滥用、依赖问题的药物，可不保留该项内容。

（20）药物过量：详细列出过量应用该药品可能发生的毒性反应、剂量及处理方法。未进行该项实验且无可靠参考文献的，应当在该项下予以说明。

（21）临床药理

①药效动力学，须描述与临床效应或不良事件相关的药物或活性代谢产物的生物化学或生理学效应。该部分应包括关于药物及其代谢产物对生物标志物或其他临床相关参数影响的描述。如果无相关数据或效应未知，须说明缺乏该部分信息。

②药物对心电图QT间期的影响，也应包括在药效动力学部分（其中QT间期是指包括心室除极和复极激动时间，代表心室去极化和复极化过程的总时程）。

③药代动力学，应包括药物在体内吸收、分布、代谢和排泄的全过程及其主要的药代动力学参数或特征，以及特殊人群的药代动力学参数或特征。说明药物是否通过乳汁分泌、是否通过胎盘屏障及血脑屏障等。应以人体临床试验结果为主，如缺乏人体临床试验

结果，可列出非临床试验的结果，并加以说明。未进行药代动力学研究且无可靠参考文献的，应当在该部分予以说明。

④遗传药理学，应包括影响药物体内过程以及治疗相关的基因变异相关数据或信息。

（22）临床试验：该项为临床试验概述，应当准确、客观地进行描述。具体内容应包括试验方案设计（如随机、盲法、对照）、研究对象、给药方法、有效性终点以及主要试验结果等。可适当使用图表，清晰表述试验设计、疗效和安全性数据等。对于附条件批准品种，注明本品为基于替代终点（或中间临床终点或早期临床试验数据）获得附条件批准上市，暂未获得临床终点数据，尚待上市后进一步确证。

（23）药理毒理

①药理作用：重点阐述药物与临床适应证相关已明确的药理作用，包括药物类别、作用机制、药理活性等；复方制剂的药理作用可以为每一组成成分的药理作用。如果药物获准用于不同适应证的作用机制不同，需对其用于不同适应证的作用机制进行阐述。如果作用机制尚不明确，需明确说明。对于抗微生物药物，应阐明药物的微生物学特征，包括抗病毒／抗菌活性、药物敏感性、耐药性等。

②毒理研究：与临床应用有关、有助于判断药物临床安全性的非临床毒理研究结果，一般包括遗传毒性、生殖毒性、致癌性等特殊毒理学试验信息，必要时包括一般毒理学试验中或其他毒理学试验中提示的需重点关注的信息。应当描述动物种属类型，给药方法（剂量、给药周期、给药途径）和主要毒性表现等重要信息。复方制剂的毒理研究内容应当尽量包括复方给药的毒理研究结果，若无该信息，应当写入单药的相关毒理内容。若有幼龄动物毒性研究资料，且已批准药品用于儿科人群，应阐明有关动物毒性研究内容。

未进行该项实验且无可靠参考文献的，应当在该项下予以说明。

（24）贮藏：具体条件的表示方法按《中国药典》要求书写，并注明具体温度，如阴凉处（不超过20℃）保存。生物制品应当同时注明制品保存和运输的环境条件，特别应明确具体温度。

（25）包装：包括直接接触药品的包装材料和容器及包装规格，并按该顺序表述。

（26）有效期：以月为单位表述。

（27）执行标准：列出执行标准的名称、版本，如《中国药典》2020年版二部。或者药品标准编号，如YBH00012021。

（28）批准文号：指该药品的药品批准文号。对于附条件批准品种，应注明附条件批准上市字样。

（29）上市许可持有人：持有人名称与注册地址按持有人生产许可证有关项目填写。

（30）生产企业：国产药品该项内容应当与《药品生产许可证》载明的内容一致，进口药品应当与提供的政府证明文件一致。

（31）境内联系人：对于境外生产药品，应该列出境外上市许可持有人指定的在中国境内的联系人信息。

三、药品名称、商标和专有标识管理

（一）药品名称、注册商标的使用原则和印制规定

1. 药品说明书和标签中标注的药品名称必须符合国家药品监督管理部门公布的药品通用名称和商品名称的命名原则，并与药品批准证明文件的相应内容一致。药品说明书和标签中禁止使用未经国家药品监督管理部门批准的药品名称。

2. 药品通用名称应当显著、突出，其字体、字号和颜色必须一致，并符合以下要求：①对于横版标签，必须在上 1/3 范围内显著位置标出；对于竖版标签，必须在右 1/3 范围内显著位置标出；②不得选用草书、篆书等不易识别的字体，不得使用斜体、中空、阴影等形式对字体进行修饰；③字体颜色应当使用黑色或者白色，与相应的浅色或者深色背景形成强烈反差；④除因包装尺寸的限制而无法同行书写的，不得分行书写。

3. 药品商品名称不得与通用名称同行书写，其字体和颜色不得比通用名称更突出和显著，其字体以单字面积计不得大于通用名称所用字体的 1/2。

4. 药品标签使用注册商标的，应当印刷在药品标签的边角，含文字的，其字体以单字面积计不得大于通用名称所用字体的四分之一。

（二）药品说明书和标签的标识管理

1. 麻醉药品、精神药品、医疗用毒性药品、放射性药品、外用药品和非处方药品等国家规定有专用标识的，其说明书和标签必须印有规定的标识。

2. 国家对药品说明书和标签有特殊规定的，从其规定。

3. 中药材、中药饮片的标签管理规定由国家药品监督管理局另行制定。

第三节　药品广告管理

一、药品广告的定义及相关管理规定

（一）药品广告的定义与作用

1. 药品广告的定义　药品广告是广告活动的一部分。凡是利用各种媒介或者形式发布的广告含有药品名称、药品适应证（功能主治）或者与药品有关的其他内容，为药品广告。

2. 药品广告的作用

（1）促进合理用药：药品广告能使医生、药师、患者了解有关药品的性能、成份、用途和特点，以及适应证、作用机制、注意事项等，有助于医生或患者选择用药。

（2）促进药品信息传播：药品广告信息的传播，特别是非处方药大众媒介广告，有助于增强人们的自我保健意识，培养新的保健需求。

（3）促进医药市场发展：药品广告有助于扩大制药企业的药品销售量、开拓新市场和开发新产品。

（二）药品广告的相关管理规定

1. 我国药品广告的相关法规条例　目前我国申请审查的药品广告，符合下列法律法规及有关规定的，方可予以通过审查：《广告法》《药品管理法》《药品管理法实施条例》和《互联网广告管理办法》《药品、医疗器械、保健食品、特殊医学用途配方食品广告审查管理暂行办法》（以下简称《广告审查办法》）以及国家有关广告管理的其他规定。

在《广告法》中对于药品广告的内容、不得出现的情形、药品发布媒体的限制以及药品广告的审查作出了规定。此外，《药品管理法》《药品管理法实施条例》中对于药品广告的准则作了进一步的规定，《广告审查办法》则对于落实相关规定的具体标准与办法进行了完整的阐释。《互联网广告管理办法》则对药品的互联网广告相关准则进行规定。

2. 我国药品广告监管的变化趋势　近年来，随着医药行业的不断发展，越来越多的药品问世。与此同时，国家对于上市药品的广告管理呈现动态化、严格化、标准化的变化趋势。

《广告审查办法》明确了药品广告审查管理机构职能与分工，严格药品广告审查标准，明确并精简药品广告应当显著标明的内容，压缩申请证明材料，延长药品广告批准文号有效期，推行全流程网上办理，统一药品广告审查程序等内容，进一步明确药品广告公开时间、途径及内容。

二、药品广告的审查与发布

（一）药品广告的审查部门

根据《广告审查办法》的相关规定，国家市场监督管理总局负责组织指导药品、医疗器械、保健食品和特殊医学用途配方食品广告审查工作。

各省级市场监督管理部门、药品监督管理部门（以下称广告审查机关）负责药品、医疗器械、保健食品和特殊医学用途配方食品广告审查，依法可以委托其他行政机关具体实施广告审查。

（二）药品广告的内容准则和发布要求

根据《广告法》《广告审查办法》等药品广告的相关规定，药品广告具有以下的内容准则与发布要求。

1. 广告发布的内容准则

（1）药品广告应当真实、合法，不得含有虚假或者引人误解的内容。

（2）药品广告的内容应当以国家药品监督管理局核准的说明书为准。药品广告涉及药品名称、药品适应证或者功能主治、药理作用等内容的，不得超出说明书范围。

（3）药品广告应当显著标明禁忌、不良反应，处方药广告还应当显著标明"本广告仅供医学药学专业人士阅读"，非处方药广告还应当显著标明非处方药标识（OTC）和"请按药品说明书或者在药师指导下购买和使用"。

（4）药品广告中应当显著标明的内容，其字体和颜色必须清晰可见、易于辨认，在视频广告中应当持续显示。

2. 不得发布广告的药品

（1）麻醉药品、精神药品、医疗用毒性药品、放射性药品、药品类易制毒化学品、戒毒治疗的药品；

（2）医疗机构配置的制剂；

（3）军队特需药品、军队医疗机构配置的制剂；

（4）依法停止或者禁止生产、销售和使用的药品；

（5）法律、行政法规禁止发布广告的情形。

3. 广告中不得出现的情形

（1）广告不得有下列情形：①使用或者变相使用中华人民共和国的国旗、国歌、国徽，军旗、军歌、军徽；②使用或者变相使用国家机关、国家机关工作人员的名义或者形象；③使用"国家级""最高级""最佳"等用语；④损害国家的尊严或者利益，泄露国家秘密；⑤妨碍社会安定，损害社会公共利益；⑥危害人身、财产安全，泄露个人隐私；⑦妨碍社会公共秩序或者违背社会良好风尚；⑧含有淫秽、色情、赌博、迷信、恐怖、暴力的内容；⑨含有民族、种族、宗教、性别歧视的内容；⑩妨碍环境、自然资源或者文化遗产保护。

（2）药品广告不得含有下列内容：①表示功效、安全性的断言或者保证，如含有"安全""安全无毒副作用""毒副作用小"；明示或者暗示成分为"天然"等；②说明治愈率或者有效率；③与其他药品的功效和安全性或者其他医疗机构比较，含有医疗机构的名称、地址、联系方式、诊疗项目、诊疗方法以及有关义诊、医疗咨询电话、开设特约门诊等医疗服务的内容；④利用广告代言人作推荐、证明；⑤药品广告的内容不得与国家药品监督管理局批准的说明书不一致，并应当显著标明禁忌、不良反应；⑥使用科研单位、学术机构、行业协会或者专家、学者、医师、药师、临床营养师、患者等的名义或者形象作推荐、证明；⑦违反科学规律，明示或者暗示可以治疗所有疾病、适应所有症状、适应所有人群，或者正常生活和治疗病症所必需等内容；⑧引起公众对所处健康状况和所患疾病产生不必要的担忧和恐惧，或者使公众误解不使用该产品会患某种疾病或者加重病情的内容；⑨法律、行政法规规定不得含有的其他内容。

（3）除医疗、药品、医疗器械广告外，禁止其他任何广告涉及疾病治疗功能，并不得使用医疗用语或者易使推销的商品与药品、医疗器械相混淆的用语。

4. 广告发布媒体的限制

（1）除不得发布广告的药品之外的处方药广告只能在国家卫生健康委员会和国家药品监督管理局共同指定的医学、药学专业刊物上发布，不得在互联网发布。

（2）不得利用处方药的名称为各种活动冠名进行广告宣传。不得使用与处方药名称相同的商标、企业字号在医学、药学专业刊物以外的媒介变相发布广告，也不得利用该商标、企业字号为各种活动冠名进行广告宣传。

（3）药品广告中只宣传产品名称（含药品通用名称和药品商品名称）的，不再对其内容进行审查。

（4）药品广告不得在针对未成年人的大众传播媒介上或者在针对未成年人的频率、频道、节目、栏目、网站、网页、互联网应用程序、公众号等上发布。药品广告不得以儿童为诉求对象，不得以儿童名义介绍药品。

（5）广播电台、电视台、报刊音像出版单位、互联网信息服务提供者不得以介绍健康、养生知识等形式变相发布医疗、药品广告。

（三）药品广告的审批及程序

1. 药品广告的申请条件及流程　药品广告批准文号的申请人必须是药品、注册证明文件或者备案凭证持有人及其授权同意的生产、经营企业，申请人可以委托代理人办理药品广告审查申请。药品广告审查申请应当依法向生产企业或者进口代理人等广告主所在地广告审查机关提出。

广告审查机关收到申请人提交的申请后，应当在 5 个工作日内作出受理或者不予受理的决定。申请材料齐全、符合法定形式的，应当予以受理，出具《广告审查受理通知书》。申请材料不齐全、不符合法定形式的，应当一次性告知申请人需要补正的全部内容。

2. 药品广告的审批流程　广告审查机关应当对申请人提交的材料进行审查，自受理之日起 10 个工作日内完成审查工作。经审查，对符合法律、行政法规及相关规定的广告，应当作出审查批准的决定，编发广告批准文号。对不符合法律、行政法规及相关规定的广告，应当作出不予批准的决定，送达申请人并说明理由，同时告知其享有依法申请行政复议或者提起行政诉讼的权利。

经审查批准的药品广告，广告审查机关应当通过本部门网站以及其他方便公众查询的方式，在 10 个工作日内向社会公开。公开的信息应当包括广告批准文号、申请人名称、广告发布内容、广告批准文号有效期、广告类别、产品名称、产品注册证明文件或者备案凭证编号等内容。药品广告批准文号的有效期与产品注册证明文件、备案凭证或者生产许可文件最短的有效期一致，产品注册证明文件、备案凭证或者生产许可文件未规定有效期的，广告批准文号有效期为 2 年。

3. 药品广告的注销与作废　申请人有下列情形的，不得继续发布审查批准的广告，并应当主动申请注销药品广告批准文号：①主体资格证照被吊销、撤销、注销的；②产品注册证明文件、备案凭证或者生产许可文件被撤销、注销的；③法律、行政法规规定应当注销的其他情形。广告审查机关发现申请人有前款情形的，应当依法注销其药品广告批准文号。

第四节　互联网药品信息服务管理

一、互联网药品信息服务的管理规定

目前，我国对于互联网药品信息服务的管理，主要根据《互联网药品信息服务管理办法》的相关规定来进行。

1. 互联网药品信息服务的定义　互联网药品信息服务是指通过互联网向上网用户提供药品（含医疗器械）信息的服务活动。

2. 互联网药品信息服务的分类　互联网药品信息服务分为经营性和非经营性两类。经营性互联网药品信息服务是指通过互联网向上网用户有偿提供药品信息等服务的活动；非经营性互联网药品信息服务是指通过互联网向上网用户无偿提供公开的、共享性药品信息等服务的活动。

3. 互联网药品信息服务的相关规定　国家对经营性互联网信息服务实行许可制度，对非经营性互联网信息服务实行备案制度，未取得许可或者未履行备案手续的，不得从事互联网信息服务。

二、提供互联网药品信息服务的基本要求

根据《互联网药品信息服务管理办法》的相关规定，提供互联网药品信息服务具有以下基本要求：

（一）互联网药品信息服务的管理部门与职责

1. 监督管理机构　国家药品监督管理部门对全国提供互联网药品信息服务活动的网站实施监督管理；省级药品监督管理部门对本行政区域内提供互联网药品信息服务活动的网站实施监督管理。

2. 经营主管机构　国务院信息产业主管部门或省级电信管理机构。

（二）服务网站的开办规定

1. 资格证书的申请条件　申请提供互联网药品信息服务，除应当符合《互联网药品信息服务管理办法》规定的要求外，还应当具备下列条件：①互联网药品信息服务的提供者应当为依法设立的企事业单位或者其他组织；②具有与开展互联网药品信息服务活动相适应的专业人员、设施及相关制度；③有2名以上熟悉药品、医疗器械管理法律、法规和药品、医疗器械专业知识，或者依法经资格认定的药学、医疗器械技术人员。

2. 资格证书的申请与审批程序　申请提供互联网药品信息服务，应当填写国家药品监督管理部门统一制发的《互联网药品信息服务申请表》，向网站主办单位所在地省级药品监督管理部门提出申请，同时提交以下材料：①企业营业执照复印件；②网站域名注册的相关证书或者证明文件。从事互联网药品信息服务网站的中文名称，除与主办单位名称相同的以外，不得以"中国""中华""全国"等冠名；除取得药品招标代理机构资格证书的单位开办的网站外，其他提供互联网药品信息服务的网站名称中不得出现"电子商务""药品招商""药品招标"等内容；③网站栏目设置说明（申请经营性互联网药品信息服务的网站需提供收费栏目及收费方式的说明）；④网站对历史发布信息进行备份和查阅的相关管理制度及执行情况说明；⑤药品监督管理部门在线浏览网站上所有栏目、内容的方法及操作说明；⑥药品及医疗器械相关专业技术人员学历证明或者其专业技术资格证书复印件、网站负责人身份证复印件及简历；⑦健全的网络与信息安全保障措施，包括网站安全保障措施、信息安全保密管理制度、用户信息安全管理制度；⑧保证药品信息来源合法、真实、安全的管理措施、情况说明及相关证明。

省级药品监督管理部门在收到申请材料之日起5日内作出受理与否的决定，自受理之日起20日内对申请提供互联网药品信息服务的材料进行审核，并作出同意或者不同意的决定。同意的，由省级药品监督管理部门核发《互联网药品信息服务资格证书》，同时报国家药品监督管理部门备案并发布公告；不同意的，应当书面通知申请人并说明理由，同时告知申请人享有依法申请行政复议或者提起行政诉讼的权利。

3. 资格证书的有效期　《互联网药品信息服务资格证书》有效期为5年。有效期届

满，需要继续提供互联网药品信息服务的，持证单位应当在有效期届满前 6 个月内，向原发证机关申请换发《互联网药品信息服务资格证书》。

4. 资格证书的收回和变更的管理规定 《互联网药品信息服务资格证书》可以根据互联网药品信息服务提供者的书面申请，由原发证机关收回，原发证机关应当报国家药品监督管理部门备案并发布公告。

互联网药品信息服务提供者变更下列事项之一的，应当向原发证机关申请办理变更手续，填写《互联网药品信息服务项目变更申请表》，同时提供下列相关证明文件：①《互联网药品信息服务资格证书》中审核批准的项目（互联网药品信息服务提供者单位名称、网站名称、IP 地址等）；②互联网药品信息服务提供者的基本项目（地址、法定代表人、企业负责人等）；③网站提供互联网药品信息服务的基本情况（服务方式、服务项目等）。

三、互联网药品信息的发布

提供互联网药品信息服务的网站在发布药品信息时，应注意以下内容：①应当在其网站主页显著位置标注《互联网药品信息服务资格证书》的证书编号；②所登载的药品信息必须科学、准确，必须符合国家的法律、法规和国家有关药品、医疗器械管理的相关规定；③不得发布麻醉药品、精神药品、医疗用毒性药品、放射性药品、戒毒药品和医疗机构制剂的产品信息。

第五节　药品价格管理

一、药品价格管理的模式

为深化"放管服"改革，国家建立健全药品价格常态化监管机制，在尊重市场规律、尊重经营者自主定价权的基础上，综合运用监测预警、函询约谈、提醒告诫、成本调查、信用评价、信息披露等手段，建立健全药品价格常态化监管机制，促进经营者加强价格自律。

1. 建立价格供应异常变动监测预警机制 国家价格主管部门依托多种渠道组织开展国内外价格信息监测工作，及时预警药品价格和供应异常变动。

2. 通过函询、约谈等手段加强日常管理 对存在价格涨幅或频次异常、区域之间或线上线下之间价格差异较大、流通环节加价明显超出合理水平、配送不到位等情况的药品，各级医疗保障部门可函询相关经营者，要求书面说明情况；对情节严重、影响恶劣的，可约谈或跨区域联合约谈相关经营者，要求其说明变化原因，提供与药品价格成本构成相关的生产、经营、财务和产品流向等资料，并分类妥善处理。

3. 完善药品价格成本调查工作机制 国家和省级医疗保障部门可根据工作需要和管理权限，实施或委托实施价格成本调查，调查范围包括但不限于价格异常变动、与同品种价格差异过大、流通环节加价明显超出合理水平，以及竞争不充分的品种，重点关注被函询、约谈但不能说明正当理由或拒绝做出调整的情形。

4. 探索建立守信激励和失信惩戒机制　国家和省级医疗保障部门联动，依托药品集中采购和使用工作，以药品经营者为对象，围绕质量、供应、价格、配送等方面的关键指标，研究推进可量化的药品价格诚信程度评价，探索建立量化评分、动态调整、公开透明的医药价格招采信用评价制度。

5. 运用信息披露等手段强化社会监督　各地医疗保障部门及时发布药品价格监测预警信息，披露函询约谈结果、价格成本调查结果，公开曝光各类严重影响药品价格和供应秩序的违规失信案例，鼓励社会各方参与监督，引导形成合理预期。

二、我国现行主要药品定价方式

（一）药品价格改革

2015 年 5 月 4 日，国家发展改革委会同国家卫生计生委、人力资源社会保障部等七部门联合发出《关于印发推进药品价格改革意见的通知》，规定从 2015 年 6 月 1 日起，除麻醉药品和第一类精神药品外，取消药品政府定价，完善药品采购机制，发挥医保控费作用，药品实际交易价格主要由市场竞争形成。2020 年 5 月 1 日，《中央定价目录（2020版）》开始施行，其中将"麻醉药品和第一类精神药品"定价部门由"价格主管部门"修改为"医疗保障部门"，定价转交国家医疗保障局，这一主要修改项对于医疗保障部门全面推行医保控费，节约医保资金，推进药品集中带量采购一体化等工作，进一步创造了有利的条件。

（二）实行市场调节价应遵循的原则

为做好药品保供稳价工作，国家医疗保障局提出要以现行药品价格政策为基础，坚持市场在资源配置中起的决定性作用，更好发挥政府作用，围绕新时代医疗保障制度总体发展方向，持续健全以市场为主导的药品价格形成机制。

1. 坚持市场调节药品价格的总体方向　医疗保障部门管理价格的药品范围，包括化学药品、中成药、生化药品、中药饮片、医疗机构制剂等。其中，麻醉药品和第一类精神药品实行政府指导价，其他药品实行市场调节价。

2. 发挥医保对药品价格引导作用　深化药品集中带量采购制度改革，坚持"带量采购、量价挂钩、招采合一"的方向，促使药品价格回归合理水平。

3. 推进形成合理的药品差价比价关系　同种药品在剂型、规格和包装等方面存在差异的，按照治疗费用相当的原则，综合考虑临床效果、成本价值、技术水平等因素，保持合理的差价比价关系，具体规则由国家医疗保障局另行制定。

4. 依法管理麻醉药品和第一类精神药品价格　麻醉药品和第一类精神药品价格继续依法实行最高出厂（口岸）价格和最高零售价格管理，研究制定相应的管理办法和具体政策。

5. 做好短缺药品保供稳价相关的价格招采工作　按照"保障药品供应优先、满足临床需要优先"的原则，采取鼓励短缺药品供应、防范短缺药品恶意涨价和非短缺药品"搭车涨价"的价格招采政策，依职责参与做好短缺药品保供稳价工作。

三、药品经营者遵守药品价格管理的规定

（一）遵规制定标明药品价格

持有人、药品生产企业、药品经营企业和医疗机构制定价格应遵循公平、合法和诚实信用、质价相符的原则，使药品价格反映成本变化和市场供求，维护价格合理稳定；应当遵守国家药品价格主管部门关于药品价格管理的规定，制定和标明药品零售价格，禁止暴利、价格垄断和价格欺诈等行为。

（二）如实报告购销价格和购销数量等情况

持有人、药品生产企业、药品经营企业和医疗机构应当依法向药品价格主管部门提供其药品的实际购销价格和购销数量等资料。

（三）如实公布常用药价格、加强用药管理

医疗机构应当向患者提供所用药品的价格清单，按照规定如实公布其常用药品的价格，加强合理用药管理。具体办法由国家卫生健康委员会制定。

（四）禁止相关企业、机构、单位在购销中不正当获益

1. 禁止持有人、药品生产企业、药品经营企业和医疗机构在药品购销中给予、收受回扣或者其他不正当利益。

2. 禁止持有人、药品生产企业、药品经营企业或者代理人以任何名义给予使用其药品的医疗机构的负责人、药品采购人员、医师、药师等有关人员财物或者其他不正当利益。

3. 禁止医疗机构的负责人、药品采购人员、医师、药师等有关人员以任何名义收受持有人、药品生产企业、药品经营企业或者代理人给予的财物或者其他不正当利益。

第六节　反不正当竞争

一、反不正当竞争立法

《中华人民共和国反不正当竞争法》（以下简称《反不正当竞争法》）是指国家在调整市场经济活动过程中为规制不正当竞争行为而制定的法律规范的总称。《反不正当竞争法》的制定目的是为了促进社会主义市场经济健康发展，鼓励和保护公平竞争，制止不正当竞争行为，保护经营者和消费者的合法权益。《反不正当竞争法》所称的不正当竞争行为，是指经营者在生产经营活动中，违反《消费者权益保护法》规定，扰乱市场竞争秩序，损害其他经营者或者消费者的合法权益的行为。经营者扰乱市场竞争秩序，损害其他经营者或者消费者合法权益，且属于违反反不正当竞争法第二章及《专利法》《商标法》《著作权法》等规定之外情形的，可以适用反不正当竞争法予以认定。《反不正当竞争法》所称的经营者，是指从事商品生产、经营或者提供服务（以下所称商品包括服务）的自然人、法人和非法人组织。与经营者在生产经营活动中存在可能的争夺交易机会、损害竞争优势等关系的市场主体，可以认定为反不正当竞争法规定的"其他经营者"。

二、不正当竞争行为

不正当竞争行为主要包括混淆行为、商业贿赂行为、虚假宣传和虚假交易行为、侵犯商业秘密、不正当有奖销售、诋毁商誉行为和互联网不正当竞争行为等。

（一）混淆行为

混淆行为是指经营者在生产经营活动中采取不实手段对自己的商品、服务做虚假表示、说明或者承诺，或者不当利用不同类别的商业标识制造市场混淆，使人误认为是他人商品或者与他人存在特定联系（包括误认为与他人具有商业联合、许可使用、商业冠名、广告代言等特定联系）。

混淆行为包括：

1. 擅自使用与他人有一定影响的商品名称、包装、装潢等相同或者近似的标识；在相同商品上使用相同或者视觉上基本无差别的商品名称、包装、装潢等标识，应当视为足以造成与他人有一定影响的标识相混淆。具有一定的市场知名度并具有区别商品来源的显著特征的标识，可以认定为此处规定的"有一定影响的"标识。认定此处规定的标识是否具有一定的市场知名度，应当综合考虑中国境内相关公众的知悉程度，商品销售的时间、区域、数额和对象，宣传的持续时间、程度和地域范围，标识受保护的情况等因素。此处规定的标识有下列情形之一的，应当认定其不具有区别商品来源的显著特征：①商品的通用名称、图形、型号；②仅直接表示商品的质量、主要原料、功能、用途、重量、数量及其他特点的标识；③仅由商品自身的性质产生的形状，为获得技术效果而需有的商品形状以及使商品具有实质性价值的形状；④其他缺乏显著特征的标识。前款①、②、④规定的标识经过使用取得显著特征，并具有一定的市场知名度，当事人请求依据反不正当竞争法予以保护的，应予支持。由经营者营业场所的装饰、营业用具的式样、营业人员的服饰等构成的具有独特风格的整体营业形象，可以认定为此处规定的"装潢"。

2. 擅自使用他人有一定影响的企业名称（包括简称、字号等）、社会组织名称（包括简称等）、姓名（包括笔名、艺名、译名等）；市场主体登记管理部门依法登记的企业名称，以及在中国境内进行商业使用的境外企业名称，可以认定为此处规定的"企业名称"。有一定影响的个体工商户、农民专业合作社（联合社）以及法律、行政法规规定的其他市场主体的名称（包括简称、字号等），可以依照此处予以认定。

3. 擅自使用他人有一定影响的域名主体部分、网站名称、网页等。

4. 在中国境内将有一定影响的标识用于商品、商品包装或者容器以及商品交易文书上，或者广告宣传、展览以及其他商业活动中，用于识别商品来源的行为，可以认定为以上1、2、3条款规定的"使用"。

5. 经营者擅自使用与他人有一定影响的企业名称（包括简称、字号等）、社会组织名称（包括简称等）、姓名（包括笔名、艺名、译名等）、域名主体部分、网站名称、网页等近似的标识，引人误认为是他人商品或者与他人存在特定联系，当事人主张属于以上2、3条款规定的情形的，应予支持。

6. 其他足以引人误认为是他人商品或者与他人存在特定联系的混淆行为。

（二）商业贿赂行为

1. 商业贿赂行为是指采用财物或者其他手段贿赂下列单位或者个人，以谋取交易机会或者竞争优势：①交易相对方的工作人员；②受交易相对方委托办理相关事务的单位或者个人；③利用职权或者影响力影响交易的单位或者个人。

2. 不可认定为商业贿赂的经营者行为

（1）以明示方式向交易相对方支付折扣，或者向中间人支付佣金。

（2）经营者向交易相对方支付折扣、向中间人支付佣金的，应当如实入账。接受折扣、佣金的经营者也应当如实入账。

（3）经营者的工作人员进行贿赂的，应当认定为经营者的行为；但是经营者有证据证明该工作人员的行为与为经营者谋取交易机会或者竞争优势无关的除外。

（三）虚假宣传和虚假交易行为

虚假宣传和虚假交易行为是指经营者对其商品的性能、功能、质量、销售状况、用户评价、曾获荣誉等作虚假或者引人误解的商业宣传，欺骗、误导消费者。以下行为可被认定为虚假宣传和虚假交易行为：

（1）通过组织虚假交易等方式，帮助其他经营者进行虚假或者引人误解的商业宣传。经营者在商业宣传过程中，提供不真实的商品相关信息，欺骗、误导相关公众的，应当认定为此处规定的"虚假的商业宣传"；经营者具有下列行为之一，欺骗、误导相关公众的，可以认定为此处规定的"引人误解的商业宣传"：①对商品做片面的宣传或者对比；②将科学上未定论的观点、现象等当作定论的事实用于商品宣传；③使用歧义性语言进行商业宣传；④其他足以引人误解的商业宣传行为；应当根据日常生活经验、相关公众一般注意力、发生误解的事实和被宣传对象的实际情况等因素，对引人误解的商业宣传行为进行认定。

（2）通过虚假交易生成不真实的销量数据、用户好评的"刷单炒信"，会对消费者的购物决策产生严重误导。

（四）侵犯商业秘密

1. 商业秘密是指不为公众所知悉、具有商业价值并经权利人采取相应保密措施的技术信息、经营信息等商业信息。

经营者不得实施下列侵犯商业秘密的行为：

（1）以盗窃、贿赂、欺诈、胁迫、电子侵入或者其他不正当手段获取权利人的商业秘密。

（2）披露、使用或者允许他人使用以前项手段获取的权利人的商业秘密。

（3）违反保密义务或者违反权利人有关保守商业秘密的要求，披露、使用或者允许他人使用其所掌握的商业秘密。

（4）教唆、引诱、帮助他人违反保密义务或者违反权利人有关保守商业秘密的要求，获取、披露、使用或者允许他人使用权利人的商业秘密。

2. 可视为侵犯商业秘密的行为

（1）经营者以外的其他自然人、法人和非法人组织实施上述所列违法行为的，视为侵犯商业秘密。

（2）第三人明知或者应知商业秘密权利人的员工、前员工或者其他单位、个人以不正当手段获取权利人的商业秘密，仍获取、披露、使用或者允许他人使用该商业秘密的，视为侵犯商业秘密。

（五）不正当有奖销售

不正当有奖销售行为包括：

（1）所设奖的种类、兑奖条件、奖金金额或者奖品等有奖销售信息不明确，影响兑奖。

（2）采用谎称有奖或者故意让内定人员中奖的欺骗方式进行有奖销售。

（3）抽奖式的有奖销售，最高奖的金额超过5万元。

（六）诋毁商誉行为

诋毁商誉行为是指经营者编造、传播他人编造的虚假信息或者误导性信息，损害竞争对手的商业信誉、商品声誉。当事人主张经营者实施了商业诋毁行为的，应当举证证明其为该商业诋毁行为的特定损害对象。

（七）互联网不正当竞争行为

互联网不正当竞争行为是指经营者利用技术手段，通过影响用户选择或者其他方式，实施妨碍、破坏其他经营者合法提供的网络产品或者服务正常运行的行为。互联网不正当竞争行为包括：

（1）未经其他经营者同意，在其合法提供的网络产品或者服务中，插入链接、强制进行目标跳转；未经其他经营者和用户同意而直接发生的目标跳转，应当认定为此处规定的"强制进行目标跳转"；仅插入链接，目标跳转由用户触发的，应当综合考虑插入链接的具体方式、是否具有合理理由以及对用户利益和其他经营者利益的影响等因素，认定该行为是否违反此处的规定。

（2）经营者事前未明确提示并经用户同意，以误导、欺骗、强迫用户修改、关闭、卸载等方式，恶意干扰或者破坏其他经营者合法提供的网络产品或者服务。

（3）恶意对其他经营者合法提供的网络产品或者服务实施不兼容。

（4）其他妨碍、破坏其他经营者合法提供的网络产品或者服务正常运行的行为。

第七节　消费者权益保护

一、《消费者权益保护法》

（一）《消费者权益保护法》的制定目的与定义

1. 为保护消费者的合法权益，维护社会经济秩序，促进社会主义市场经济健康发展，制定《消费者权益保护法》。

2. 《消费者权益保护法》是保护消费者在购买、使用商品或接受服务时应享有的合法权益的法律规范的总称。《消费者权益保护法》以保护消费者的权益为核心。

（二）消费者权益保护法的适用对象

1. 根据《消费者权益保护法》总则第二条，消费者为生活消费需要购买、使用商品或者接受服务，其权益受本法保护；《消费者权益保护法》未作规定的，受其他有关法律、法规保护。

2. 根据《消费者权益保护法》总则第三条，经营者为消费者提供其生产、销售的商品或者提供服务，应当遵守本法；《消费者权益保护法》未作规定的，应当遵守其他有关法律、法规。

3. 根据《消费者权益保护法》附则第六十二条，农民购买、使用直接用于农业生产的生产资料，参照《消费者权益保护法》执行。

二、消费者的权利

根据《消费者权益保护法》，消费者的权利包括人身财产安全保障权、知情权、选择权、公平交易权、获得赔偿权、成立维权组织权、获得知识权、受尊重权及个人信息得到保护权、监督权。

（一）人身财产安全保障权

消费者在购买、使用商品和接受服务时享有人身、财产安全不受损害的权利。

（二）知情权

消费者享有知悉其购买、使用的商品或者接受的服务的真实情况的权利。

（三）选择权

消费者享有自主选择商品或者服务的权利。

（四）公平交易权

消费者享有公平交易的权利。

（五）获得赔偿权

消费者因购买、使用商品或者接受服务受到人身、财产损害的，享有依法获得赔偿的权利。

（六）成立维权组织权

消费者享有依法成立维护自身合法权益的社会组织的权利。

（七）获得知识权

消费者享有获得有关消费和消费者权益保护方面的知识的权利。

（八）受尊重权及个人信息得到保护权

消费者在购买、使用商品和接受服务时，享有人格尊严、民族风俗习惯得到尊重的权利，享有个人信息依法得到保护的权利。

（九）监督权

消费者享有对商品和服务以及保护消费者权益工作进行监督的权利。

三、经营者的义务

（一）经营者履行法定义务和约定义务

经营者向消费者提供商品或者服务，应当依照消费者权益保护法和其他有关法律、法规的规定履行义务。经营者和消费者有约定的，应当按照约定履行义务，但双方的约定不得违背法律、法规的规定。

（二）听取意见、接受监督的义务

经营者应当听取消费者对其提供的商品或者服务的意见，接受消费者的监督。

（三）保障安全的义务

经营者应当保证其提供的商品或者服务符合保障人身、财产安全的要求。经营者发现其提供的商品或者服务存在缺陷，有危及人身、财产安全危险的，应当立即向有关行政部门报告和告知消费者，并采取停止销售、警示、召回、无害化处理、销毁、停止生产或者服务等措施。

（四）提供真实、全面信息的义务

经营者向消费者提供有关商品或者服务的质量、性能、用途、有效期限等信息，应当真实、全面，不得作虚假或者引人误解的宣传。

（五）标明真实名称和标记的义务

经营者应当标明其真实名称和标记。租赁他人柜台或者场地的经营者，应当标明其真实名称和标记。

（六）出具发票、单据或凭证的义务

经营者提供商品或者服务，应当按照国家有关规定或者商业惯例向消费者出具发票等购货凭证或者服务单据；消费者索要发票等购货凭证或者服务单据的，经营者必须出具。

（七）保证质量、瑕疵担保的义务

经营者应当保证在正常使用商品或者接受服务的情况下其提供的商品或者服务应当具有的质量、性能、用途和有效期限；但消费者在购买该商品或者接受该服务前已经知道其存在瑕疵，且存在该瑕疵不违反法律强制性规定的除外。

（八）履行退货、更换、修理的"三包"义务

经营者提供的商品或者服务不符合质量要求的，消费者可以依照国家规定、当事人约定退货，或者要求经营者履行更换、修理等义务。

（九）遵守七天无理由退货制度的义务

经营者采用网络、电视、电话、邮购等方式销售商品，消费者有权自收到商品之日起七日内退货，且无需说明理由，特殊情况除外。

（十）正确使用格式条款的义务

经营者在经营活动中使用格式条款的，应当以显著方式提请消费者注意商品或者服务与消费者有重大利害关系的内容，并按照消费者的要求予以说明。经营者不得以格式条款、通知、声明、店堂告示等方式，作出排除或者限制消费者权利、减轻或者免除经营者责任、加重消费者责任等对消费者不公平、不合理的规定，不得利用格式条款并借助技术手段强制交易。格式条款、通知、声明、店堂告示等含有前款所列内容的，其内容无效。

（十一）不得侵犯消费者人格尊严、人身自由的权利的义务

经营者不得对消费者进行侮辱、诽谤，不得搜查消费者的身体及其携带的物品，不得侵犯消费者的人身自由。

（十二）特定领域经营者披露信息的义务

采用网络、电视、电话、邮购等方式提供商品或者服务的经营者，以及提供证券、保险、银行等金融服务的经营者，应当向消费者提供经营地址、联系方式、商品或者服务的数量和质量、价款或者费用、履行期限和方式、安全注意事项和风险警示、售后服务、民事责任等信息。

（十三）合法收集、保护消费者个人信息的义务

经营者收集、使用消费者个人信息，应当遵循合法、正当、必要的原则，明示收集、使用信息的目的、方式和范围，并经消费者同意。经营者收集、使用消费者个人信息，应当公开其收集、使用规则，不得违反法律、法规的规定和双方的约定收集、使用信息。经营者及其工作人员对收集的消费者个人信息必须严格保密，不得泄露、出售或者非法向他人提供。经营者应当采取技术措施和其他必要措施，确保信息安全，防止消费者个人信息泄露、丢失。在发生或者可能发生信息泄露、丢失的情况时，应当立即采取补救措施。经营者未经消费者同意或者请求，或者消费者明确表示拒绝的，不得向其发送商业性信息。

四、消费者权益的保护措施

（一）听取消费者对规则制定的意见

国家听取消费者和消费者协会等组织对法律规章制定的意见。

（二）政府及其部门落实消费者权益保护的责任

各级人民政府落实保护消费者合法权益的职责。

（三）抽查检验与控制缺陷的产品

有关行政部门听取和及时调查处理消费者和消费者协会等组织对经营者交易行为、商品和服务质量问题的意见。

（四）惩处违法犯罪行为

有关行政部门应当定期或者不定期对经营者提供的商品和服务进行抽查检验，并及时向社会公布抽查检验结果。有关行政部门发现并认定经营者提供的商品或者服务存在缺陷，有危及人身、财产安全危险的，应当立即责令经营者采取停止销售、警示、召回、无害化处理、销毁、停止生产或者服务等措施。有关国家机关惩处经营者在提供商品和服务中侵害消费者合法权益的违法犯罪行为。

（五）及时审理相关诉讼

人民法院对符合起诉条件的消费者权益争议，必须受理，及时审理。

 习题

一、最佳选择题（下列每小题的备选项中，只有一项最符合题目要求，请将其选出）

1. 药品标签使用注册商标，含文字的，其字体以单字面积计不得大于通用名称所用字体的

  A. 二分之一　　　　　　　　　　B. 三分之一

    C. 四分之一　　　　　　　　　　D. 四分之三

2. 关于处方药发布媒体的说法，正确的是

    A. 可在大众传播媒介发布广告

    B. 可在针对未成年人的大众传播媒介发布广告

    C. 可以赠送医学、药学专业刊物等形式向公众发布处方药广告

    D. 可在国家卫生健康委员会和国家药品监督管理局共同指定的医学、药学专业刊物上发布广告

3. 如在药品广告中出现下列宣传用语，符合规定的是

    A. 某药厂生产的心脏病药品，通过广播健康咨询方式宣传"服用三个疗程，心脏病治愈率可以达到100%"

    B. 某药厂生产的"儿童清热解毒胶囊"在少儿频道发布广告

    C. 某药厂生产的处方药发布报纸媒介广告，宣传"服用后胸闷等症状逐渐消失"

    D. 某药厂以生产的非处方药商品名为某电视台综艺节目冠名

4. 不属于不正当竞争行为的是

    A. 假冒他人的注册商标

    B. 因清偿债务，降价销售商品

    C. 公开竞争对手经营信息

    D. 违背购买者意愿搭售商品

5. 根据《消费者权益保护法》，关于消费者权利的说法，错误的是

    A. 消费者在购买、使用商品时，享有要求经营者提供生产成本的权利

    B. 消费者购买、使用商品受到人身、财产损害的，享有依法获得赔偿的权利

    C. 消费者享有知悉其购买、使用的商品的真实情况的权利

    D. 消费者在购买、使用商品时享有人身、财产安全不受损害的权利

6. 关于药品广告批准文号，下列说法不正确的是

    A. 药品广告批准文号有效期为3年

    B. 产品注册证明文件、备案凭证或者生产许可文件未规定有效期的，药品广告批准文号有效期为两年

    C. 申请药品广告批准文号，应当向药品生产企业所在地的省级药品监督管理部门提出

    D. 主体资格证照被吊销、撤销、注销的，应主动注销药品广告批准文号

二、多项选择题（每题的备选项中，有2个或2个以上符合题目要求，错选、少选均不得分）

1. 发布药品广告时无需审查的情形有

    A. 非处方药仅宣传药品通用名称和药品商品名称的

    B. 非处方药仅宣传药品适应证的

    C. 处方药在指定的医学药学专业刊物上仅宣传药品适应证的

    D. 处方药在指定的医学药学专业刊物上仅宣传药品名称的

2. 可以申请药品广告批准文号的主体有
   A. 具有合法资格的药品生产企业
   B. 具有合法资格的药品零售企业
   C. 具有合法资格的医疗机构与组织、政府机关
   D. 具有合法资格的药品批发企业
3. 经营者从事市场交易不得采用的手段有
   A. 假冒他人的注册商标
   B. 擅自使用他人的企业名称
   C. 在商品上冒用认证标志
   D. 突出商品的名优标志和产地

在线答题

参考文献

［1］国家药品监督管理局执业药师资格认证中心.2023 国家执业药师职业资格考试指南［M］.北京：中国医药科技出版社，2023.

［2］史录文.医药工商管理学［M］// 刘德培，王辰.中华医学百科全书.北京：中国协和医科大学出版社，2022.

［3］谢明，田侃.药事管理学［M］.3 版.北京：人民卫生出版社.2021.

［4］国家药品监督管理局执业药师资格认证中心.药事管理与法规［M］.8 版.北京：中国医药科技出版社.2021

［5］查道成，肖兰.药事管理与法规［M］.北京：科学出版社，2021.

［6］张立明，罗臻.药事管理学［M］.2 版.北京：清华大学出版社，2021.

［7］史录文.国家药物政策与基本药物制度—管理与实践［M］.北京：人民卫生出版社，2020.

［8］陈吉生，马晓鹏.医疗机构药事管理学［M］.北京：中国科学技术出版社，2017.

［9］史录文.国家基本药物制度研究与探索［M］北京：中国协和医科大学出版社，2017.

［10］冯变玲.药事管理学［M］.7 版.北京：人民卫生出版社，2022.

后 记

经全国高等教育自学考试指导委员会同意，由医药学类专业委员会负责全国高等教育自学考试《药事管理学（本）》教材的审稿工作。

本教材由北京大学药学院史录文教授担任主编，北京大学药学院管晓东副教授、陈敬副研究员和北京中医药大学徐敢副教授担任副主编。具体编写分工如下：史录文教授、管晓东副教授、陈敬副研究员（北京大学药学院）第一章；杨勇副教授（南京中医药大学卫生经济管理学院）第二章；徐敢副教授（北京中医药大学管理学院）第三章；周乃彤副教授（四川大学华西药学院）第四章；袁静青年研究员（复旦大学药学院）第五章；田丽娟副教授（沈阳药科大学工商管理学院）第六章；陈吉生教授（广东药科大学药学院）第七章；蒋蓉副教授（中国药科大学国际医药商学院）第八章；朱文涛教授（北京中医药大学管理学院）第九章；常捷副教授（西安交通大学医学部药学院）第十章；黄锐教授（华中科技大学同济医学院药学院）第十一章。全书由史录文、管晓东、陈敬、徐敢、林芳卉、郑丽英、张宇晴统稿并审定。

全国高等教育自学考试指导委员会医药学类专业委员会在北京组织了本教材的审稿工作。中国药科大学邵蓉教授担任主审，浙江药科职业大学丁静教授、复旦大学叶桦副教授参审，提出修改意见，谨向她们表示诚挚的谢意。

全国高等教育自学考试指导委员会医药学类专业委员会最后审定通过了本教材。

全国高等教育自学考试指导委员会

医药学类专业委员会

2023 年 5 月